全国医药高职高专护理类专业"十三五"创新教材（第二轮）

U0746261

病原生物与免疫学

（第2版）

（供护理、涉外护理、社区护理及助产专业使用）

主 编　阳　莉　周　灿

副主编　冯　彬　曾祥琼

编 者　（以姓氏笔画为序）

冯　彬（甘肃医学院）

刘　琳（四川中医药高等专科学校）

阳　莉（四川中医药高等专科学校）

汪晓艳（重庆医药高等专科学校）

周　灿（重庆三峡医药高等专科学校）

钟晓艳（四川中医药高等专科学校）

夏　菁（重庆三峡医药高等专科学校）

徐玉莲（四川中医药高等专科学校）

徐曼丽（贵州健康职业学院）

谢文美（甘肃医学院）

曾祥琼（重庆医药高等专科学校）

中国健康传媒集团

中国医药科技出版社

内 容 提 要

本教材是"全国医药高职高专护理类专业'十三五'创新教材（第二轮）"之一，依照教育部教育发展规划纲要等相关文件要求，紧密结合护士执业资格考试特点，根据《病原生物与免疫学》教学大纲的基本要求和课程特点编写而成。内容共包括医学微生物学、人体寄生虫学和医学免疫学 3 个部分 40 个单元。本教材为书网融合教材，即纸质教材有机融合电子教材，教学配套资源（PPT）、微课、视频等），题库系统，数字化教学服务（在线教学、在线作业、在线考试）。

本教材适合医药卫生高职高专、函授及自学高考等护理、涉外护理、社区护理及助产专业使用，也可作为医药行业培训和自学用书。

图书在版编目（CIP）数据

病原生物与免疫学/阳莉，周灿主编. —2 版. —北京：中国医药科技出版社，2019.7
全国医药高职高专护理类专业"十三五"创新教材（第二轮）
ISBN 978 – 7 – 5214 – 0975 – 8

Ⅰ. ①病… Ⅱ. ①阳… ②周… Ⅲ. ①病原微生物 – 高等职业教育 – 教材 ②免疫学 – 高等职业教育 – 教材 Ⅳ. ①R37 ②R392

中国版本图书馆 CIP 数据核字（2019）第 099313 号

美术编辑 陈君杞
版式设计 友全图文

出版 **中国健康传媒集团** | **中国医药科技出版社**
地址 北京市海淀区文慧园北路甲 22 号
邮编 100082
电话 发行：010 – 62227427 邮购：010 – 62236938
网址 www. cmstp. com
规格 889 × 1194 mm $\frac{1}{16}$
印张 22 $\frac{1}{4}$
字数 483 千字
初版 2013 年 2 月第 1 版
版次 2019 年 7 月第 2 版
印次 2021 年 12 月第 2 次印刷
印刷 三河市万龙印装有限公司
经销 全国各地新华书店
书号 ISBN 978 – 7 – 5214 – 0975 – 8
定价 **85.00 元**

获取新书信息、投稿、为图书纠错，请扫码联系我们。

数字化教材编委会

主　编　阳　莉　周　灿

副主编　冯　彬　曾祥琼

编　者　（以姓氏笔画为序）

冯　彬（甘肃医学院）

刘　琳（四川中医药高等专科学校）

阳　莉（四川中医药高等专科学校）

汪晓艳（重庆医药高等专科学校）

周　灿（重庆三峡医药高等专科学校）

钟晓艳（四川中医药高等专科学校）

夏　菁（重庆三峡医药高等专科学校）

徐玉莲（四川中医药高等专科学校）

徐曼丽（贵州健康职业学院）

谢文美（甘肃医学院）

曾祥琼（重庆医药高等专科学校）

出版说明

　　"全国医药高职高专护理类'十二五'创新教材"于 2013 年由中国医药科技出版社出版，全套教材共 27 门，是针对全国高职高专医药院校护理类专业教育教学需求和复合型临床人才培养目标要求而编写，自出版以来得到了各院校的广泛欢迎。为了进一步提升教材质量，使教材更好地服务于院校教学，同时为了进一步贯彻落实国务院办公厅《关于深化医教协同进一步推进医学教育改革与发展的意见》（[2017]63 号）等有关文件精神，不断推动职业教育教学改革，推进信息技术与医学教育融合，加强医学人才培养，使职业教育切实对接岗位需求，教材内容与形式及呈现方式更加契合现代职业教育需求，培养具有整体护理观的护理人才，在教育部、国家卫生健康委员会、国家药品监督管理局的支持下，中国医药科技出版社组织了本套教材的修订工作，并由全国 60 余所高职高专院校及附属医疗机构近 300 名专家、教师精心编撰，即将付梓出版。

　　本轮教材共包含 27 门，其中 22 门教材为新修订教材（第 2 版），主要特点如下。

一、内容精炼，突显职教特色

　　本轮教材建设对课程体系进行科学设计，整体优化；对上版教材中不合理的内容框架进行适当调整；内容上吐故纳新，力求达到基础学科与专业学科紧密衔接、主干课程与相关课程合理配置的目标。教材内容精炼、针对性强，具有鲜明的专业特色和高职教育特色。

二、对接岗位，强化实践能力

　　本轮教材强化以岗位需求为导向的理实教学，注重理论知识与护理岗位需求相结合，对接职业标准和岗位要求。在教材正文适当插入临床案例，起到边读边想、边读边悟、边读边练，做到理论与临床护理岗位相结合，强化培养学生临床思维能力和护理操作能力；同时注重护士人文关怀素养的养成，注重吸收临床护理新技术、新方法、新材料，体现教材的先进性。

三、对接护考，满足考试需求

　　本轮教材内容和结构设计与全国护士执业资格考试紧密对接，在资格考试相关课程教材中插入护士执业资格考试"考点提示"，为学生学习和参加护士执业资格考试奠定基础，提升学习效率。

四、书网融合，学习便捷轻松

　　全套教材为书网融合教材，即纸质教材与数字教材、配套教学资源、题库系统、数字化教学服务有机融合。通过"一书一码"的强关联，为读者提供全免费增值服务。按教材封底的提示激活教材后，读者可通过 PC、手机阅读电子教材和配套课程资源，并可在线进行同步练习，实时反馈答案和解析。同时，读者也可以直接扫描书中二维码，阅读与教材内容关联的课程资源（"扫码学一学"，轻松学习

PPT 课件;"扫码练一练",随时做题检测学习效果),从而丰富学习体验,使学习更便捷。教师可通过 PC 在线创建课程,与学生互动,开展在线课程内容定制、布置和批改作业、在线组织考试、讨论与答疑等教学活动,学生通过 PC、手机均可实现在线作业、在线考试,提升学习效率,使教与学更轻松。此外,平台尚有数据分析、教学诊断等功能,可为教学研究与管理提供技术和数据支撑。

　　本轮教材修订在组织、编写和审定过程中,得到众多专家的悉心指导和相关院校的大力支持,在此一并致谢!

　　改革创新的过程也是探索提升的过程,目标的提出至目标的实现是一个漫长、曲折的过程。在此殷切希望各医药卫生类院校师生和广大读者在使用中对教材进行检验,并提出宝贵意见,使本套教材日臻完善,为促进我国高职高专护理类专业教育教学改革和人才培养做出积极贡献。

中国医药科技出版社

2019 年 5 月

全国医药高职高专护理类专业"十三五"创新教材（第二轮）

建设指导委员会

何世洪（四川中医药高等专科学校）
汪芝碧（重庆三峡医药高等专科学校）
张鸿宇（乐山职业技术学院）
陈向阳（四川中医药高等专科学校）
陈吉刚（重庆医药高等专科学校）
范　明（四川中医药高等专科学校）
欧应华（四川中医药高等专科学校）
易　平（成都中医药大学）
周夕坪（四川中医药高等专科学校）
周　灿（重庆三峡医药高等专科学校）
周厚秀（陆军军医大学）
段艮芳（四川中医药高等专科学校）
贾　佳（重庆医药高等专科学校）
黄　琼（重庆医药高等专科学校）
程晓莉（重庆三峡医药高等专科学校）
谭素涛（四川中医药高等专科学校）
熊　华（四川中医药高等专科学校）

前言

PREFACE

为了更好地适应新时期高职高专护理类人才培养的需求，我们对上一版教材进行了全面的修订。本版教材在修订过程中，坚持以人才市场需求为导向，以专业培养目标为依据，注意强调教材的科学性、实用性和准确性。首先，对上版教材中的部分内容框架结构进行适当调整，在内容上注意吐故纳新，对上版教材中存在的不合理的内容进行纠正修改，力求"够用、实用"。本书仍然保留了上一版教材的基本理论组成体系，由3部分组成，包括医学微生物学、人体寄生虫学和医学免疫学。但对其中免疫学的部分内容，特别是免疫系统中的部分内容进行了简化修订，力求更加准确、明了。其次，紧密对接国家护士执业资格考试要求，注意强调相关知识点、技能点，强化与临床的对接。第三，建立书网融合教材。本次修订的最大亮点是增加了书网融合内容，每章都有配套的PPT、微课，还包含了相应的题集、解析。数字化素材可通过中国医药科技出版社的"医药大学堂"在线学习平台进行浏览，部分素材可通过直接扫描纸质教材相关内容旁边的二维码浏览。在方便学生理解和复习书本内容的同时，也推动了职业院校教学信息化的发展。

上一版教材的部分编者因工作及其他原因没有参加本书的修订工作，因此本次修订编写人员变动较大，但均为来自于教学第一线的骨干教师。本次修订也得到了重庆三峡医药高等专科学校、甘肃医学院、重庆医药高等专科学校以及贵州健康职业学院等兄弟院校的大力支持和帮助，在此表示衷心的感谢。

由于我们的学术水平及编写能力有限，再加上时间仓促，教材中难免有疏漏之处，恳请广大师生在教学实践中提出宝贵意见，以使本教材的内容和质量得到进一步的提高和完善。

编　者
2019 年 4 月

目录
CONTENTS

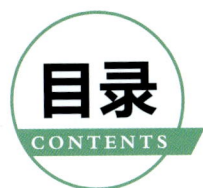

第二部分　人体寄生虫学

第三部分　医学免疫学

第一部分

医学微生物学

>>>

医学微生物学概述

要点导航

学习要点

1. 掌握：微生物的概念与分类。
2. 熟悉：微生物与人类的关系。
3. 了解：医学微生物学的概念及发展简史。

技能要点

能辨认微生物的不同类型。

第一节　微生物的概念与分类

一、微生物的概念

微生物是存在于自然界的一类肉眼直接看不见，必须借助光学显微镜或电子显微镜放大数百倍、数千倍，甚至数万倍才能观察到的微小生物。它们具有体形微小、结构简单、繁殖迅速、种类繁多、分布广泛、容易变异等特点。

二、微生物的分类

微生物种类繁多，自然界存在的微生物达数十万种以上。根据其结构、分化程度、化学组成等不同，微生物可分为三种类型（图1-1）。

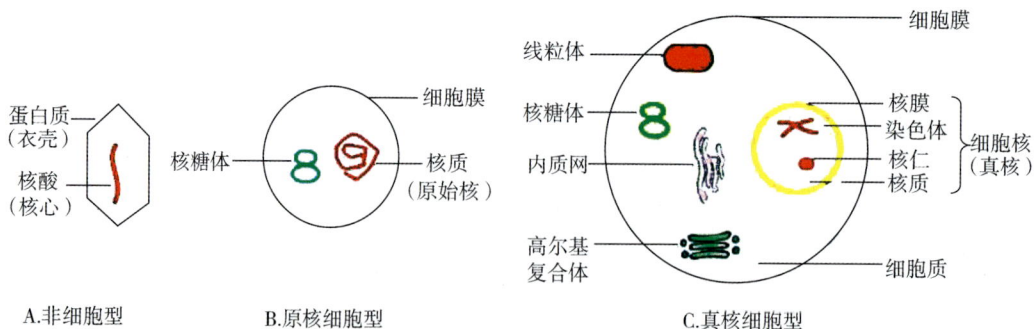

图1-1　三种类型微生物的结构模式图

1. 非细胞型微生物　非细胞型微生物是最小的一类微生物。能通过滤菌器，无典型的细胞结构，由单一核酸（DNA或RNA）和蛋白质组成，也无产生能量的酶系统，只能在活细胞内增殖。病毒属于此类微生物。

2. 原核细胞型微生物 原核细胞型微生物有细胞结构，但细胞核分化程度低，无核膜和核仁，只有 DNA 盘绕而成的拟核；缺乏完整细胞器，仅有核糖体。这类微生物包括细菌、放线菌、支原体、衣原体、立克次体和螺旋体。后五类的结构和组成与细菌相近，从分类学上，将它们列入广义的细菌范畴。

3. 真核细胞型微生物 真核细胞型微生物有典型的细胞结构，细胞核分化程度高，有核膜、核仁和染色体；细胞质内有完整的细胞器，如线粒体、核糖体、内质网、高尔基复合体等。真菌属于此类微生物。

第二节 微生物与人类的关系

在自然界，微生物分布广泛，空气、水、土壤等都存在数量不等、种类不一的微生物。当人们提到微生物，就想到疾病，甚至引起恐惧。微生物真的都让人感到可怕吗？其实，它与人类之间存在密切的关系。绝大多数微生物对人来讲是有益无害，甚至是必需的。

一、有利方面

微生物在自然界中的氮、碳、硫等元素的循环方面起着重要作用。例如土壤中的微生物能将死亡动、植物的有机蛋白质转化为无机含氮化合物，供植物生长需要，而植物又是人类和动物的营养来源。没有微生物，物质就不能运转和循环，植物就不能进行代谢，人和动物也将难以生存。可见微生物的代谢在维持生态平衡及环境稳定方面是不可缺少的重要环节。

微生物广泛应用于人类生活中的各个领域。在农业方面，微生物可用来生产细菌肥料、植物生长素或生物农药杀虫剂等。例如，苏云金杆菌杀虫剂、含根瘤菌的微生物肥料，为农业增产开辟了新途径。在工业方面，微生物应用于食品发酵、石油勘探、化工、皮革、冶金、垃圾无害化处理、污水处理等行业，例如，环保工程中用微生物来降解污水中的有机磷、氰化物等有毒物质。微生物在医药工业中的应用尤为广泛，如利用微生物生产抗生素、维生素、微生态制剂等。在生命科学中，微生物可以作为遗传学、分子生物学的研究材料或模式生物，有关基因、遗传密码、转录、翻译和基因调控等都是在微生物中发现和得到证实的。近年来，微生物在基因工程技术中作用卓著，提供了多种工业酶和基因载体生产需要的生物制品，如胰岛素、干扰素等。此外，还可人工定向创建有益的工程菌新品种，能在无污染的自然环境中制出多种多样的人类必需品。

正常情况下，寄生在人类和动物的体表及其与外界相通的腔道中的微生物是无害的。它们常常具有拮抗病原微生物入侵、合成多种营养物质的作用，也是人和动物生存所必需的。例如，寄居在肠道中的大肠埃希菌能提供宿主必需的核黄素、维生素 B_{12}、维生素 K、烟酸和多种氨基酸等营养物质。牛、羊等反刍动物，由于胃内存在分解纤维素的微生物，才能利用草饲料作为营养物质。

二、不利方面

少数微生物具有致病性，能引起人类和动、植物的病害，这些具有致病性的微生物称

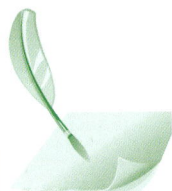

为病原微生物或致病微生物。它们可以引起人类诸如痢疾、霍乱、结核、流感、肝炎等疾病，动物的鸡霍乱、禽流感、牛炭疽等，以及植物的水稻白叶病、小麦赤霉病等。有些微生物，在正常情况下不致病，但在某些特定条件下引起疾病，这类微生物称为条件致病菌或机会致病菌。例如，大肠埃希菌寄居在肠道不致病，但若移居到腹腔、胆囊、泌尿道后就能引起感染性疾病。

第三节　医学微生物学及其发展简史

一、医学微生物学

医学微生物学是研究与人类疾病有关的病原微生物的生物学性状、致病性、免疫性、特异性诊断和防治措施的一门医学基础学科，包括细菌学、病毒学和真菌学三部分。掌握医学微生物学的基础理论、基本知识和基本技能，为学习其他医学基础学科和临床学科奠定基础，有助于预防和控制感染性疾病以及与之有关的免疫损伤等疾病的发生，达到保障和提高人类健康水平的目的。

二、医学微生物学的发展简史

医学微生物学的发展经历了漫长的历史过程，是人类在探讨感染性疾病的病因、发病机制、流行规律以及防治措施的过程中，通过不断的认识、长期实践及不断探索而逐步发展和完善起来的科学。其发展过程大致分为三个时期。

（一）微生物学经验时期

古代人类虽然未观察到具体的微生物，但早已将微生物知识用于工农业生产、日常生活和疾病防治之中。在民间常用盐渍、糖渍、烟熏、风干等保存食物，实际上就是通过抑制微生物的生长繁殖而防止食物腐烂变质。

公元两千多年前的夏禹时代，就有仪狄酿酒的记载。北魏（386—534）贾思勰《齐民要术》一书中，详细记载了制醋的方法，那时也知道用豆类发酵制酱。北宋末年（11 世纪）刘真人就曾提出肺痨病是由小虫引起的。16 世纪，意大利人 Fracastoro（1483—1553）提出了传染病的传播方式有直接接触传染、媒介间接传染和空气传染三种方式。清乾隆年间，师道南在《天愚集·鼠死行篇》中，对鼠疫流行特点已有清楚的记载，指出了鼠、鼠疫和人之间的关系。

在预防医学方面，我国自古以来就有将水煮沸后饮用的习惯。明隆庆年间（1567—1572）中国就已采用人痘来预防天花，并先后传至俄国、朝鲜、日本等国，开创了疫苗接种的先河。明代李时珍在《本草纲目》中指出，对患者的衣服蒸过后再穿就不会传染上疾病，表明人们对消毒已经有了初步的认识。

（二）实验微生物学时期

荷兰人列文虎克（Antoni van Leeuwenhoek，1632—1723），于 1676 年用自磨镜片创制了一架能放大 266 倍的原始显微镜，观察雨水、河水、牙垢等标本，第一次观察到微生物，为微生物学的发展奠定了基础。

法国科学家巴斯德（Louis Pasteur，1822—1895），于 1857 年首先证实有机物的发酵和

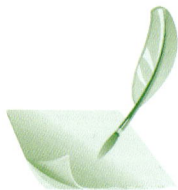

腐败是由微生物引起的，并由此创立了巴氏消毒法，至今仍用于酒类和奶类的消毒。他还证明了鸡霍乱、炭疽和狂犬病均是由微生物所致，巴斯德开创了微生物的生理学时代。自此，微生物学成为一门独立学科。在巴斯德的影响下，英国外科医生李斯特（Joseph Lister，1827—1912）用苯酚喷洒手术室和煮沸手术用具，创立了外科无菌手术。德国学者郭霍（Robert Koch，1843—1910），创造了琼脂固体培养基、染色技术和实验性动物感染，提出了郭霍法则，使病原菌的分离培养和鉴定成为可能，并先后确定了多种传染病的病原菌，并制定了确定病原微生物的标准。因此，巴斯德和郭霍是微生物学的奠基人。

1892年，俄国植物生理学家伊凡诺夫斯基（Ivanovski，1864—1920）发现了烟草花叶病毒，这是人类历史上发现的第一个病毒。1897年，德国细菌学家勒夫勒（Loeffler）和弗施（Frosch）发现第一个动物病毒——口蹄疫病毒。1901年第一个人类病毒——黄热病毒由美国细菌学家里德（Walter Reed）首先分离成功。1915年英国学者特沃特（Twort）发现了细菌病毒（噬菌体）。

1928年，英国细菌学家弗莱明（Fleming，1881—1955）首先发现青霉菌产生的青霉素能抑制金黄色葡萄球菌的生长。1949年，美国的瓦克斯曼发现了链霉素。随后，氯霉素、金霉素、土霉素、红霉素等相继被发现，使许多感染性疾病得到控制和治愈，为人类健康做出了巨大贡献。

知识链接

青霉素是怎样被发现的?

　　1928年，弗莱明在他的实验室里研究导致人体发热的葡萄球菌。由于盖子没有盖好，他发现金黄色葡萄球菌培养皿中长出了一团青绿色霉菌，并发现霉菌周围的葡萄球菌菌落已被溶解。这意味着霉菌的某种分泌物能抑制葡萄球菌。通过鉴定，该霉菌为青霉菌，因此弗莱明将其分泌的抑菌物质称为青霉素。然而遗憾的是弗莱明一直未能找到提取高纯度青霉素的方法。弗莱明于1939年将菌种提供给准备系统研究青霉素的英国牛津大学生物化学家钱恩和病理学家弗洛里。通过一段时间的紧张实验，弗洛里、钱恩终于用冷冻干燥法提取了青霉素晶体。在1940年，用青霉素做实验，他们给8只小鼠注射了致死剂量的链球菌，然后给其中的4只用青霉素治疗。几个小时内，只有那4只用青霉素治疗过的小鼠还健康地活着。此后一系列临床试验证实了青霉素对链球菌、白喉棒状杆菌等多种细菌感染有明显疗效。1945年，弗莱明、钱恩、弗洛里因"发现青霉素及其临床效用"而共同获得诺贝尔医学或生理学奖。

（三）现代微生物学时期

进入20世纪中期，随着物理学、生物化学、遗传学、细胞生物学、分子生物学等学科的发展，电子显微镜、电子计算机、细胞培养、色谱技术、免疫学技术、分子生物学技术等各种新技术的建立和改进，医学微生物学得到了迅速的发展。近几十年来，微生物学诊断技术有了快速发展，如单克隆抗体技术、免疫荧光技术、酶联免疫吸附试验（ELISA）、聚合酶链反应（PCR）技术、基因探针杂交技术等，为人类提供了新的研究方法和手段，加速了人类对病原微生物结构与功能的认识，使微生物学检验技术更加快速、准确、简便。

自1973以来，新发现的病原微生物众多，其中主要有军团菌、幽门螺杆菌、霍乱弧菌O139血清群、伯氏疏螺旋体、人类免疫缺陷病毒、新型肝炎病毒（丙、丁、戊、己、庚型等）、轮状病毒、SARS冠状病毒等，类病毒、拟病毒、朊粒等也逐渐被发现和认识。

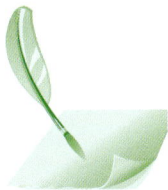

目前，对微生物基因组的研究已取得重大进展。1995年，第一个细菌——流感嗜血杆菌的全基因组DNA测序完成，至今已有150多种细菌完成基因组测序，有180多种完成但未提交或正在测序。迄今已发现的病毒基本上完成了基因测序。病原微生物基因组序列测定，能帮助人们更好地了解其致病机制和与宿主的相互关系，还能发现更灵敏、特异的致病分子标记作为诊断、分型等的依据，为临床筛选有效药物和开发疫苗提供资料，对人类相关基因功能的认识和探讨人类遗传性疾病机制作为参考等。

在医学微生物学及其相关学科的发展中，全球有近60位科学家因有突出贡献而荣获诺贝尔奖。我国学者也为此作出了重大贡献。在20世纪30年代，黄祯祥首创病毒体外细胞培养技术，为现代病毒学奠定了基础。我国第一代病毒学家汤飞凡在1955年首次分离出沙眼衣原体，是世界上发现重要病原体的第一个中国人。病毒学家朱既明，在国际上首次将流感病毒裂解为亚单位，提出了流感病毒结构图像，为以后研究亚单位疫苗提供了原理和方法。此外，我国在病原微生物研究和预防医学方面也取得了公认的重大成就，有关流行性出血热的病因、EB病毒与鼻咽癌的关系和发病机制、肝炎病毒以及SARS冠状病毒的研究等已进入世界前列，基因工程生产的乙型肝炎疫苗、干扰素已大量用于临床工作，我国研制的SARS灭活疫苗已完成Ⅰ期临床试验。我国已控制了包括鼠疫、霍乱等在内的烈性传染病，其发病率显著降低。

目前在医学微生物学领域，虽然已取得了较大的成绩，但距离控制和消灭传染病的目标还有一定的距离。由病原微生物引起的多种传染病仍严重威胁着人类的健康。据世界卫生组织（WHO）报道，近年全球平均每年有1700多万人死于传染病，传染病的发病率和死亡率在所有疾病中居第一位。新现和再现的微生物感染不断发生；迄今仍有一些感染性疾病的病原体未发现；某些病原体的致病和免疫机制还有待阐明；不少疾病尚缺乏有效的防治措施，如病毒性疾病仍缺乏有效的治疗药物；大量的广谱抗生素的滥用造成了强大的选择压力，使许多菌株发生耐药性变异，人类健康受到新的威胁；某些微生物的快速变异，给疫苗的设计和临床治疗造成很大障碍。因此，医学微生物学工作者及广大医务人员任重而道远。在21世纪生命科学飞速发展的时代，科学技术的进步为医学微生物学的发展提供了极为有利的条件，医学微生物学将在控制、消灭传染病，保障人类健康方面继续作出更大的贡献。

练习题

扫码"练一练"

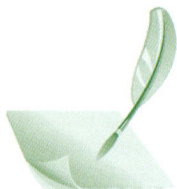

A₁型题

1. 不属于原核细胞型微生物的是
    A. 细菌
    B. 病毒
    C. 支原体
    D. 衣原体
    E. 放线菌

2. 有关原核细胞型微生物错误的描述是
    A. 细胞核分化程度高
    B. 无核膜和核仁
    C. 缺乏完整的细胞器
    D. 仅有原始核
    E. 包括螺旋体

3. 属于真核细胞型微生物的是

  A. 病毒   B. 立克次体

  C. 衣原体   D. 真菌

  E. 放线菌

4. 微生物的概念是

  A. 能导致人体病变的微小生物

  B. 能导致动、植物病变的微小生物

  C. 无细胞结构的原核型微小生物

  D. 自然界中一类肉眼不能直接看到的微小生物

  E. 对机体有利的微小生物

5. 微生物不具有的特点是

  A. 体积微小   B. 均无细胞结构

  C. 代谢旺盛   D. 易于变异

  E. 分布广泛

6. 有关微生物与人类的关系，描述错误的是

  A. 大多数微生物对人类和动、植物是有益的

  B. 有些微生物是人类所必需的

  C. 有些微生物在正常情况下不致病，但在特定条件下可导致疾病

  D. 少数微生物对人类和动、植物是有益的

  E. 少数微生物对人类和动、植物是有害的

（阳　莉）

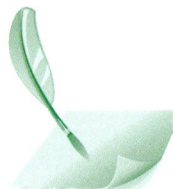

细菌的形态与结构

扫码"学一学"

要点导航

学习要点

1. 掌握：细菌细胞壁的结构及其意义，细菌特殊结构的种类、功能及医学意义，革兰染色的结果及意义。

2. 熟悉：细菌的大小、基本形态、基本结构的种类及功能，革兰染色的过程。

3. 了解：细菌的概念，革兰染色的原理，抗酸染色的结果。

技能要点

1. 能使用显微镜观察细菌的形态与特殊结构。

2. 能进行革兰染色操作并进行结果的判断。

细菌（bacterium）是一类单细胞原核细胞型微生物，有广义和狭义两种范畴。广义的细菌泛指各类原核细胞型微生物，包括细菌、放线菌、支原体、衣原体、立克次体和螺旋体。狭义的细菌专指其中数量最大、种类最多、具有典型代表性的细菌，是本单元讨论的对象。它们形体微小，结构简单，代谢活跃，具有细胞壁和核质，无核膜和核仁，仅有核糖体一种细胞器。学习细菌的形态、结构对研究细菌的生理活动、致病性和免疫性，鉴别细菌，诊断和防治细菌感染性疾病等具有重要的理论和实际意义。

第一节 细菌的大小与形态

一、细菌的大小

细菌个体微小，通常用微米（μm）作为测量单位（1μm ＝1/1000mm）。观察细菌常用光学显微镜放大数百倍、数千倍才能看到。不同种类的细菌大小不一，同一种细菌的大小也可因菌龄和环境因素的影响而有所差异。大多数球形细菌直径约为1μm，中等大小的杆菌长2~3μm，宽0.3~0.5μm。

二、细菌的形态

细菌通常有三种基本形态：球形、杆形和螺形，按其外形分别称为球菌、杆菌和螺形菌（图2-1）。

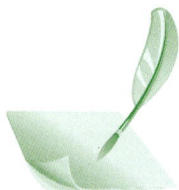

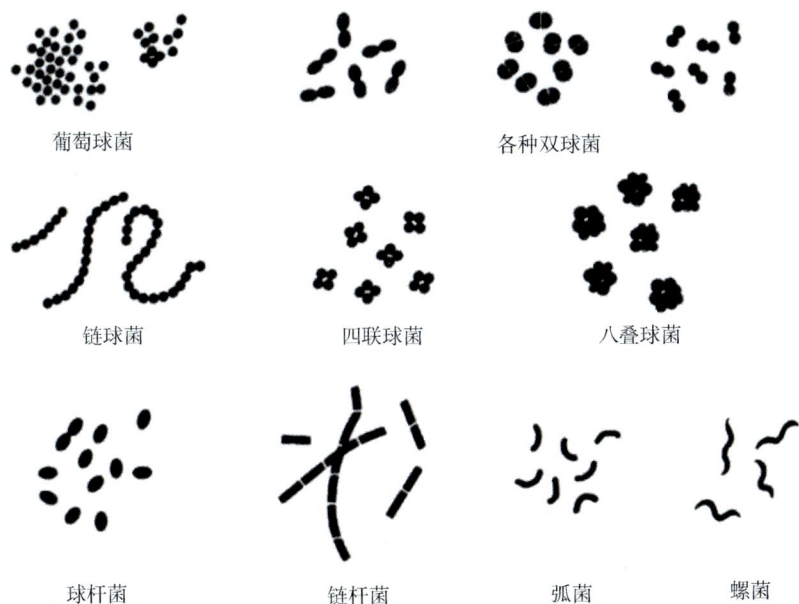

葡萄球菌　　　　　　　　各种双球菌

链球菌　　　　　　四联球菌　　　　　　八叠球菌

球杆菌　　　　　　链杆菌　　　　弧菌　　　　螺菌

图 2 - 1　细菌的基本形态

（一）球菌

菌体呈球形或近似球形。根据分裂平面和分裂后排列方式的不同，可将球菌分为双球菌、链球菌、四联球菌、八叠球菌、葡萄球菌等。

1. 双球菌　细菌在一个平面上分裂，分裂后两个菌体成双排列，如肺炎链球菌。

2. 链球菌　细菌在一个平面上分裂，分裂后多个菌体粘连成链状，如乙型溶血性链球菌。

3. 四联球菌　细菌在两个相互垂直的平面上分裂，分裂后四个菌体黏附在一起呈正方形，如四联加夫基菌。

4. 八叠球菌　细菌在上下、左右、前后三个相互垂直的平面上分裂，分裂后八个菌体黏附成包裹状立方体，如藤黄八叠球菌。

5. 葡萄球菌　细菌在多个不规则的平面上分裂，分裂后菌体无规则地粘连在一起似葡萄状，如金黄色葡萄球菌。

（二）杆菌

菌体呈杆状或近似杆状。多数杆菌呈直杆状，有的菌体稍有弯曲。菌体两端大多呈钝圆形，少数两端平齐（如炭疽芽孢杆菌）或两端尖细（如梭杆菌）。大多数杆菌呈分散排列。有的呈链状排列，称为链杆菌；有的杆菌末端膨大成棒状，称为棒状杆菌；有的杆菌呈分枝状生长趋势，称为分枝杆菌；有的菌体短小，近似椭圆形，称为球杆菌；有的菌体末端常呈分叉状，称为双歧杆菌。

（三）螺形菌

菌体呈弯曲状，按其弯曲程度不同可分为弧菌、螺菌。

1. 弧菌　菌体只有一个弯曲，呈弧状或逗点状，如霍乱弧菌。

考点提示

细菌大小的测量单位和基本形态。

2. 螺菌 菌体有数个弯曲，如鼠咬热螺菌。

细菌通常在适宜的生长条件下培养 8~18 小时，形态较为典型。当培养温度、酸碱度、气体条件、培养时间不适宜，以及培养基的成分发生改变或受到抗生素等不利因素的影响，细菌常出现不规则形态，不易识别，临床实验室诊断应引起重视。

第二节 细菌的结构

案例 患者，男，45 岁。因下地劳动时足底不慎被锈钉刺伤，出现全身肌肉强直性收缩，阵发性痉挛，来医院就诊，诊断为破伤风。

问题与思考：

该患者是如何感染破伤风的？

细菌的结构分为基本结构和特殊结构。基本结构是所有细菌都具有的结构，包括细胞壁、细胞膜、细胞质、核质。特殊结构是某些细菌在一定条件下所形成的特有结构，包括荚膜、鞭毛、菌毛、芽孢等（图 2-2）。

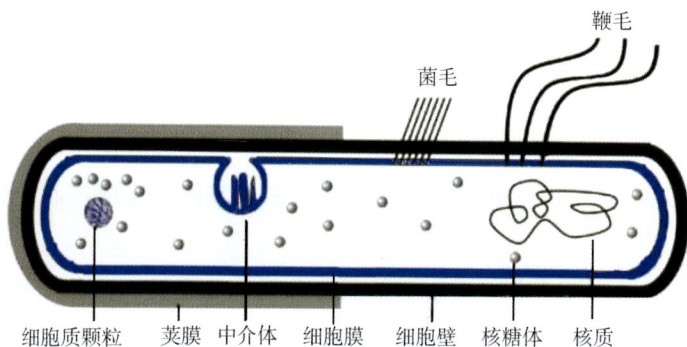

图 2-2 细菌细胞结构模式图

一、细菌的基本结构

（一）细胞壁

细胞壁位于细菌细胞的最外层，包绕在细胞膜的周围，是一层坚韧而有弹性的膜状结构。其组成较为复杂，并随细菌种类不同而有所差异。

1. 细胞壁的化学组成 化学组成较为复杂，通过革兰染色法可将细菌分为革兰阳性菌（G⁺菌）和革兰阴性菌（G⁻菌）两大类，其细胞壁的组成有较大差异。

（1）革兰阳性菌细胞壁 主要由肽聚糖和磷壁酸组成（图 2-3）。

①肽聚糖：又称为黏肽、胞壁质，是一类复杂的多聚体，为原核细胞所特有，是细菌细胞壁中的主要组分。G⁺菌的肽聚糖由聚糖骨架、四肽侧链和五肽交联桥三部分组成。聚糖骨架由 N-乙酰葡萄糖胺和 N-乙酰胞壁酸交替间隔排列，经 β-1,4 糖苷键连接而成，各种细菌细胞壁的聚糖骨架均相同。四肽侧链的组成和连接方式随菌种不同而异，如金黄色葡萄球菌（G⁺菌）细胞壁的四肽侧链连接在聚糖骨架的 N-乙酰胞壁酸上，依次由 L-

扫码"看一看"

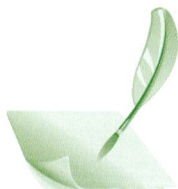

丙氨酸、D－谷氨酸、L－赖氨酸、D－丙氨酸构成。五肽交联桥由五个甘氨酸组成，将四肽侧链上的第三位 L－赖氨酸与相邻聚糖骨架四肽侧链的第四位 D－丙氨酸连接，从而构成机械强度十分坚韧的三维立体结构（图 2－4）。G^+ 菌细胞壁的肽聚糖有 15～50 层，占细胞壁干重的 50%～80%。

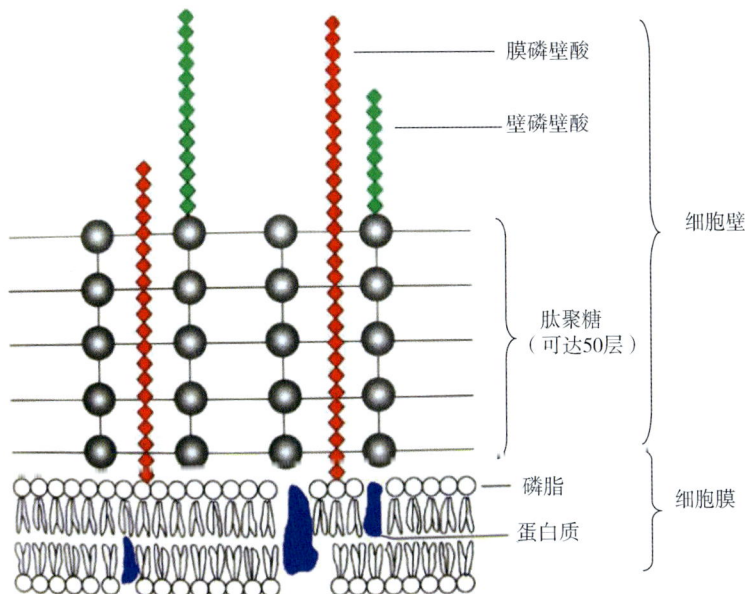

图 2－3　革兰阳性菌细胞壁的结构模式图

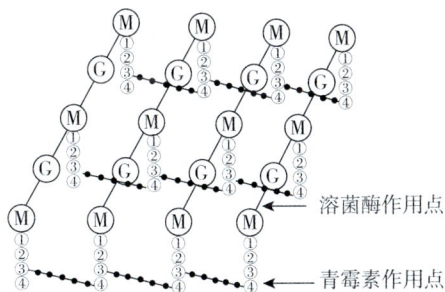

图 2－4　金黄色葡萄球菌细胞壁的肽聚糖结构模式图

M：N－乙酰胞壁酸　　G：N－乙酰葡萄糖胺　　——：β－1,4 糖苷键

①：L－丙氨酸　②：D－谷氨酸　③：L－赖氨酸　④：D－丙氨酸

②磷壁酸：为 G^+ 菌细胞壁的特有成分，穿插于肽聚糖层中。按其结合部位不同分为壁磷壁酸和膜磷壁酸。磷壁酸是革兰阳性菌的重要表面抗原，部分细菌的磷壁酸具有黏附宿主细胞的作用，与细菌的致病性有关。

③其他成分：某些 G^+ 菌细胞壁表面尚有一些特殊的表面蛋白质，如金黄色葡萄球菌的 A 蛋白、A 群链球菌的 M 蛋白等，与细菌的致病性和抗原性有关。

（2）革兰阴性菌细胞壁　由肽聚糖和外膜组成，结构较复杂（图 2－5）。

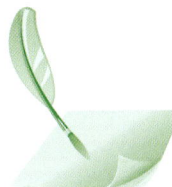

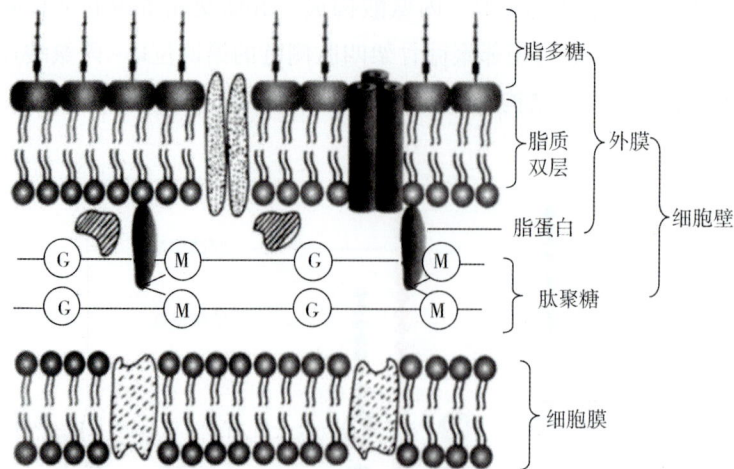

图 2-5　革兰阴性菌细胞壁的结构模式图

① 肽聚糖：由聚糖骨架和四肽侧链两部分组成。G⁻与G⁺细胞壁肽聚糖结构相同，但四肽侧链组成不同。如大肠埃希菌的四肽侧链中，第三位氨基酸是二氨基庚二酸（DAP），并由 DAP 与相邻四肽侧链末端的 D-丙氨酸直接连接，缺乏五肽交联桥，因而只形成较疏松的二维平面网状结构（图 2-6）。G⁻菌细胞壁的肽聚糖仅有 1~2 层，占细胞壁干重的 5%~20%。

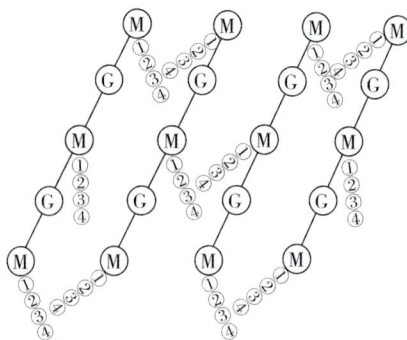

图 2-6　大肠埃希菌细胞壁的肽聚糖结构模式图

M：N-乙酰胞壁酸　G：N-乙酰葡萄糖胺　——：β-1,4 糖苷键
①：L-丙氨酸　②：D-谷氨酸　③：二氨基庚二酸　④：D-丙氨酸

② 外膜：为 G⁻菌细胞壁的特有成分，位于细胞壁肽聚糖层的外侧。由内向外依次由脂蛋白、脂质双层和脂多糖三部分组成。最外层的脂多糖（LPS）是革兰阴性菌内毒素的主要成分，由脂质 A、核心多糖和特异多糖三部分组成。脂质 A 是内毒素的毒性部分，无种属特异性，故不同细菌产生的内毒素的毒性作用均相似；核心多糖位于脂质 A 的外层，具有属特异性；特异多糖位于脂多糖的最外层，是革兰阴性菌的菌体抗原（O 抗原），具有种特异性。

革兰阳性菌和革兰阴性菌细胞壁结构不同（表 2-1），导致这两类细菌在染色性、抗原性、致病性及对药物的敏感性等方面都存在差异。如溶菌酶能裂解肽聚糖中 N-乙酰葡萄糖胺和 N-乙酰胞壁酸之间的 β-1,4 糖苷键的连接，破坏聚糖骨架，引起细菌裂解。青霉素能与细菌竞争合成肽聚糖过程中所需的转肽酶，抑制四肽侧链上 D-丙氨酸与五肽交联桥之间的连接，使细菌不能合成完整的肽聚糖而导致细菌死亡。革兰阳性菌由于肽聚糖含量较多，对青霉素和溶菌酶作用敏感；革兰阴性菌由于肽聚糖含量少，又有外膜的保护作用，故对青霉素和溶菌酶作用不敏感。

某些细菌在理化或生物因素作用下，细胞壁肽聚糖结构受到破坏或合成被抑制，这种失去细胞壁在高渗环境下仍可存活的细菌称为细胞壁缺陷型细菌，简称为 L 型细菌。L 型细菌仍具有一定的致病性，主要引起慢性感染。

表 2 - 1　革兰阳性菌与革兰阴性菌的细胞壁结构比较

细胞壁特点	革兰阳性菌	革兰阴性菌
厚度	厚，20～80nm	薄，10～15nm
强度	较坚韧	较疏松
肽聚糖结构	由聚糖骨架、四肽侧链和五肽交联桥构成的三维立体结构	由聚糖骨架、四肽侧链构成的二维平面结构
肽聚糖层数	多，15～50 层	少，1～2 层
肽聚糖含量	多，占细胞壁干重的 50%～80%	少，占细胞壁干重的 5%～20%
脂类含量	1%～4%	11%～22%
糖类含量	约45%	15%～20%
特殊组分	磷壁酸	外膜

2. 细胞壁的功能　细胞壁的主要功能：① 维持细菌固有的形态；② 保护细菌抵抗低渗环境。由于菌体内有高浓度的无机盐和大分子营养物质，渗透压高达 506.6～2533.1kPa（5～25 个大气压），细胞壁保护作用使细菌能承受胞内巨大的渗透压而不会破裂，并能在低渗环境生存；③ 细胞壁上有许多小孔，参与菌体内外的物质交换；④ 菌体表面带有多种抗原决定簇，决定菌体的抗原性；⑤ 细胞壁的某些组成成分构成细菌的致病因素。

考点提示

比较 G^+ 菌与 G^- 菌细胞壁结构的区别；青霉素的杀菌机制。

（二）细胞膜

细胞膜又称为胞质膜，位于细胞壁内侧，是包绕在细胞质外的一层柔软而富有弹性的半透膜。其结构与真核细胞膜基本相同，由磷脂和多种蛋白质组成，不含胆固醇。细胞膜的主要功能有：① 选择性渗透和物质转运作用，与细胞壁共同完成细胞内外物质交换；② 细胞膜上有多种酶类，参与生物合成，如合成肽聚糖、荚膜、鞭毛、转肽酶等；③ 细胞膜上有多种呼吸酶，参与细胞的呼吸和能量代谢；④ 细菌部分细胞膜内陷、折叠、卷曲形成囊状物，称为中介体，多见于革兰阳性菌，参与细菌呼吸、生物合成及分裂繁殖。

（三）细胞质

细胞质又称为原生质，是细胞膜包裹的溶胶状物质，由水、蛋白质、脂类、核酸、少量糖类和无机盐组成。细胞质内含有多种酶系统，是细菌新陈代谢的主要场所。细胞质中还含有多种重要结构。

1. 核糖体　又称核蛋白体，是细菌合成蛋白质的场所。每个菌体内核糖体可达数万个，游离于细胞质中。化学成分为 RNA 和蛋白质。细菌核糖体沉降系数为 70S，由 50S 和 30S 两个亚基组成，有些抗生素如链霉素能与细菌核糖体的 30S 小亚基结合，红霉素能与 50S 大亚基结合，均能干扰菌体蛋白质合成，导致细菌死亡。由于人类细胞的核糖体与细菌的核糖体存在差异，这些药物对人类的核糖体并无影响。

2. 质粒 是染色体外的遗传物质，为闭合环状的双链 DNA。质粒不是细菌生长所必需的物质，但带有遗传信息，能控制细菌某些特定的遗传性状。医学上重要的质粒有：决定细菌耐药性的 R 质粒，决定性菌毛的 F 质粒，决定大肠埃希菌产生大肠菌素的 col 质粒等。质粒具有自我复制的能力，还能传给子代，也可自行丢失及在细菌之间转移，与细菌的遗传变异有关。

3. 胞质颗粒 细菌细胞质中含有多种颗粒，多数是细菌贮藏的营养物质，包括糖原、多糖、脂类、磷酸盐等。胞质颗粒常随细菌的种类、环境的不同而不同。胞质颗粒中有一种异染颗粒，其主要成分是 RNA 和多偏磷酸盐，嗜碱性强，用特殊染色法可染成与菌体颜色不同的颗粒。常见于白喉棒状杆菌，可作为细菌鉴别依据（图 2-7）。

> **考点提示**
>
> 核糖体、质粒及异染颗粒的医学意义。

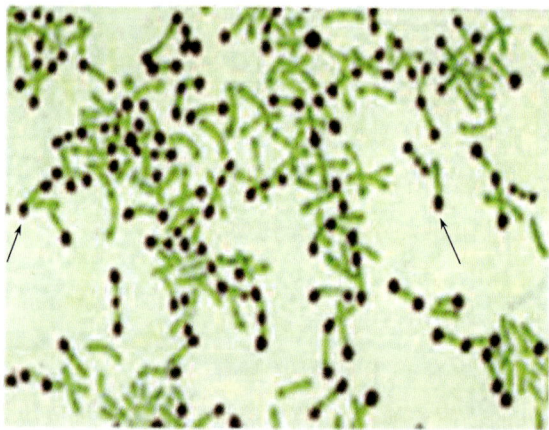

图 2-7 白喉棒状杆菌的异染颗粒

（四）核质

细菌是原核细胞，不具有成形的核。细菌的遗传物质称为核质或拟核，无核膜、核仁和有丝分裂器。核质是由单一密闭环状 DNA 分子反复回旋、卷曲、盘绕，组成松散的网状结构。核质具有细胞核的功能，控制细菌的生命活动，是细菌遗传变异的物质基础。

二、细菌的特殊结构

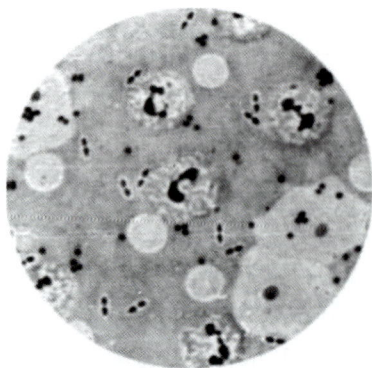

图 2-8 肺炎链球菌荚膜光镜图

（一）荚膜

荚膜是某些细菌在细胞壁外包绕的一层黏液性物质。当厚度 $\geq 0.2\mu m$，边界明显时，称为荚膜；厚度 $< 0.2\mu m$，称为微荚膜，其作用与荚膜相似。荚膜对碱性染料亲和力低，不易着色，普通染色只能看见菌体周围未着色的透明圈，若用特殊染色法或用墨汁做负染色，可清楚看到与周围界限分明的荚膜（图 2-8）。

荚膜的形成受遗传的控制和环境条件的影响。一般在动物体内或营养丰富（含有血清或糖类）的培养基中容易形成，在普通培养基上则易消失。荚膜的化学成分随细菌种类不同而有差异，大多数细菌的荚膜为多糖，少数为多肽。

荚膜的功能主要有：①抗吞噬作用：荚膜具有保护细菌抵抗吞噬细胞的吞噬和消化作用，增加细菌的侵袭力。②抗损伤作用：荚膜位于细菌细胞的最外层，保护菌体免受溶菌酶、补体、抗体、抗菌药物等物质的损伤作用。③黏附作用：荚膜多糖可使细菌彼此粘连，也可黏附于组织细胞或无生命物体表面，形成生物被膜，容易导致感染的发生；如变异链球菌靠荚膜将其固定在牙齿的表面，利用口腔中的蔗糖产生大量的乳酸，导致牙釉质的破坏，引起龋齿；铜绿假单胞菌在住院患者的各种导管上黏附定居形成生物被膜，是医院感染发生的重要因素。④用于细菌的鉴定和分型：不同的细菌荚膜组成不同，抗原性也不同，对进行鉴定和分型有重要作用。

知识链接

荚膜的威力

曾有学者做过一个实验，取两只性别、体重相同的健康小鼠，将有荚膜的肺炎链球菌和失去荚膜的肺炎链球菌分别注入两只小鼠体内。结果发现：有荚膜的肺炎链球菌只需几个就导致小鼠死亡，而失去荚膜的肺炎链球菌则需几亿个才能导致小鼠死亡。可见荚膜对细菌的保护作用有多强大！

（二）鞭毛

某些细菌菌体表面附着的细长呈波状弯曲的丝状物称为鞭毛。见于所有弧菌、螺菌、多数杆菌和个别球菌。鞭毛长 5 ~ 20μm，宽 12 ~ 30nm，用特殊染色法使鞭毛增粗并着色，在光学显微镜下能观察到。鞭毛的化学成分主要是蛋白质，具有很强的抗原性，称为鞭毛抗原（H 抗原）。

根据鞭毛的数目和位置不同，可将有鞭毛的细菌分为以下几类（图 2 - 9）。

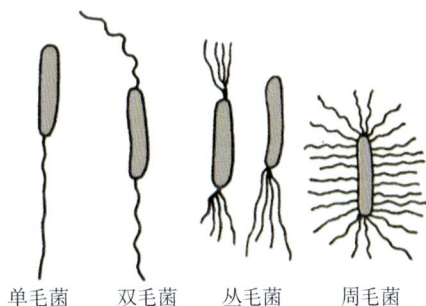

单毛菌　双毛菌　丛毛菌　周毛菌

图 2 - 9　细菌鞭毛分类示意图

1. **单毛菌**　菌体一端有一根鞭毛，如霍乱弧菌。

2. **双毛菌**　菌体两端各有一根鞭毛，如空肠弯曲菌。

3. **丛毛菌**　菌体的一端或两端有一丛鞭毛，如铜绿假单胞菌。

4. **周毛菌**　菌体周身遍布许多鞭毛，如伤寒沙门菌。

鞭毛的功能主要有：①鞭毛是细菌的运动器官。②有些细菌的鞭毛与致病性有关，如霍乱弧菌通过活泼的鞭毛运动，穿透小肠黏膜表面覆盖的黏液层，使菌体黏附于肠黏膜上皮细胞，产生毒素导致病变发生。③根据细菌能否运动，鞭毛的数量、部位和特异的抗原性，可用于细菌的鉴定和分型。

（三）菌毛

许多 G⁻ 菌和少数 G⁺ 菌菌体表面存在着一种比鞭毛更细、更短、直的丝状物，称为菌毛。菌毛的化学成分主要是蛋白质，具有抗原性，与细菌的运动无关。菌毛必须在电子显微镜下才能观察到。

菌毛根据功能不同分为两种（图 2 - 10）：普通菌毛和性菌毛。

1. **普通菌毛**　数目多，可达数百根，遍布整个菌体，是细菌的黏附结构，可黏附易感细胞而利于细菌定植，故与细菌的致病性有关。

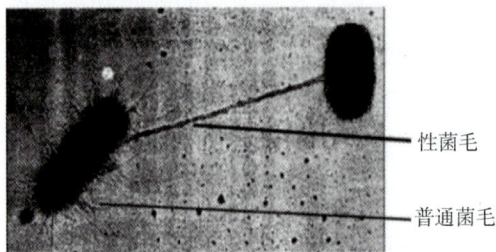

图 2 – 10　细菌菌毛电镜图

2. 性菌毛　数目少，每个细菌仅有 1 ~ 4 根，比普通菌毛长而粗，为中空的管状结构。性菌毛由 F 质粒编码，故又称为 F 菌毛。有性菌毛的细菌称为 F⁺菌或雄性菌，无性菌毛的细菌称为 F⁻菌或雌性菌。当 F⁺菌和 F⁻菌接触时，可通过性菌毛传递遗传物质（如 R 质粒），从而使后者获得 F⁺菌的某些遗传特性。细菌的耐药性、毒力等性状可通过此种方式传递。

（四）芽孢

某些细菌在一定的环境条件下，细胞质脱水浓缩，在菌体内形成一个圆形或椭圆形小体，称为芽孢。芽孢的折光性强，壁厚，普通染色法不易着色，需用特殊染色法才能着色。产生芽孢的细菌均为革兰阳性菌。

芽孢的形成受遗传因素的控制和环境因素的影响。芽孢一般只在动物体外形成，其形成条件因菌种而异。如破伤风梭菌在无氧条件下形成，而炭疽芽孢杆菌则在有氧条件下形成。营养缺乏尤其是 C、N、P 元素不足时，细菌生长繁殖减速，启动芽孢形成的基因，形成芽孢。芽孢是细菌的休眠形式，并不是细菌的繁殖方式。芽孢带有完整的核质、酶系统和合成菌体组分的结构，能保存细菌的全部生命必需物质，但代谢静止，失去繁殖能力。在适宜的条件下，芽孢又可发芽形成新的具有繁殖能力的菌体，即细菌的繁殖体。一个细菌只形成一个芽孢，一个芽孢也只能形成一个菌体。

芽孢的大小、形状、位置等随菌种而异，有助于细菌的鉴别（图 2 – 11）。如破伤风梭菌的芽孢为正圆形，比菌体大，位于顶端，呈鼓槌状；肉毒梭菌芽孢比菌体大，位于次极端，呈网球拍状。

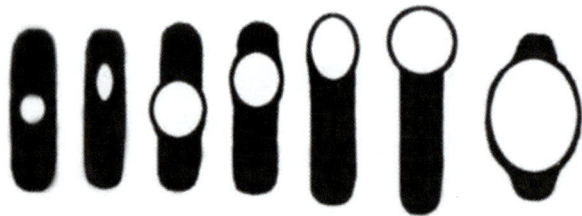

图 2 – 11　细菌芽孢的形态和位置模式图

芽孢有多层厚而致密的膜结构（图 2 – 12）；且含水量少，蛋白质受热不易变性；芽孢内还含有多种耐热物质，故对热力、干燥、辐射、化学消毒剂等理化因素均有强大的抵抗力，在自然界能存活几年至几十年。如被炭疽芽孢杆菌芽孢污染的草原，感染性可达 20 ~ 30 年。

芽孢的特点及医学意义：①芽孢的抵抗力强，一般细菌繁殖体在 80℃水中迅速死亡，而细菌芽孢可耐受 100℃煮沸数小时。被芽孢污染的用具、敷料、手术器械等，用一般方法不易将其杀死，杀灭芽孢最可靠的方法是高压蒸汽灭菌法。临床上进行消毒灭菌时，应以是否杀灭芽孢作为判断灭菌效

考点提示

细菌特殊结构的种类、功能及医学意义。

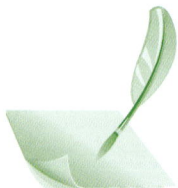

果的指标。②细菌芽孢并不直接引起疾病，在条件适宜的情况下可形成繁殖体，并大量繁殖而导致疾病。如土壤中常有破伤风梭菌的芽孢，一旦有外伤，深部创口被泥土污染，进入伤口的芽孢在适宜条件下即可发芽形成繁殖体，产生毒素引起疾病的发生。因此，要严防芽孢污染伤口和医疗器具。

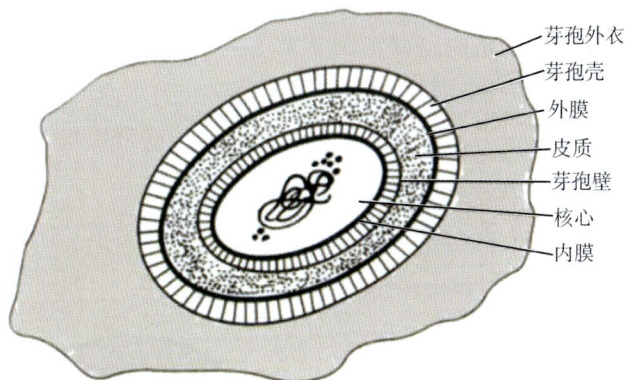

图2-12　细菌芽孢的结构模式图

第三节　细菌的形态检查法

细菌形体微小，肉眼不能直接看到，必须借助显微镜放大后才能看到。显微镜包括光学显微镜、电子显微镜、暗视野显微镜、荧光显微镜、相差显微镜等，适用于观察不同情况下的细菌形态或结构。临床常采用光学显微镜进行细菌的形态检查。光学显微镜以可见光（日光或灯光）为光源，波长 $0.4\sim0.7\mu m$，平均约 $0.5\mu m$。其分辨率为光波波长的一半，即 $0.25\mu m$。$0.25\mu m$ 的微粒经油镜放大 1000 倍后成为 $0.25mm$，人的眼睛便能看清。一般细菌都大于 $0.25\mu m$，故可用光学显微镜予以观察。电子显微镜是利用电子流代替可见光波，以电磁圈代替放大透镜。电子波长极短，约 $0.005nm$，其放大倍数可达数十万倍，能分辨 $1nm$ 的微粒。不仅能看清细菌的外形，还能看清内部超微结构。

光学显微镜下细菌形态、结构的检查，一般有不染色标本检查法和染色标本检查法。

一、不染色标本检查法

细菌标本不经染色直接放在显微镜下，观察活菌的形态轮廓和运动情况。常用的方法有压滴法和悬滴法。

二、染色标本检查法

细菌为无色半透明体，经染色后才能观察得较清楚。染色法是指染色剂与细菌细胞质结合。碱性染色剂由有色的正电荷物质和无色的负电荷物质组成，细菌的等电点在 pH $2\sim5$ 之间，在中性或碱性环境中带负电荷，易与带正电荷的碱性染料（如亚甲蓝、碱性复红、结晶紫等）结合，故细菌多用碱性染料。

常用的细菌染色法有两种，另外还有特殊染色法。

（一）单染色法

只用一种染料对细菌染色，可观察细菌的大小、形态和排列，但不能显示细菌的染色性。

（二）复染色法

用两种或两种以上的染料染色，可将细菌染成不同颜色，即可观察细菌的大小、形态和排列，还可鉴别细菌不同的染色性。常用的复染色法如下。

1. 革兰染色法 该染色法是由丹麦细菌学家革兰（Hans Christian Gram）于1884年创建的，至今仍在广泛应用。

（1）染色步骤 标本固定后，先用结晶紫初染，再加碘液媒染，使之生成结晶紫－碘复合物，然后用95%乙醇脱色，最后用稀释复红或沙黄复染。

（2）染色的结果 ①凡不被乙醇脱色仍保留紫色的细菌为革兰阳性菌（G⁺菌）；②凡被乙醇脱色后复染成红色的细菌为革兰阴性菌（G⁻菌）（图2－13）。

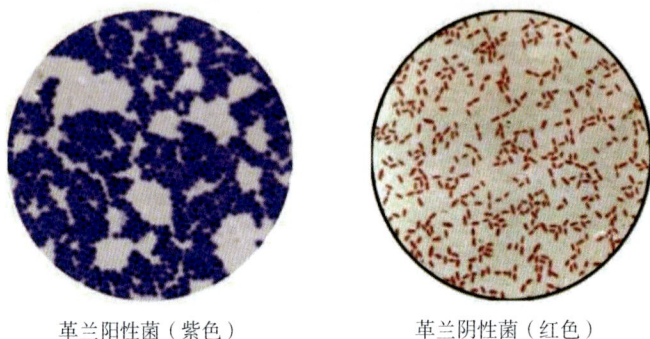

革兰阳性菌（紫色）　　　　革兰阴性菌（红色）

图2－13　革兰染色结果光镜图

（3）实际意义 ①鉴别细菌：通过革兰染色将细菌分为两大类，便于初步识别细菌。②选择抗菌药物：大多数G⁺菌对青霉素、红霉素、头孢菌素类抗生素敏感，而大多数G⁻菌对链霉素、庆大霉素等抗生素敏感。③研究细菌致病性：大多数G⁺菌多以外毒素致病，而G⁻菌多以内毒素致病。

（4）革兰染色的原理 目前尚未完全阐明，但与细胞壁结构密切相关。一般认为G⁺菌的细胞壁肽聚糖含量高，结构致密，且脂含量低，乙醇难以透入，故结晶紫－碘复合物不易从细胞内漏出，脱色较差，保留紫色；G⁻菌的细胞壁肽聚糖含量低，结构疏松，且脂含量高，乙醇溶解脂类物质，增加

> **考点提示**
>
> 革兰染色的过程、结果及实际意义。

细胞壁的通透性，故结晶紫－碘复合物易被乙醇抽提出来而复染成红色。另外，染色的结果与细菌的等电点、化学组成的差异也有一定关系。

2. 抗酸染色法 用于鉴别抗酸性细菌和非抗酸性细菌。操作方法是将固定的标本先用苯酚复红加温染色，再用3%盐酸乙醇脱色，最后用亚甲蓝复染。染色的结果：凡能抵抗盐酸乙醇脱色，呈红色的细菌为抗酸染色阳性菌，如结核分枝杆菌；凡被盐酸乙醇脱色，由亚甲蓝复染呈蓝色的细菌为抗酸染色阴性菌。

（三）特殊染色法

细菌的某些结构如芽孢、鞭毛、荚膜以及细胞壁、异染颗粒等，用普通染色法不易着

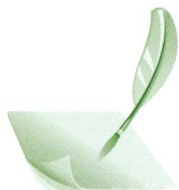

色，必须用特殊染色法才能使之着色，有利于细菌的观察和鉴别。

练习题

扫码"练一练"

一、A₁ 型题

1. 测量细菌大小的单位是

    A. nm   B. μm

    C. mm   D. dm

    E. dm

2. 革兰阳性菌与革兰阴性菌细胞壁共有的成分是

    A. 磷壁酸   B. 外膜

    C. 肽聚糖   D. 脂多糖

    E. 脂蛋白

3. 革兰阳性菌细胞壁的特有成分是

    A. 肽聚糖   B. 磷壁酸

    C. 外膜   D. 脂多糖

    E. 脂蛋白

4. 革兰阴性菌内毒素的成分是

    A. 外膜   B. 脂多糖

    C. 脂蛋白   D. 脂质双层

    E. 肽聚糖

5. 细胞壁的功能不包括

    A. 维持细菌的形态   B. 保护细菌抵抗低渗环境

    C. 抗吞噬作用   D. G⁻菌脂多糖与致病有关

    E. 与细胞膜共同完成细菌内外物质交换

6. 青霉素的抗菌机制是

    A. 切断 $\beta-1,4$ 糖苷键，破坏聚糖骨架，引起细菌裂解

    B. 损伤细胞膜

    C. 干扰细菌蛋白质的合成

    D. 干扰细菌 DNA 的复制

    E. 抑制四肽侧链与五肽交联桥之间的连接，细胞壁合成受损

7. 与细菌运动有关的结构是

    A. 普通菌毛   B. 鞭毛

    C. 荚膜   D. 性菌毛

    E. 质粒

8. 关于革兰染色操作步骤，下列哪项有误

    A. 标本涂片干燥固定   B. 结晶紫初染

    C. 碘液媒染   D.75% 乙醇脱色

    E. 稀释复红复染

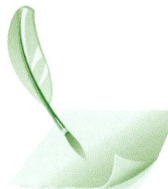

9. 红霉素可与细菌哪种结构结合并干扰蛋白质的合成而发挥抗菌作用

    A. 细胞壁   B. 细胞膜

    C. 肽聚糖   D. 核糖体

    E. 核质

10. 临床可作为判断灭菌效果的指标是

    A. 破坏细胞壁   B. 杀灭芽孢

    C. 干扰核质的复制   D. 干扰蛋白质的合成

    E. 破坏细胞膜

二、简答题

1. 比较革兰阳性菌与革兰阴性菌细胞壁结构的区别。

2. 细菌的特殊结构有哪些？各有何功能及临床意义？

3. 简述革兰染色法的操作步骤、染色结果及临床意义。

（阳　莉）

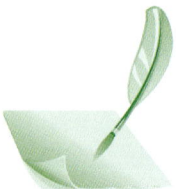

第三单元

细菌的生理

扫码"学一学"

要点导航

学习要点

1. 掌握：细菌生长繁殖的条件，菌落的概念，细菌合成代谢产物的种类及意义。

2. 熟悉：细菌的繁殖方式、速度及生长曲线，培养基的概念、种类及用途，细菌的生长现象。

3. 了解：细菌的化学组成、物理性状和营养物质，细菌人工培养的意义，细菌的分解代谢产物及其意义，细菌分类的原则及命名法。

技能要点

1. 能进行细菌培养，认识细菌在培养基中的生长现象。

2. 能利用细菌的代谢产物对细菌作出初步鉴别。

细菌是单细胞生物，能进行独立的生命活动。其生理活动包括摄取和合成营养物质、进行新陈代谢及生长繁殖。整个生理活动的中心是新陈代谢，以代谢旺盛、类型多样化、繁殖迅速为显著特点，这些活动易受环境因素的影响。学习细菌的营养、生长繁殖条件、繁殖规律及代谢产物，有助于对细菌进行人工培养、分离鉴定及判断病原菌的致病性，在细菌性疾病的诊断、治疗及预防方面具有重要的理论和实际意义。

第一节 细菌的理化性状与生长繁殖

一、细菌的理化性状

（一）细菌的化学组成

细菌和其他生物细胞的化学组成相似，包括水、无机盐、蛋白质、糖类、脂类和核酸等。水是细菌重要的组成部分，约占细菌总重量的80%，固体成分占15%～20%。固体成分中蛋白质占50%～80%，糖类占10%～30%，脂类占1%～7%，无机盐占3%～10%。此外，细菌还含有一些原核细胞型微生物所特有的化学组成，如磷壁酸、二氨基庚二酸、吡啶二羧酸等。

（二）细菌的物理性状

1. 表面积 细菌虽然体积微小，但单位体积的表面积远比其他生物大，有利于与外界进行物质交换。因此，细菌的代谢旺盛，繁殖迅速。

2. 光学性质 细菌为半透明体，当光线照射至细菌，部分光被吸收，部分光被折射，故细菌悬液呈浑浊状态，菌数越多，浊度越大。

3. 带电现象 蛋白质是细菌细胞中主要的固体成分，蛋白质由兼性离子氨基酸组成。

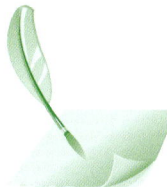

在一定 pH 条件下，蛋白质电离的阳离子氨基和阴离子羧基相等，此时的 pH 为细菌的等电点（pI）。G^+ 菌等电点低，pI 为 2~3；G^- 菌等电点略高，pI 为 4~5。在近中性或弱碱性环境中，细菌均带负电荷，但 G^+ 菌带负电荷更多。细菌的带电现象与细菌的染色反应、凝集反应、抑菌和杀菌作用等有密切关系。

4. 半透性　细菌的细胞壁和细胞膜都具有半透膜性质，允许水和部分小分子物质通过，有利于营养物质的吸收和代谢产物的排出。

5. 渗透压　细菌细胞内含有高浓度的无机盐和营养物质，渗透压较高。G^+ 菌的渗透压高达 20~25 个大气压，G^- 菌为 5~6 个大气压。细菌所处的环境一般相对低渗，因具有坚韧细胞壁的保护而不致膨胀破裂；但处于比菌体内渗透压更高的环境中时，菌体内水分逸出，细胞质浓缩，细菌则不能生长繁殖。

扫码"学一学"

二、细菌的生长繁殖

（一）细菌生长繁殖的条件

细菌种类繁多，所需的生长繁殖条件不完全相同，但必须具备以下条件。

1. 营养物质　充足的营养物质能为细菌的新陈代谢及生长繁殖提供必需的原料和足够的能量。水、碳源、氮源和无机盐是基本的营养成分。某些细菌还需要生长因子，是其生长繁殖所必需而自身又不能合成的物质，如 B 族维生素、某些氨基酸、嘌呤、嘧啶等。

2. 酸碱度（pH）　多数病原菌生长繁殖的最适 pH 为 7.2~7.6，人类血液、组织液 pH 为 7.4，细菌极易生存。个别细菌如霍乱弧菌在 pH 为 8.4~9.2 时生长最好，结核分枝杆菌生长的最适 pH 为 6.5~6.8。

3. 温度　各类细菌对温度的要求不同，多数病原菌生长繁殖的最适温度为 37℃，与人体体温相同。根据细菌生长所需的温度不同，将细菌分为以下三类。

（1）嗜冷菌　生长温度范围 -5~30℃，最适生长温度为 10~20℃。

（2）嗜温菌　生长温度范围 10~45℃，最适生长温度为 20~40℃。

（3）嗜热菌　生长温度范围 25~95℃，最适生长温度为 50~60℃。

4. 气体　细菌生长繁殖需要的气体是氧气和二氧化碳。根据细菌代谢对氧的需求不同，可把细菌分为以下四类。

（1）专性需氧菌　具有完善的呼吸酶系统，只能在有氧的环境下生长，如结核分枝杆菌。

（2）微需氧菌　在低氧分压（5%~6%）环境中生长最好，如幽门螺杆菌。

（3）专性厌氧菌　缺乏完善的呼吸酶系统，只在无氧环境中才能生长，如破伤风梭菌。

（4）兼性厌氧菌　兼有需氧呼吸和无氧发酵两种功能，在有氧或无氧环境中都能生长，但有氧时生长更好，大多数病原菌属于此类。

多数细菌利用自身代谢过程中产生的二氧化碳，已能满足需要，某些细菌如脑膜炎奈瑟菌初次分离时，必须供给 5%~10% 二氧化碳才能生长。

（二）细菌的繁殖方式、速度与规律

1. 繁殖方式　细菌一般以二分裂的方式进行无性繁殖。通常球菌可从不同的平面分裂，分裂后形成不同的排列，如双球菌、链球菌、葡萄球菌等。杆菌沿横轴进行横断分裂。个别细菌如结核分枝杆菌则通过分枝方式繁殖。

2. 繁殖速度　在适宜的条件下，多数细菌繁殖速度很快，每 20~30 分钟分裂一次。有

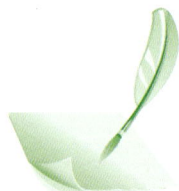

的细菌繁殖较慢，如结核分枝杆菌18~20小时才分裂一次。细菌分裂一次即繁殖一代，若以20分钟分裂一次计算，1个细菌经过10小时可繁殖到10亿个以上。

3. 繁殖规律　细菌繁殖速度极快，但事实上，由于细菌繁殖中消耗营养物质，毒性代谢产物堆积，以及环境 pH 改变，细菌不可能始终保持高速度的无限繁殖。经过一段时间后，细菌繁殖速度逐渐减慢，死亡菌数逐渐增多，活菌增长率随之下降并趋于停滞。

将一定数量的细菌接种于适宜的液体培养基中，连续定时取样检查活菌数，可发现其生长过程的规律性。以培养时间为横坐标，培养物中活菌数的对数为纵坐标，可绘制出一条反映细菌繁殖规律的曲线，称为生长曲线。细菌的生长曲线可分为四个时期（图3-1）。

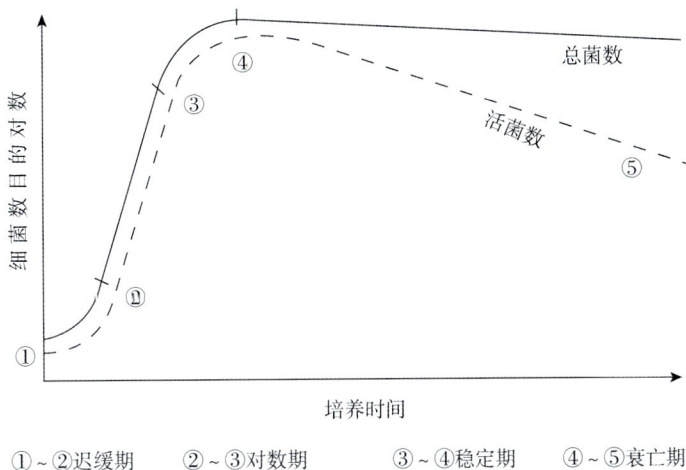

①~②迟缓期　　②~③对数期　　③~④稳定期　　④~⑤衰亡期

图3-1　细菌的生长曲线图

（1）迟缓期　是细菌进入新环境后的一个短暂适应阶段，一般为1~4小时。此期细菌体积增大，代谢活跃，为细菌的分裂繁殖合成和储备充足的酶、辅酶和中间代谢产物。但分裂迟缓，繁殖极少，曲线平坦稳定。

（2）对数期　又称指数期，一般细菌对数期在培养后的8~18小时。细菌在此期生长迅速，活菌数以恒定的几何级数增长，生长曲线图上细菌数的对数呈直线上升，达到顶峰状态。此期细菌的形态、染色性、生理活性等都较典型，对外界环境因素的作用敏感。因此，研究细菌的生物学性状（形态、染色性、生化反应、药物敏感试验等）应选用对数期的细菌。

（3）稳定期　此期细菌的生长总数处于平坦阶段，但细菌群体活力变化较大。培养基中营养物质消耗、有害代谢产物积聚、pH下降，导致细菌繁殖速度渐趋减慢，死亡数逐渐增加，细菌增殖数与死亡数趋于平衡。此期细菌的形态、染色性和生理特性可发生改变，并产生外毒素、抗生素等代谢产物，芽孢也多在此期形成。

（4）衰亡期　随稳定期发展，细菌繁殖越来越慢，死亡数越来越多，死菌数超过活菌数。此期细菌形态显著改变，出现菌体变形、肿胀或自溶，难以辨认，代谢活动趋于停滞。因此，陈旧培养物上难以鉴别细菌。

细菌生长曲线只有在体外人工培养的条件下才

考点提示

细菌生长繁殖的条件、方式、速度及生长曲线各期的特点。

能观察到。在自然界或人类、动物体内繁殖时，受多种环境因素和机体因素的影响，不会出现在培养基中的典型生长曲线。掌握细菌生长规律，可有目的地研究如何控制病原菌的生长，发现和培养对人类有益的细菌。

第二节　细菌的代谢产物

细菌的新陈代谢包括细菌细胞内分解代谢和合成代谢两个方面。分解代谢是将复杂的营养物质分解为简单的化合物，为合成菌体成分提供原料的同时获得能量以供代谢所需；合成代谢是将简单的小分子合成复杂的菌体成分和酶，同时消耗能量，保证细菌的生长繁殖。细菌的代谢过程中产生多种代谢产物，在细菌的鉴定、生化反应及医学上具有重要意义。

> **直通护考**
>
> 患者，女，30 岁，阑尾炎术后第 5 天，今日输液 1 小时后，突然寒战，继之高热，体温 40℃。患者发生高热的主要原因可能是
>
> A. 溶液中含有对患者致敏的物质
>
> B. 溶液中含有热原质
>
> C. 患者是过敏体质
>
> D. 溶液温度过低
>
> E. 输液速度过快
>
> 答案及分析：B。输液时溶液中含有热原质可导致患者出现输液反应。

一、细菌的合成代谢产物及其意义

细菌在合成代谢过程中，合成菌体自身成分，如多糖、蛋白质、核酸等，同时还合成一些在医学上具有重要意义的代谢产物。

（一）热原质

热原质或称致热原，是细菌合成的一种注入人体或动物体内能引起发热反应的物质。产生热原质的细菌大多是革兰阴性菌，热原质即其细胞壁的脂多糖。热原质耐高温，高压蒸汽灭菌（121℃ 20 分钟）亦不能破坏，250℃高温干烤才能破坏热原质。用吸附剂和特殊石棉滤板可除去液体中大部分热原质，蒸馏法效果最好。注射液、抗生素、生物制品以及输液用的蒸馏水等均不能含有热原质。因此，在制备和使用药品过程中应严格无菌操作，防止细菌污染，确保无热原质的存在。

（二）毒素和侵袭性酶

毒素是病原菌合成的对机体有毒害作用的物质，包括内毒素和外毒素两类。

某些细菌还能产生侵袭性酶，可保护细菌或有利于细菌扩散或损伤机体组织，是细菌重要的致病物质。如金黄色葡萄球菌产生的凝固酶、链球菌产生的透明质酸酶。

（三）抗生素

抗生素是某些微生物在代谢过程中产生的一类能抑制或杀死某些其他微生物或肿瘤细

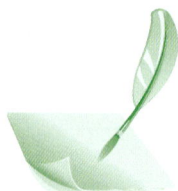

胞的物质。抗生素大多由放线菌和真菌产生，少数由细菌产生。抗生素在临床上广泛应用，尤其是感染性疾病的治疗。

（四）维生素

细菌能合成某些维生素，除供自身需要外，还可分泌到细菌体外。如人体肠道的大肠埃希菌能合成 B 族维生素和维生素 K，供人体吸收利用。

（五）色素

某些细菌能产生色素。细菌的色素分为水溶性和脂溶性两类。水溶性色素能溶于水，扩散至培养基或周围组织，如铜绿假单胞菌产生水溶性绿色素，可使培养基及脓液被染成绿色。脂溶性色素不溶于水，只存在于菌体，不扩散至含水的培养基，如金黄色葡萄球菌产生金黄色素，菌落呈金黄色，培养基不着色。细菌的色素有助于鉴别细菌。

（六）细菌素

细菌素是某些细菌菌株产生的一类具有抗菌作用的蛋白质。它与抗生素作用相似，由于其抗菌范围狭窄，仅对与产生菌有亲缘关系的细菌有杀伤作用，故临床治疗意义不大，可用于细菌分型和流行病学调查。如大肠埃希菌产生的细菌素称大肠菌素，铜绿假单胞菌产生的细菌素称铜绿假单胞菌素。

> **考点提示**
> 细菌合成代谢产物的种类及医学意义。

二、细菌的分解代谢产物及其意义

各种细菌所具有的酶不完全相同，对糖类、蛋白质等的分解能力以及分解代谢产物也不相同，可作为鉴定细菌的重要手段。利用生物化学方法来检测细菌代谢产物的试验，称为细菌的生化反应试验。

（一）糖类的分解代谢产物及其意义

1. 糖发酵试验　不同细菌分解糖类的能力和代谢产物不同，可用于鉴别细菌。如大肠埃希菌能分解葡萄糖和乳糖，产酸产气；而伤寒沙门菌分解葡萄糖，产酸不产气，对乳糖不能分解。

2. V－P 试验　产气肠杆菌能使丙酮酸脱羧生成乙酰甲基甲醇，后者在碱性溶液中生成二乙酰，二乙酰与含胍基化合物反应生成红色化合物，为 V－P 试验阳性；而大肠埃希菌不能生成乙酰甲基甲醇，故 V－P 试验阴性。借此反应可鉴别两种细菌。

3. 甲基红试验　产气肠杆菌分解葡萄糖产生丙酮酸，后者脱羧生成乙酰甲基甲醇，培养液 pH > 5.4，甲基红指示液呈橘黄色，为甲基红试验阴性；大肠埃希菌分解葡萄糖产生丙酮酸，不能生成乙酰甲基甲醇，培养液 pH ≤ 4.5，甲基红指示液呈红色，为甲基红试验阳性。

4. 枸橼酸盐利用试验　产气肠杆菌利用枸橼酸盐作为唯一碳源，在枸橼酸盐培养基中分解枸橼酸盐生成碳酸盐，同时分解铵盐生成氨，培养基变为碱性，使指示液溴麝香草酚蓝（BTB）由淡绿转为深蓝，呈现阳性反应。

（二）蛋白质的分解代谢产物及其意义

1. 吲哚试验（靛基质试验）　含有色氨酸酶的细菌如大肠埃希菌、变形杆菌等可分解色氨酸生成吲哚（靛基质），若加入对二甲基氨基苯甲醛，生成玫瑰吲哚呈红色，为吲哚试

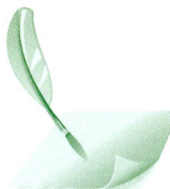

验阳性。主要用于肠道杆菌的鉴定。

2. 硫化氢试验 变形杆菌、乙型副伤寒沙门菌等能分解含硫氨基酸（如胱氨酸、甲硫氨酸）生成硫化氢，与醋酸铅或硫酸亚铁反应生成黑色的硫化铅或硫化亚铁，为硫化氢试验阳性。

细菌的生化反应常用于鉴别细菌，尤其对形态、革兰染色和培养相同或相似的细菌更为重要。吲哚（I）、甲基红（M）、V-P（Vi）、枸橼酸盐利用（C）四种试验常用于鉴定肠道杆菌，合称为IMViC试验。例如大肠埃希菌对这四种试验的结果是"＋＋－－"，产气肠杆菌则为"－－＋＋"。

第三节　细菌的人工培养

细菌的人工培养是根据细菌生长繁殖的条件及其规律，用人工方法提供细菌必需的营养物质和适宜的环境条件来培养细菌。在细菌生物学性状的研究、生物制品的制备及传染病的诊断与治疗等方面具有重要意义。

一、培养基

培养基是由人工方法配制的适合微生物生长繁殖的混合营养物制品。细菌培养基的pH一般为7.2~7.6，许多细菌在代谢过程中分解糖类产酸，故常在培养基中加入缓冲剂，以保持稳定的pH。培养基制成后必须经灭菌处理。

培养基的种类繁多，一般按其物理性状、营养组成和用途不同进行分类。

（一）按物理性状不同分类

将培养基分为液体、固体及半固体培养基三类。在液体培养基中加入2%~3%的琼脂粉，制成固体培养基；若加入0.3%~0.5%的琼脂粉，则制成半固体培养基。液体培养基用于纯种细菌的增菌培养；固体培养基常用于细菌的分离与纯化、鉴定菌种和保存菌种；半固体培养基用于观察细菌的运动、鉴定菌种和保存菌种。

（二）按营养组成和用途不同分类

1. 基础培养基 含有多种细菌生长繁殖所需的基本营养成分。常用的基础培养基是肉汤培养基和普通琼脂培养基。

2. 营养培养基 在基础培养基中加入葡萄糖、血液、血清、酵母浸膏、动植物组织提取液等营养物质，可供营养要求较高的细菌生长。如血琼脂培养基。

3. 选择培养基 在培养基中加入某种化学物质，抑制某些细菌生长，而有利于另一些细菌生长，从而将后者从混杂的标本中分离出来，这种培养基称为选择培养基。如培养肠道致病菌的SS培养基，其中的胆盐能抑制革兰阳性菌，枸橼酸钠和亮绿能抑制大肠埃希菌，因而使致病的沙门菌和志贺菌容易分离出来。

4. 鉴别培养基 用于培养和鉴别不同细菌种类的培养基称为鉴别培养基。根据细菌对糖类和蛋白质的分解能力及其代谢产物的不同，在培养基中加入特定的作用底物和指示剂，观察细菌生长后对底物的分解情况，从而鉴别细菌。如常用的糖发酵管。

5. 厌氧培养基 专供厌氧菌的分离、培养和鉴别用的培养基，称为厌氧培养基。培养基营养丰富，含有特殊生长因子，氧化还原电势低，内部为无氧环境。如庖肉培养基。

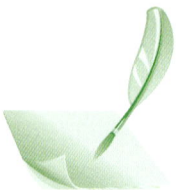

二、细菌在培养基中的生长现象

（一）在液体培养基中的生长现象

大多数细菌在液体培养基中生长繁殖后呈均匀浑浊生长，如葡萄球菌；少数细菌沉淀生长，如链球菌；专性需氧菌呈表面生长，形成菌膜，如结核分枝杆菌（图3-2）。临床上应用的澄清透明药液或其他液体制剂若出现上述任何一种现象，表明已被污染，不能使用。

（二）在固体培养基中的生长现象

将细菌划线接种在固体培养基表面，一般经37℃ 18~24小时培养后，由单个细菌分裂繁殖成一堆肉眼可见的细菌集团，称为菌落。由多个菌落融合成片称为菌苔。挑取一个菌落，转种到另一个培养基中，生长出来的细菌均为纯种，称为纯培养。细菌种类不同，形成的菌落的大小、形态、颜色、气味、透明度、表面光滑或粗糙、湿润或干

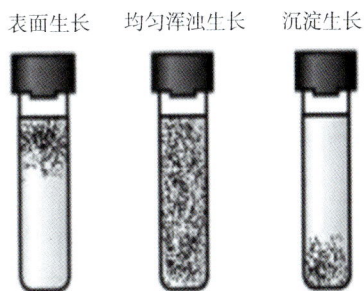

表面生长　　均匀浑浊生长　　沉淀生长

图3-2　细菌在液体培养基中的生长现象

燥、边缘整齐与否，以及在血琼脂平板上是否有溶血情况等均有不同表现，有助于识别和鉴定细菌（图3-3）。实际生活中，若食物或固体类药物制剂出现菌落、菌苔，则表明被细菌污染，不能食用。

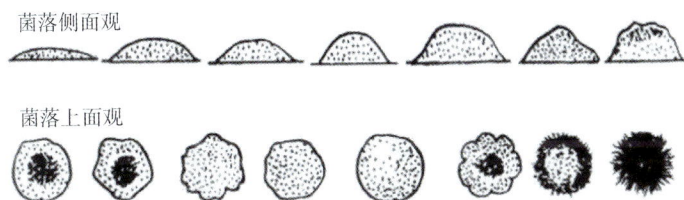

菌落侧面观

菌落上面观

图3-3　细菌菌落形态示意图

（三）在半固体培养基中的生长现象

半固体培养基黏度低，常用于细菌动力的检查。有鞭毛的细菌能运动，可沿穿刺线向周围扩散呈羽毛状或云雾状生长；无鞭毛的细菌不能运动，只能沿穿刺线呈明显的线状生长（图3-4）。

三、人工培养细菌的意义

（一）感染性疾病的病原学诊断

病原学诊断是诊断感染性疾病最可靠的依据。要明确病原菌就必须采集患者的相关标本进行细菌的分离培养和鉴定，对分离出来的病原菌进行药物敏感试验，指导临床用药。

（二）细菌的鉴定和研究

对细菌鉴定和研究的前提是进行细菌培

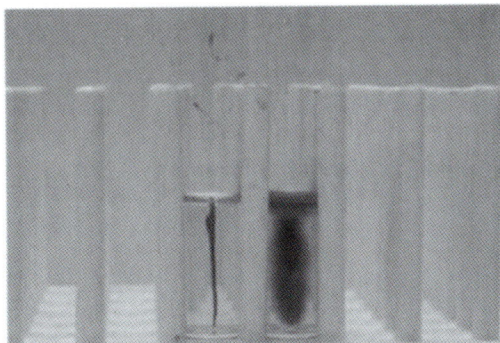

图3-4　细菌在半固体培养基中的生长现象

养，使细菌能达到一定的数量。

（三）生物制品的制备

人工分离培养的细菌或代谢产物可制成疫苗、类毒素、抗毒素、免疫血清及供诊断用的标准菌液、诊断血清，上述制备的制剂均来自生物体，统称为生物制品。可用于传染性疾病的诊断、预防和治疗。

（四）在工农业生产及基因工程中的应用

细菌在培养和发酵过程中能产生多种代谢产物，这些产物在工农业生产中有着广泛的用途。同时，细菌有繁殖快、容易培养、操作方便、基因表达产物易于提取纯化等特点，故大多数基因工程的实验和生产，首先在细菌中进行。目前应用基因工程技术已成功制备出胰岛素、干扰素、乙型肝炎疫苗等。

第四节　细菌的分类与命名

一、细菌的分类

细菌的分类是一个古老的、传统的学科，又是一个现代化的、发展的学科。细菌分类是按一定的原则将类似的细菌归在一起，并与其他细菌相区别。原则上分为传统分类和种系分类两种。

1. 传统分类　以细菌的形态和生理特征为分类依据，选择一些较为稳定的生物学性状，如形态与结构、染色性、培养特性、生化反应、抗原性等作为分类的标记，按其性状的相似程度进行归类。由于对分类性状的选择和重视程度带有一定的主观性，故又称为人为分类。

2. 种系分类　是应用化学分析对菌体组分、代谢产物组成与图谱等特征进行分析，并通过核酸分析提示细菌进化的信息，这种以细菌的发育进化关系为基础的细菌分类称为种系分类，又称为自然分类。

细菌的分类层次与其他生物相同，也是界、门、纲、目、科、属、种。在细菌中常用属和种。种是细菌分类的基本单位。生物学性状基本相同的细菌群体构成一个菌种；性状相近关系密切的若干菌种组成一个菌属。同一菌种的各个细菌，虽然性状基本相同，但在某些方面仍有一定差异，差异较明显的称为亚种或变种，差异小的则称为型。例如按抗原结构不同而分血清型；对噬菌体和细菌素的敏感性不同而分噬菌体型和细菌素型；生化反应和其他某些生物学性状不同而分为生物型。

对不同来源的同一菌种的细菌称为该菌的不同菌株。具有某种细菌典型特征的菌株称为该菌的标准菌株。

二、细菌的命名

细菌的命名采用拉丁双名法，每个菌名由两个拉丁单词组成。第一个单词为属名，用名词，第一个字母大写，可简写为第一个大写字母；第二个单词为种名，用形容词，小写。全名用斜体字印刷，不可简写。例如，大肠埃希菌的学名为 *Escherichia*（属名）*coli*（种名），简写为 *E. coli*。中文名称则为种名在前，属名在后。

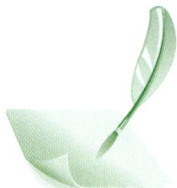

扫码"练一练"

练习题

A₁ 型题

1. 细菌的繁殖方式是
   A. 出芽
   B. 无性二分裂
   C. 复制
   D. 有丝分裂
   E. 孢子生殖

2. 大多数病原菌生长繁殖最适宜的 pH 是
   A. pH 7.2 ~ 7.6
   B. pH 6.5 ~ 6.8
   C. pH 8.0 ~ 8.8
   D. pH 5.0 ~ 6.0
   E. pH 8.8 ~ 9.0

3. 细菌生长繁殖的条件不包括
   A. 丰富的营养物质
   B. 必要的气体环境
   C. 合适的温度
   D. 合适的酸碱度
   E. 充足的光线

4. 在适宜环境中，大多数细菌繁殖一代所需的时间为
   A. 10 ~ 20 分钟
   B. 20 ~ 30 分钟
   C. 40 ~ 50 分钟
   D. 60 分钟
   E. 1 ~ 2 周

5. 注射液中出现哪种现象说明被细菌污染
   A. 沉淀
   B. 絮状物
   C. 浑浊
   D. 菌膜
   E. 以上均是

6. 注入人体能引起发热反应的物质是
   A. 细菌素
   B. 抗生素
   C. 热原质
   D. 维生素
   E. 色素

7. 关于热原质的叙述，下列哪一项是错误的
   A. 由大多数革兰阴性菌产生
   B. 能引起人和动物机体发热反应
   C. 耐高温
   D. 注射液要用无热原质的蒸馏水配制
   E. 100℃ 1 小时能破坏

8. 抗生素主要来源于
   A. 动物、植物
   B. 真菌、细菌
   C. 细菌、放线菌
   D. 放线菌、真菌

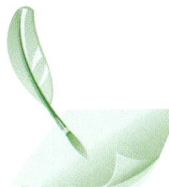

E. 支原体、衣原体

9. 将细菌接种于固体培养基时，一般经多长时间培养可观察细菌的菌落

    A. 28℃ 18～24 小时   B. 37℃ 18～24 小时

    C. 30℃ 8～10 小时   D. 37℃ 8～10 小时

    E. 35℃ 24 小时

10. 单个细菌在固体培养基上形成肉眼可见的细菌集团称为

    A. 菌苔   B. 菌膜

    C. 菌落   D. 菌丝

    E. 菌团

（阳　莉）

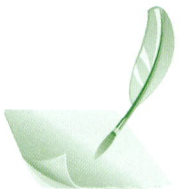

第四单元

微生物的分布与消毒灭菌

扫码"学一学"

要点导航

学习要点

1. 掌握：正常菌群的概念、分布及其意义，消毒、灭菌、无菌、防腐、无菌操作等基本概念，煮沸法、间歇蒸汽灭菌法、高压蒸汽灭菌法的作用时间、效果及适用范围，紫外线的杀菌原理及适用范围，常用的化学消毒剂的种类、性质及用途，影响消毒剂灭菌效果的因素。

2. 熟悉：流通蒸汽灭菌法、巴氏消毒法、干热灭菌法、滤过除菌法的适用范围，常用消毒剂的作用机制。

3. 了解：细菌在自然界的分布及医学意义。

技能要点

1. 建立有菌意识、无菌观念，在临床工作中贯穿无菌操作的思想。

2. 认识微生态平衡对人体的重要性，具有一定的防治微生态失衡引起疾病的能力。

第一节　微生物的分布与正常菌群

细菌在自然界广泛分布于土壤、水、空气、物体表面、生物体表及其与外界相通的腔道中，它们与其生活的外环境形成相对稳定的生态平衡。大多数细菌对人类是有益的，只有少数细菌是病原菌。但有益的菌群与宿主之间的生态平衡被破坏时，它们亦可引起疾病。因此，了解细菌的分布，建立有菌意识、无菌观念，严格无菌操作，预防医院感染，控制传染病流行等具有重要意义。

一、微生物的分布

（一）微生物在自然界的分布

1. 土壤中的细菌　土壤中细菌种类繁多、数量庞大，尤其以土壤表层（距地面 10～20cm 处耕作层）分布最多。土壤中的细菌大多为非病原菌，参与自然界的物质循环。其中的病原菌主要来自人和动物的尸体、排泄物及生活垃圾。这些致病菌大多数容易死亡，只有能形成芽孢的细菌，如破伤风梭菌、炭疽芽孢杆菌等，可存活几年或几十年，容易导致创伤感染。

2. 水中的细菌　水是细菌存在的天然环境。水中的细菌主要来自土壤、人和动物的排泄物。水中常有伤寒沙门菌、痢疾志贺菌、霍乱弧菌等肠道致病菌，因此，水源被污染可引起消化道传染病的流行。加强粪便管理、保护水源是防控肠道传染病的主要措施。

3. 空气中的细菌　空气由于缺乏营养物质且受阳光照射，细菌不易繁殖，故数量较少。人和动物的唾液、飞沫以及随尘埃飞扬的土壤都是空气中细菌的来源，故人口密集处（如

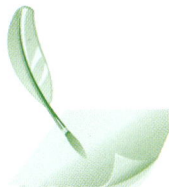

医院、商场）细菌分布较多，其中的病原菌可引起呼吸道感染或伤口感染。此外，空气中的非病原菌亦可造成医药制剂、生物制品、培养基的污染及外科手术感染。因此，应对制剂室、细菌接种室、手术室、急诊室、病房、婴儿室、诊疗室、供应室、重症监护室等场所进行空气消毒，并严格执行消毒隔离制度和无菌操作，以防止疾病传播和伤口感染。

（二）微生物在正常人体的分布

正常的胎儿是无菌的。在出生数小时后，由于外界微生物的入住与定植，皮肤、黏膜、呼吸道等处就会有微生物存在。因此，人体的体表及其与外界相通的腔道中都存在种类和数量不同的微生物。

但是，正常人体的多数组织器官（内脏器官、肌肉等实质性的组织及血管、体腔等封闭的腔隙）是无菌的，若有侵入的细菌未被消灭，则可引起感染。因而在医疗实践中，当手术、注射、穿刺、导尿时，应严格执行无菌操作，以防细菌感染。

二、正常菌群与机会致病菌

（一）正常菌群

1. 定义　在正常的人体的体表及其与外界相通的腔道黏膜表面存在不同种类和一定数量的微生物，正常情况下对宿主无害，有些甚至对人体有利，称为正常菌群或正常微生物群（表4-1）。

表4-1　人体常见的正常微生物群

人体部位	主要正常微生物群
皮肤	葡萄球菌、大肠埃希菌、类白喉棒状杆菌、非结核分枝杆菌、铜绿假单胞菌、丙酸杆菌、白假丝酵母菌
口腔	葡萄球菌、甲型和丙型溶血性链球菌、肺炎链球菌、奈瑟菌、乳酸杆菌、梭杆菌、类白喉棒状杆菌、螺旋体、放线菌、白假丝酵母菌
鼻咽腔	葡萄球菌、甲型和丙型溶血性链球菌、肺炎链球菌、奈瑟菌、支原体、类杆菌
肠道	葡萄球菌、粪链球菌、类杆菌、大肠埃希菌、变形杆菌、铜绿假单胞菌、双歧杆菌、乳酸杆菌、破伤风梭菌、白假丝酵母菌
尿道口	大肠埃希菌、葡萄球菌、棒状杆菌、变形杆菌、耻垢杆菌、类白喉棒状杆菌、白假丝酵母菌
阴道	大肠埃希菌、类杆菌、乳酸杆菌、白假丝酵母菌、衣原体
外耳道	葡萄球菌、类白喉棒状杆菌、铜绿假单胞菌、非结核分枝杆菌
眼结膜	葡萄球菌、结膜干燥杆菌、类白喉棒状杆菌

2. 生理意义　正常微生物群对人体的健康起重要作用，其主要生理作用如下。

（1）生物拮抗作用　正常菌群通过黏附和繁殖能形成一层自然菌膜，是一种非特异性保护膜，可促机体抵抗致病微生物的侵袭及定植，从而对宿主起到一定程度的保护作用。如大肠埃希菌产生的大肠菌素能抑制病原菌痢疾志贺菌的生长。

（2）免疫作用　正常菌群的菌体成分和释放的毒素等抗原物质可刺激机体免疫系统的功能成熟和完善，尤其是对适应性免疫的影响更加显著。适应性免疫的建立限制了正常菌群的生长繁殖，同时也杀灭或抑制了拥有某些共同抗原的致病菌，对人体产生了保护作用。

（3）营养作用　正常菌群参与人体的物质代谢和营养转化，如肠道正常微生物群能合成维生素B、K及生物素、叶酸及氨基酸等，可被人体吸收利用，是人体维生素的重要来源之一。双歧杆菌产酸造成肠道的酸性环境，可促进肠道对维生素D、钙、磷、铁的吸收。

（4）抗肿瘤作用　肠道正常菌群能产生多种酶，降解肠道内致癌物或可以将其转化成

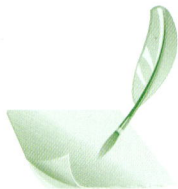

为无害物质；另一方面，可能与激发巨噬细胞免疫功能有关。

（5）抗衰老作用 双歧杆菌、乳杆菌、肠球菌等肠道正常菌群产生的超氧化物歧化酶（SOD），可以催化宿主体内自由基的歧化反应，消除自由基毒性，保护细胞免受活性氧的损伤，具有一定的抗衰老作用。

（三）机会致病菌

正常菌群与宿主之间以及正常菌群之间，通过营养竞争、代谢产物的相互制约等因素，维持着良好的生态平衡。在一定条件下这种平衡关系被打破，原来不致病的正常菌群中的细菌可成为致病菌，这类细菌称为机会致病菌，也称条件致病菌。由机会致病菌所致感染称为机会性感染或条件性感染。

正常菌群转化为机会致病菌的条件如下。

1. 正常菌群寄居部位改变 正常菌群中的某些细菌离开正常寄居部位，进入其他部位生长繁殖，进而导致感染致病。如手术、外伤、留置导尿管等原因而使体表或外腔道的正常菌群进入腹腔、血液、泌尿道等部位而致病。

2. 机体免疫功能低下 正常菌群在免疫功能低下的机体内受到的抑制作用明显降低，故可大量繁殖而致病，如老年人、肿瘤患者、艾滋病患者及大剂量使用免疫抑制剂者常常因免疫功能低下而发生机会性感染。

3. 菌群失调 由于某种原因导致宿主某部位的正常菌群的种类、数量和比例发生较大幅度的改变，称为菌群失调。严重的菌群失调导致的一系列临床症状，称为菌群失调症。由于菌群失调症往往是在使用抗菌药物治疗感染性疾病过程中引起的另一种感染，故又称二重感染。引起二重感染的细菌主要有金黄色葡萄球菌、铜绿假单胞菌、大肠埃希菌、克雷伯菌、白假丝酵母菌等，主要表现为假膜性肠炎、鹅口疮、肺炎、尿路感染、败血症等。

三、微生态平衡与失衡

正常情况下，正常菌群、宿主与外界环境之间相互依存、相互制约，保持着一定的动态平衡，称为微生态平衡。

正常菌群之间、正常菌群与宿主之间的微生态平衡，在外界环境影响下，由生理性组合转变为病理性组合的状态称为微生态失衡。

人体的微生态失衡发生的原因主要是正常菌群寄居部位改变、不适当使用抗生素及各种原因导致的机体免疫功能降低。要防治微生态失衡，不仅要保护好宏观生态环境和微生态环境，还要增强机体免疫力、合理使用抗生素、做好消毒灭菌工作及适当使用微生态调节剂。

扫码"看一看"

> **考点提示**
>
> 正常菌群的概念及意义。

第二节 消毒灭菌

一、常用术语

消毒：杀死物体上病原微生物的方法，并不一定能杀死芽孢或非病原微生物。

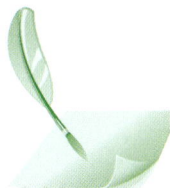

灭菌：杀灭物体上所有微生物，包括细菌芽孢在内的全部病原微生物或非病原微生物的方法。

防腐：防止或抑制体外细菌生长繁殖的方法。

无菌与无菌操作：物体上不存在活的微生物的状态称为无菌。防止微生物进入人体或其他物品的操作技术，称为无菌操作或无菌技术。

二、物理消毒灭菌法

常用的物理消毒灭菌的方法包括热力、辐射、滤过、干燥、低温等。

（一）热力消毒灭菌法

高温使细菌的菌体蛋白凝固，酶失去活性，DNA 断裂，具有明显的致死作用，因此最常用于消毒和灭菌。热力消毒灭菌法分为干热灭菌法和湿热灭菌法两类，在同一温度下，湿热灭菌法效果优于干热灭菌法，因此，后者用途也更为广泛。

1. 干热灭菌法 干热灭菌法通过脱水、干燥和大分子变性而导致细菌死亡。

（1）焚烧 用于废弃物品或动物尸体等的灭菌，是一种最彻底的灭菌方法。

（2）烧灼 用于微生物学实验室的接种环、试管口等的灭菌。

（3）干烤 利用电热干烤箱灭菌，一般加热范围为 160～170℃，持续 2 小时，可达到灭菌的目的。适用于高温下不变质、不损坏、不蒸发的物品，如玻璃器皿、瓷器等的灭菌。

（4）红外线 是一种 0.77～1000μm 波长的电磁波，尤以 1～10μm 波长的热效应最强。但热效应只能在照射到的表面产生。多用于医疗器械的灭菌。

2. 湿热灭菌法

（1）巴氏消毒法 由巴斯德创立，用较低温度杀灭液体中的病原菌或特定微生物以保持物品中不耐热成分不被破坏的消毒方法。广泛用于不耐高温的牛乳、酒类、饮料等的消毒，加热温度一般为 61.1～62.8℃时 30 分钟，或 71.7℃时 15～30 秒。

（2）煮沸法 在 1 个大气压下（101.325kPa），水温在 100℃时，5 分钟可杀死细菌繁殖体，1～3 小时可杀灭细菌芽孢。常用于消毒饮水食具、刀剪、注射器等。如果水中加入 2% 碳酸氢钠，就可以提高沸点到 105℃，促进杀灭细菌的芽孢，同时还能防止金属器皿生锈。在高原地区，海拔每增加 300 m，消毒时间相应延长 2 分钟。

（3）流通蒸汽消毒法 是利用蒸笼或者阿诺蒸锅进行消毒的方法。在 1 个大气压下，利用 100℃的水蒸气，经过 15～30 分钟进行消毒，可杀灭细菌的繁殖体。

（4）间歇蒸汽灭菌法 利用反复多次的流通蒸汽间歇加热以达到灭菌的目的。常用于不耐高温的营养丰富的含糖、牛奶的培养基灭菌，具体做法是：把流通蒸汽加热的物品放到 37℃孵箱过夜，使其中芽孢发育成繁殖体，翌日再次用流动蒸汽加热，如此反复 3 次，可达到灭菌的目的。

（5）高压蒸汽灭菌法 是临床上最常用最有效的灭菌方法。高压蒸汽灭菌器是一个密闭、耐高压蒸锅（图 4-1），加热产生不外逸蒸汽，随着蒸汽压力的不断增加，蒸锅内温度也随之提高。通常压力在 103.4kPa（1.05kg/cm²）时，蒸锅内温度可达 121.3℃，经过 15～20 分钟，可杀灭包括细菌芽孢在内的所有微生物。常用于一般培养基、生理盐水、手术敷料等耐高温、耐湿物品的灭菌。灭菌时注意将蒸锅内空气排尽，同时，物品放置不宜

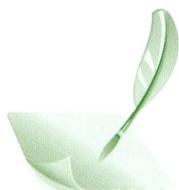

过于紧密，否则影响灭菌效果。

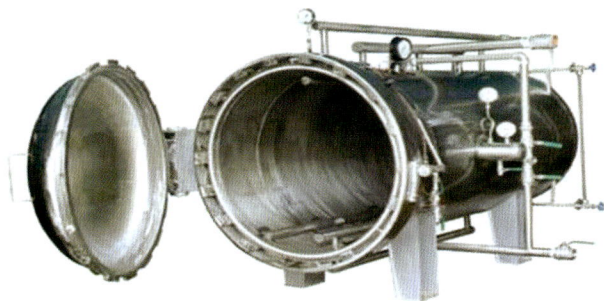

图 4 - 1　卧式高压蒸锅

（二）辐射杀菌法

1. 紫外线　波长介于 240~300nm 的紫外线具有杀菌作用，其中以 265~266nm 的杀菌力最强。紫外线主要作用于细菌的 DNA，可以使一条 DNA 链上相邻的两个胸腺嘧啶共价结合形成二聚体，干扰 DNA 的复制与转录，导致细菌的变异或死亡。紫外线穿透力较弱，玻璃、尘埃、纸张等均能阻挡紫外线，所以一般只用于手术室、病房、实验室等的空气消毒，或用于不耐热物品的表面消毒。紫外线对人体皮肤、眼睛有损伤作用，在使用时要注意防护。

2. 电离辐射　包括高速电子、X 射线和 γ 射线等。足够剂量的辐射粒子和某些分子撞击后，可激发这些分子产生离子或者其他活性分子和自由基，破坏 DNA，从而杀死各种细菌。电离辐射因具有较高的能量和穿透力，且不会破坏物品的营养成分，故常用于一次性医用塑料制品的大量消毒，亦可用于食品、药品和生物制品的消毒或灭菌。

3. 臭氧　臭氧具有强大的氧化作用，主要用于空气、医院污水、诊疗用水、物品表面的消毒。在使用臭氧灭菌灯消毒时应注意关闭门窗，人员离开房间。在消毒结束后 30 分钟方可进入。

（三）滤过除菌法

滤过除菌法是用物理阻留的方法除去液体或空气中的细菌，达到无菌的目的。所用的器具是一种带有滤孔装置的滤菌器（如薄膜滤菌器、玻璃滤菌器、石棉滤菌器、素陶瓷滤菌器等）。主要用于一些不耐高温的血清、药液、毒素、抗生素以及空气等的除菌。医院内的无菌手术室和护理室属于生物洁净室，采用了生物洁净技术，在送风系统装有高效或亚高效过滤系统，其过滤率可达到 99.95%~99.99%。

（四）干燥和低温抑菌法

有些细菌的繁殖体在空气中干燥时会很快死亡。另外，低温也可使细菌的新陈代谢减慢，故常用作保存细菌菌种。为避免解冻时对细菌的损伤，可在低温状态下真空抽去水分，此方法称为冷冻真空干燥法。该法是目前保存菌种的最好方法。

三、化学消毒灭菌法

1. 常用消毒剂的杀菌机制　消毒剂对细菌和人体均有毒性作用，所以主要是用于人体体表、医疗器械、周围环境的消毒。化学消毒灭菌法的杀菌机制主要表现为以下三个方面。

（1）促进菌体蛋白质变性或凝固，如酚类（高浓度）、醇类、重金属盐类（高浓度）、

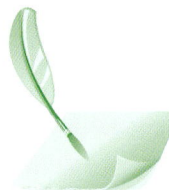

酸碱类、醛类。

（2）干扰细菌的酶系统和代谢，破坏蛋白与核酸的基团，如某些氧化性重金属盐类（低浓度）与细菌蛋白的—SH 基结合。

（3）损伤细菌的细胞膜，如酚类（低浓度）、表面活性剂、脂溶剂等能降低细菌菌膜和病毒包膜的表面张力并增加其通透性。

2. 消毒剂的主要种类、性质及用途（表 4-2） 常用的化学消毒剂按其杀菌能力可分为三种。

表 4-2 常用消毒剂的主要性状、常用浓度和用途

类别	名称	主要性状	常用浓度	用途
重金属盐类	氯化汞	杀菌力强、腐蚀金属器械	0.05%~0.1%	非金属器皿消毒
	汞溴红	抑菌力弱、无刺激性	2% 水溶解	皮肤黏膜、小创伤消毒
	硫柳汞	杀菌力弱、抑菌力强、不沉淀蛋白质	0.01%~0.02%	生物制品防腐，皮肤、手术部位消毒
	硝酸银	有腐蚀性	1%溶液	新生儿滴眼预防淋球菌感染及尿道黏膜消毒
	蛋白银	银有机化合物	1%~5%溶液	
氧化剂	高锰酸钾	强氧化剂，稳定	0.01%~0.1%	皮肤、尿道消毒，蔬菜、水果消毒
	过氧化氢	新生氧杀菌、不稳定	3%~25%	创口、皮肤、黏膜消毒
	过氧乙酸	性质不稳定，原液对皮肤、金属有强烈腐蚀性	0.2%~0.5%	塑料、玻璃消毒 地面、家具表面消毒
卤素及其化合物	氯	刺激性强、有毒	0.2~0.5ppm	地面、厕所及排泄物消毒
	漂白粉	腐蚀金属、刺激皮肤	10%~20%	饮水、游泳池消毒
	碘酊	刺激皮肤、不能与汞溴红同用，用后用乙醇擦净	2.5%	皮肤消毒
	聚维酮碘（碘伏）	刺激性小、兼有去污作用	2%~2.5%	皮肤、伤口消毒
醛类	甲醛	挥发慢、刺激性强	10%	浸泡、物品表面消毒、蒸汽消毒
	戊二醛	挥发慢、刺激性小	0.3% $NaHCO_3$ 调整 pH 至 7.5~8.5，配成2%水溶液	精密仪器、内镜消毒
表面活性剂	度米芬	稳定、易溶于水、遇肥皂或其他洗涤剂效果减弱	0.05%~0.5%	皮肤创伤冲洗；金属器械、棉织品、塑料、橡皮类物品消毒
	苯扎溴铵	易溶于水，刺激小，稳定，对芽孢无效；遇肥皂或其他合成洗涤剂效果减弱	0.05%~0.1%	外科洗手及皮肤黏膜消毒；浸泡手术器械
烷化物染料	环氧乙烷	易爆、易燃、有毒	50mg/L	手术器械、敷料等消毒
	甲紫（龙胆紫）	溶于乙醇，有抑菌作用，对葡萄球菌作用强	2%~4%	浅表创伤消毒
酸碱类	醋酸	浓烈醋味	5~10ml/m³ 加等量水蒸发	空气或房间消毒
	生石灰	杀菌力强、腐蚀性人	1:4 或 1:8 配成糊状	地表、排泄物消毒
醇类	乙醇	对芽孢无效	70%~75%	皮肤及体温计消毒

（1）**高效消毒剂** 可杀灭包括芽孢在内的所有微生物。高效消毒剂包括含氯消毒剂，如次氯酸钠、含氯石灰（漂白粉）、二氯异氰酸尿酸钠；过氧化物消毒剂，如过氧化氢、过

氧乙酸、二氧化氯，10%～25%的过氧化氢可杀死包括细菌芽孢在内的所有微生物；醛类消毒剂，常用的有甲醛和戊二醛；环氧乙烷，杀菌广谱高效，但易燃，且对人有毒性。

（2）中效消毒剂　能杀灭细菌繁殖体（包括结核分枝杆菌）、真菌和大多数病毒，但不能杀灭芽孢。如含碘消毒剂和醇类消毒剂。

（3）低效消毒剂　能杀灭大多数细菌繁殖体，但不能杀死细菌芽孢、结核分枝杆菌和某些抵抗力强的真菌和病毒。如季铵盐类消毒剂、氯己定、高锰酸钾等。

3. 影响消毒灭菌效果的因素

（1）消毒剂的性质、浓度与作用时间　各种消毒剂的理化性质不同，对微生物的作用大小各异。即使是同一种消毒剂，其浓度不同，消毒效果也不同。一般说来，消毒剂在高浓度时杀菌作用大。但醇类例外，70%～75%乙醇或50%～80%异丙醇的消毒效果最好，是因为高浓度的醇类使菌体蛋白质迅速脱水凝固，影响醇类继续渗入菌体内部，降低杀菌效果。消毒剂在一定浓度下，对细菌的作用时间越长消毒效果越好。

（2）微生物的种类与数量　不同微生物对不同化学消毒剂的敏感性不同。同一消毒剂对不同微生物的杀菌效果不同。一般而言微生物的数量越多，所需消毒的时间就越长。

（3）有机物　环境中有机物的存在，能够影响消毒剂的效果。因此，在消毒皮肤或器械之前，应先洗净再消毒；对有机物含量较多的排泄物消毒时，应选择受有机物影响较小的消毒剂，如生石灰等。肥皂、去垢剂、其他合成洗涤剂等也可影响消毒剂的效果。

此外，温度、酸碱度等对消毒剂的作用也有影响。

四、消毒灭菌的临床运用

1. 针对消毒对象，选用合适的消毒方法
不同性质材料制成的各种物品，对不同消毒因子的耐受能力不同，必须选择适用于它们的理化性状进行消毒处理，尽量防止和减少消毒过程对物品的损害。如耐高温、耐潮湿的物品和器材，应首选高压蒸汽灭菌法。

2. 根据物品污染后的危害程度选择消毒灭菌的方法

（1）凡是高度危险的物品，必须进行灭菌。高危医疗器械是指穿过皮肤、黏膜进入人体无菌组织或器官的器械或与破损组织密切接触的用品，包括各种手术器械、注射器、穿刺器材、输液器、进入无菌体腔的各种内镜、导管等。最好采用高压蒸汽灭菌法，对不耐高温的物品，可采用高效的消毒剂，如环氧乙烷、戊二醛等。

（2）中度危险性物品的处理应选择高效或中效的消毒方法。这类物品仅和皮肤、黏膜相接触，而不进入无菌组织。如体温计、血压计袖带、压舌板、胃肠道内镜等。可采用煮沸、流动蒸汽、过氧乙酸、醇类和戊二醛浸泡等，但浸泡前必须彻底洗净。

（3）低度危险性物品，一般可用中效或低效消毒法，或清洁处理即可。这类物品仅直接或间接与健康皮肤接触，不接触黏膜，不进入组织，如床、椅、台面、墙、地面。但当传染病病原体污染时，必须针对被污染微生物的种类选用有效的消毒方法。

> **考点提示**
>
> 消毒、灭菌的概念；常用消毒灭菌法；消毒灭菌的护理运用。

3. 根据杀菌因子的特性选择
一般来说，医院至少使用中效消毒水平以上消毒剂，杀菌因子必须穿透进入微生物体内作用于其生命活性物质，使其失去活性。

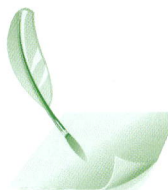

4. 根据物品污染微生物的种类和数量选取消毒灭菌方法和使用剂量。

知识链接

医院内常用的消毒方法

1. 医院环境的消毒　凡是没有被传染病患者接触过的医院环境，包括多数设备，只需彻底清洗，无须消毒。受到病原体污染时，可采用含氯消毒剂。

2. 空气消毒　最常用的是紫外线照射，无菌病房可使用高效过滤装置去除细菌和带菌尘埃，也可使用过氧乙酸和过氧化氢喷雾等。

3. 被服类消毒　一般被服均洗净后高温消毒，特殊污染的被服可采用环氧乙烷气体熏蒸灭菌。

4. 手和皮肤消毒　使用肥皂和流动的水经常并正确洗手是预防多种病原菌感染的有效方法。污染时可使用75%的乙醇、碘伏制剂等。

练习题

扫码"练一练"

一、A₁ 型题

1. 下列何种物质不宜用滤过法除菌
   A. 血液
   B. 血清
   C. 抗生素
   D. 维生素
   E. 支原体

2. 防止细菌污染培养基宜采用
   A. 消毒
   B. 灭菌
   C. 防腐
   D. 无菌操作
   E. 灭菌与无菌操作

3. 杀灭包括芽孢在内的微生物的方法称
   A. 防腐
   B. 无菌
   C. 消毒
   D. 灭菌
   E. 杀菌

4. 高压蒸汽灭菌法通常在 103.4kPa 时维持
   A. 5 分钟
   B. 10 分钟
   C. 15～20 分钟
   D. 30 分钟
   E. 60 分钟

5. 手术室、无菌室的空气消毒，常采用下列哪种方法
   A. 甲酚（来苏尔）喷洒
   B. 高锰酸钾液喷洒
   C. 70% 乙醇喷洒
   D. 苯酚喷洒
   E. 紫外线照射

6. 判断灭菌是否彻底的依据是
   A. 细菌繁殖体被完全杀死
   B. 细菌菌毛蛋白变性
   C. 芽孢被完全杀死
   D. 鞭毛蛋白被破坏
   E. 细菌的荚膜被破坏

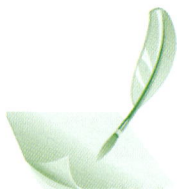

7. 外科敷料使用前宜采用的灭菌方法是

   A. 干烤　　　　　　　　　　　B. 紫外线照射

   C. 焚烧　　　　　　　　　　　D. 巴氏消毒法

   E. 高压蒸汽灭菌

8. 湿热灭菌法中效果最好的是

   A. 高压蒸汽灭菌法　　　　　　B. 流通蒸汽灭菌法

   C. 间歇蒸汽灭菌法　　　　　　D. 巴氏消毒法

   E. 煮沸法

9. 关于紫外线, 下述哪项不正确

   A. 能干扰 DNA 合成

   B. 消毒效果与作用时间有关

   C. 常用于空气、物品表面消毒

   D. 对眼和皮肤有刺激作用

   E. 穿透力强

10. 下列哪种方法不能杀死细菌芽孢

   A. 高压蒸汽灭菌法　　　　　　B. 间歇蒸汽灭菌法

   C. 流通蒸汽灭菌法　　　　　　D. 干烤法

   E. 焚烧法

二、简答题

1. 简述紫外线杀菌的机制及特点。

2. 试述影响消毒剂杀菌效果的因素。

3. 简述临床工作中选择消毒灭菌方法的原则。

（徐曼丽）

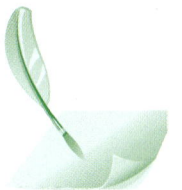

扫码"学一学"

第五单元

细菌的遗传与变异

要点导航

学习要点

1. 掌握：细菌的遗传变异在医学上的意义，细菌耐药性的防治原则。

2. 熟悉：细菌的遗传物质和变异现象。

3. 了解：细菌变异的机制。

技能要点

能辨认细菌的变异的类型。

遗传与变异是所有生物的共同生命特征。遗传是子代与亲代之间以及子代与子代之间的生物学性状相似的现象。遗传使细菌的性状保持相对稳定，且代代相传，使其种属得以保存。变异是子代与亲代之间以及子代与子代之间的生物学性状出现差异的现象。变异可使细菌产生新变种，变种的新特性靠遗传得以巩固，并使物种得以发展与进化。

细菌的变异分为遗传型与非遗传型变异，前者是细菌的遗传物质发生了改变；后者是细菌在一定的环境条件影响下产生的变异，其遗传物质未改变，亦称为表型变异。遗传型变异可稳定地遗传给后代。相反，表型变异易受到环境因素的影响，当环境中的影响因素去除后，变异的性状又可复原，表型变异不能遗传。

第一节　细菌的遗传物质

一、细菌染色体

细菌作为原核细胞型微生物，虽没有完整的核结构，但却有核区（或核质）。在电镜下观察，核区有盘旋堆积的 DNA。细菌染色体 DNA 与其他生物的相同，由互补的双链核苷酸组成，但不含有组蛋白，基因是连续的，无内含子。由于细菌核区 DNA 的功能与真核细胞染色体的功能相同，因此又称其为细菌染色体。

二、质粒

质粒是细菌染色体外的遗传物质，为存在于细胞质中的闭合环状双链 DNA。质粒的特性包括如下几项。

1. 质粒可携带遗传信息，并能自我复制，可决定细菌的某些特定的生物学特性，如细菌的致育性、耐药性、致病性、细菌素的产生等。

2. 质粒并非细菌生存所必不可少的遗传物质，因此质粒可以自行丢失与消除。质粒在

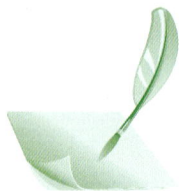

丢失或消除后，其所赋予细菌的性状亦随之消失。

3. 质粒可通过接合、转化或转导的方式在细菌间传递或转移。获得质粒的细菌可随之而获得一些生物学特性，如耐药性或产生细菌素的能力等。

4. 质粒有相容性与不相容性。在一个细菌细胞内可有几种质粒稳定共存，称为相容性；反之，称为不相容性。

目前已在很多种细菌中发现质粒。比较重要者有决定性菌毛的 F 质粒，也称为致育质粒；决定耐药性的 R 质粒以及决定产大肠埃希菌素的 col 质粒等。革兰阴性菌一般都带有质粒。某些革兰阳性菌如葡萄球菌也有质粒。

三、转座因子

细菌基因组中能改变自身位置的一段 DNA 序列称转座因子。转座因子包括插入序列、转座子等，它们通过位移改变细菌遗传物质的核苷酸序列，亦可影响插入点附近基因的表达。如转座子可将多种抗药性基因集中到一个质粒上，使宿主菌具有多重耐药性。

四、噬菌体

噬菌体是寄生于细菌、放线菌、螺旋体、真菌的病毒。其分布广泛，有严格的宿主特异性。噬菌体的形态包括微球形、细杆形和蝌蚪形，以蝌蚪形最多见。蝌蚪形分头部和尾部，蛋白质组成头部外壳及尾部，核酸存在于头部核心（图 5-1）。

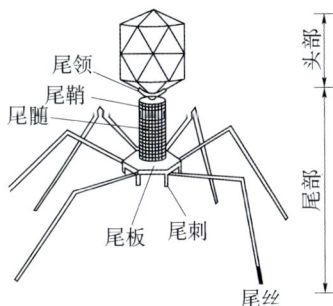

图 5-1 噬菌体形态结构模式图

扫码"看一看"

噬菌体可分为毒性噬菌体和温和噬菌体两种。在敏感菌中增殖，产生许多子代噬菌体，并裂解细菌的称为毒性噬菌体。有些噬菌体进入宿主菌，其基因组整合于宿主染色体中，并不引起细菌裂解，这种噬菌体称为温和噬菌体。整合在细菌染色体中的噬菌体基因称为原噬菌体，而带有噬菌体基因组的细菌称为溶原性细菌。处于溶原状态的细菌也可因某种原因打破溶原性周期而进入溶菌性周期（图 5-2）。

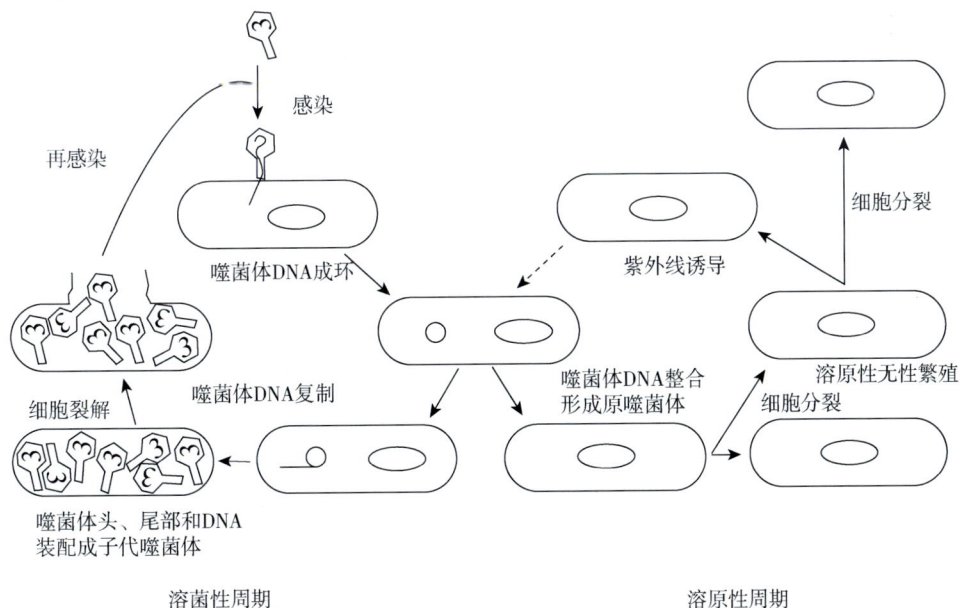

图 5-2 噬菌体溶菌性周期与溶原性周期示意图

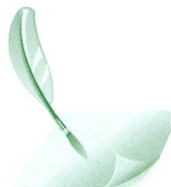

某些温和噬菌体携带的基因整合于细菌染色体上时，可导致细菌的基因型发生改变，进而导致性状改变，称为溶原性转换。例如，β-棒状杆菌噬菌体感染无毒的白喉棒状杆菌后，可发生溶原性转换，形成产生外毒素的白喉棒状杆菌。此外，溶血性链球菌产生红疹毒素的能力，亦可通过溶原性转换获得。

考点提示

质粒的概念及特性，噬菌体的概念及类型。

第二节　细菌的变异现象

一、形态结构的变异

细菌的大小和形态在不同的生长时期可不同，生长过程中受外界环境条件的影响也可发生变异。如鼠疫耶尔森菌在陈旧的培养物或含 30g/L NaCl 的培养基上，可由杆状变为多形态性，如球形、酵母样形、哑铃形等（图5-3）。细菌的一些特殊结构，如荚膜、芽孢、鞭毛等也可发生变异。有鞭毛的细菌变异后可失去鞭毛，称为 H-O 变异。若细菌变异失去荚膜，如肺炎链球菌，其毒力也相应降低。

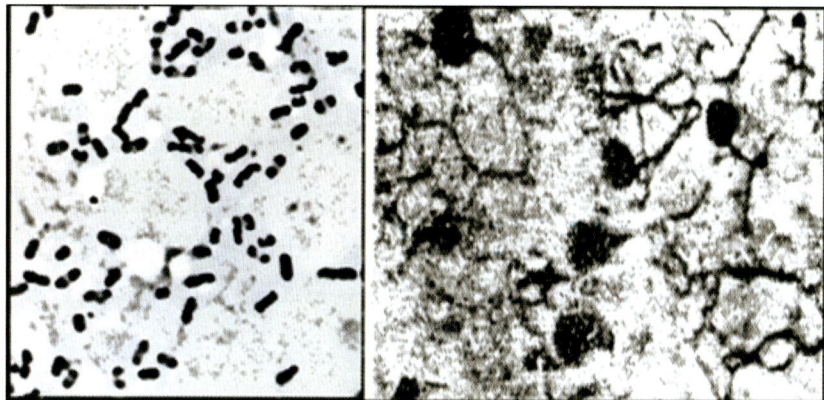

图5-3　鼠疫耶尔森菌形态变异前后对照图

有些细菌在青霉素、胆汁、抗体、补体和溶菌酶等因素影响下，细胞壁合成受阻，这些细胞壁受损的细菌在高渗环境下依然可以存活，称为细胞壁缺陷型细菌，因最早在 Lister 研究院被发现，故又称为 L 型细菌。L 型细菌无论其原为 G^+ 还是 G^-，形成 L 型后革兰染色多为阴性，呈高度多形态性，在含血清的高渗低琼脂培养基上能缓慢生长，形成中央厚而四周薄的"油煎蛋"样小菌落。但某些 L 型细菌仍有一定的致病性，能导致慢性感染，如尿路感染、心内膜炎、骨髓炎等，并常在使用作用于细胞壁的抗生素治疗过程中发生。

二、菌落变异

细菌的菌落主要有光滑（smooth，S）型和粗糙（rough，R）型两种。S 型菌落表面光滑、湿润、边缘整齐。细菌经人工培养多次传代后菌落表面变为粗糙、干燥，边缘不整，即从光滑型变为粗糙型，称为 S-R 变异。S-R 变异常见于肠道杆菌，该型变异是由于失去 LPS 的特异性多糖而引起的。变异时不仅菌落的特征发生改变，而且细菌的理化性状、免疫原性、酶活性及毒力等也发生改变。一般光滑型菌落的致病力强；而少数 R 型菌落致病力强，如结核分枝杆菌。

三、毒力变异

细菌的毒力变异包括毒力的增强和减弱。如无毒的白喉棒状杆菌常寄居在咽喉部，不致病；当它感染了 β－棒状杆菌噬菌体后变成溶原性细菌，则获得产生白喉毒素的能力，引起白喉。有毒菌株长期在人工培养基上传代培养，可使细菌的毒力减弱或消失。如卡－介（Calmette－Guérin）二氏曾将有毒的牛分枝杆菌在含有胆汁的甘油、马铃薯培养基上，经过 13 年，连续传 230 代，终于获得了一株毒力减弱但仍保持免疫原性的变异株，即卡介苗（BCG）。

四、耐药性变异

细菌对某种抗菌药物由敏感变成耐药的变异称耐药性变异。从抗生素广泛应用以来，细菌对抗生素耐药的不断增长是世界范围内的普遍趋势。耐青霉素金黄色葡萄球菌的菌株已从 1946 年的 14% 上升至目前的 80% 以上。有些细菌还表现为同时耐受多种抗菌药物，即多重耐药性（multiple resistance），甚至还有的细菌变异后产生对药物的依赖性，如痢疾志贺菌链霉素依赖株，离开链霉素则不能生长。

考点提示

细菌常见的变异现象。

第三节 遗传变异的机制

细菌的非遗传型变异是细菌在外界环境等因素影响下出现的暂时性变异，而遗传型变异是细菌基因结构发生改变所导致的。遗传型变异主要通过基因的突变、DNA 损伤后修复、基因的转移与重组等来实现。

一、基因的突变与损伤后修复

突变是细菌遗传物质的结构发生突然而稳定的改变，导致细菌性状的遗传型变异。突变往往是自发的、随机的、不定向的。自然状态下的突变率是很低的，人工诱导可提高细菌的突变率。若细菌 DNA 上核苷酸序列的改变仅为一个或几个碱基的置换、插入或丢失，出现的突变只影响到一个或几个基因，引起较少的性状变异，称为小突变或点突变；若涉及大段的 DNA 发生改变，称为大突变或染色体畸变。染色体畸变往往导致细菌的死亡。

DNA 损伤后的修复可以帮助细菌恢复正常的 DNA 序列，但修复本身可发生错误，从而导致细菌变异。

二、基因的转移与重组

与上述内在基因发生突变不同，外源性的遗传物质由供体菌转入某受体菌细胞内的过程称为基因转移。但仅有基因的转移尚不够，受体菌必须能容纳外源性基因。转移的基因与受体菌 DNA 整合在一起称为基因重组，可使受体菌获得供体菌的某些特性。外源性遗传物质包括供体菌染色体 DNA 片段、质粒 DNA 及噬菌体基因等。细菌的基因转移和重组可通过转化、接合、转导、溶原性转换和原生质体融合等方式进行。

1. 转化　转化是供体菌裂解游离的 DNA 片段被受体菌直接摄取，使受体菌获得新的性状。

2. 接合　接合是细菌通过性菌毛相互连接沟通，将遗传物质（主要是质粒 DNA）从供体菌转移给受体菌。

3. 转导　转导是以转导噬菌体为载体，将供体菌的一段 DNA 转移到受体菌内，使受体菌获得新的性状。根据转导基因片段的范围可分为普遍性转导和局限性转导。普遍性转导可提供供体菌染色体的任何部分；而局限性转导所转导的只限于供体菌染色体上特定的基因。

4. 溶原性转换和原生质体融合　溶原性转换是指温和噬菌体感染宿主细胞时，以原噬菌体的形式与宿主菌基因组整合，使其获得噬菌体基因编码的某些性状。而原生质体融合是指将两种不同的失去细胞壁的细菌（原生质体）进行彼此融合的过程。在此期间，细菌的染色体可发生基因交换和重组，从而获得不同表型的重组融合体。

第四节　细菌变异的应用

1. 在疾病的诊断、治疗与预防中的应用　变异细菌可失去典型特性，但其基因型不会发生很大改变。因此，在临床细菌学检查时，要注意细菌的变异现象。可采用分子生物学方法检测细菌的 DNA 片段，以协助诊断。在治疗上，为防止耐药菌株的扩散，提高抗菌药物的疗效，要注意合理使用抗生素，药物敏感试验是选择敏感药物的常用方法。同时，利用细菌变异原理可制备减毒活疫苗。而随着基因工程的发展，基因工程疫苗是目前较为理想的新型疫苗。

2. 测定致癌物质　肿瘤的发生一般认为是细胞内遗传物质发生了改变，使正常细胞变为转化细胞，因此凡能诱导细菌发生突变的物质都有可能是致癌物质。采用细菌为模板来筛选可疑致癌物是目前测定致癌物质最经济、快速的方法。

3. 基因工程方面的应用　基因工程是一种 DNA 体外重组技术。是在生物体外用人工的方法将目的基因重组于载体（噬菌体或质粒）上，通过载体将目的基因转移至受体细胞，使其表达出相应的目的基因的性状，产生大量目的基因编码的产

> **考点提示**
>
> 细菌变异在临床中的应用。

物。目前许多生物活性物质，如胰岛素、白细胞介素、生长激素、干扰素、凝血因子等均可通过这种方式大量生产。

第五节　细菌的耐药性

耐药性又称抗药性，系指细菌对于抗菌药物作用的相对抵抗性。耐药性往往用某药物对细菌的最小抑菌浓度（minimal inhibitory concentration，MIC）表示。若有效药物治疗剂量

在血清中的浓度大于 MIC 称为敏感，反之则为耐药。耐药性一旦产生，药物的作用就明显下降。随着抗生素的广泛使用，耐药菌株也日益增加，这已成为全球关注的问题。如何防控耐药菌是艰巨而亟待解决的课题。

一、细菌耐药机制

（一）细菌耐药性的遗传机制

根据其发生原因，细菌耐药性可分为天然耐药性和获得耐药性。自然界的某些细菌对某些抗菌药物天然不敏感即天然耐药性，也称为固有耐药性，其耐药基因来自于亲代，具有种属特异性。若由于细菌 DNA 改变导致其获得了耐药性表型则称为获得耐药性，其耐药基因来自于基因突变或获得新基因。获得耐药性往往表现为在原先对某种药物敏感的细菌群体中出现了耐药菌株。影响获得耐药性发生的因素有：药物的使用剂量、细菌耐药的自发突变率和耐药性基因的转移情况。

（二）细菌耐药性的生化机制

1. 钝化酶的产生　钝化酶是由耐药菌株合成的能破坏或灭活抗菌药物活性的某种酶。常见的钝化酶有 β–内酰胺酶、氨基糖苷类钝化酶、氯霉素乙酰转移酶和甲基化酶。

2. 药物作用的靶位发生变化　抗菌药物对细菌发挥作用的首要条件是细菌必须具备该药物的作用靶位。若细菌改变抗菌药物作用靶位的蛋白结构和数量，将使药物失去作用位点或亲和力降低，但细菌的生理功能正常。

3. 细胞壁通透性的改变和主动外排机制　细胞壁通透性改变会导致抗生素无法进入细菌内部，将严重影响其抗菌效力。而有些细菌在外膜上存在药物主动外排系统，会导致细菌多重耐药性的出现。

4. 其他　细菌也可通过改变自身代谢状态或增加代谢拮抗剂来获得耐药性。

知识链接

超级细菌

超级细菌是指临床上出现的多种耐药菌，如耐甲氧西林金黄色葡萄球菌（MRSA）、抗万古霉素肠球菌（VRE）、耐多药肺炎链球菌（MDRSP）、多重抗药性结核分枝杆菌（MDR–TB），以及碳青霉烯酶肺炎克雷伯菌（KPC）等。近年发现的"产 NDM–1 耐药细菌"与传统"超级细菌"相比，其耐药性已经不再是仅仅针对数种抗生素具有"多重耐药性"，而是对绝大多数抗生素均不敏感，这被称为"泛耐药性"（PDR）。这种新发现的"超级细菌"实际上是一种能产生碳青霉烯酶——新德里金属 β–内酰胺酶–1（NDM–1）的肠杆菌科细菌，产此酶的 NDM–1 基因（blaNDM–1）常见于大肠埃希菌、肺炎克雷伯菌及阴沟肠杆菌等，已在南亚发现高度耐药的感染病例，受到医学界高度重视。这种脱氧核糖核酸结构可以在同种甚至异种细菌之间"轻松"复制，故能轻易地从一种细菌"跳"到另一种上面。科学家担忧 NDM–1 跟危险性病毒结合，变成无法医治的人传人病毒，一旦在全球散播，抗生素作废的时期将拉开序幕，危害非同一般。

二、细菌耐药性的现状与防治

（一）细菌耐药性的现状

人类滥用抗生素导致细菌耐药，耐药菌在世界范围内广泛分布且传播很快。人类一旦感染耐药菌将会带来严重后果。美国每年因患耐药菌感染所致菌血症的有 250000 人，死亡

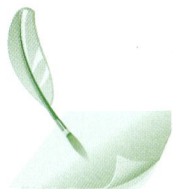

率为35%。美国国家科学院医学研究所的调查表明，美国每年用于对付耐药菌感染的治疗费用高达300亿美元。WHO已向全世界发出警报，耐药性的威胁正在逆转医学的进步，一些如咽喉炎、耳部感染、结核、疟疾等可治疾病正在变为不可治愈疾病的危险之中。

中国是世界上滥用抗生素最严重的国家之一。其中使用广谱抗生素和联合使用两种药物产生的耐药性已居世界首位。由于开发新型抗生素的速度远没有细菌耐药性产生的速度快，照此下去，有专家估计，中国可能率先进入"后抗生素时代"，即回到抗生素发现之前的黑暗时代，那绝对是一场重大灾难。所以，防治细菌耐药性刻不容缓。

（二）防治细菌耐药性的策略

1. 合理使用抗菌药物　实行抗菌药物控制，严格掌握适应证。患者用药前应及早确定致病菌，依据药物敏感试验结果用药。应选用尽量窄谱、针对性强的药物，用药疗程尽量缩短，避免滥用。可制定抗生素使用常规，作为临床选择药物的参照。

2. 严格执行消毒隔离制度　医院各科室要制定消毒隔离制度并严格执行，尽可能减少耐药菌的产生及耐药菌所致交叉感染。

3. 加强细菌耐药性监控，减少选择压力　医院应定期进行耐药菌检测，提高临床检测水平，全面、连续监测耐药变化，具备迅速、准确分离耐药菌的能力，及时发现并彻底消灭医院内出现的耐药菌。

4. 加强药政管理　加强抗生素监管，监测抗生素在生产、销售、临床治疗和食用动物饲养中的使用等环节，防止抗生素质量低劣以及滥用；制定抗菌药物的处方供应规定；根据细菌的耐药性，可停药或轮换使用抗生素。

> **考点提示**
>
> 细菌耐药性的概念及防治策略。

5. 研制新型抗菌药物及破坏细菌的耐药基因

寻找和研制具有有效抗菌活性，尤其是针对耐药菌有活性的新型抗菌药物，破坏细菌的耐药基因来恢复细菌对药物的敏感性都是防治细菌耐药性的重要措施。

练习题

扫码"练一练"

一、A₁型题

1. H-O变异属于
   - A. 毒力变异
   - B. 菌落变异
   - C. 鞭毛变异
   - D. 形态变异
   - E. 耐药性变异

2. 关于耐药性突变，下列叙述错误的是
   - A. 可以自然发生
   - B. 可以诱导发生
   - C. 具有相对稳定性
   - D. 可由噬菌体介导发生
   - E. 在接触抗生素之前已经发生

3. 细菌突变的发生是由于
   - A. 基因重组
   - B. 基因交换
   - C. 质粒丢失
   - D. 溶原性转换

E. 核质基因发生突然而稳定的结构改变

4. 溶原性转换

    A. 由 R 质粒参与   B. 由性菌毛介导

    C. 由毒性噬菌体参与   D. 由温和噬菌体参与

    E. 是受体菌直接摄取供体菌的 DNA 片段

5. 能产生外毒素的白喉棒状杆菌，是因为其有

    A. R 质粒   B. F 质粒

    C. Vi 质粒   D. col 质粒

    E. 原噬菌体

6. 细菌转导和溶原性转换的共同特点是

    A. 需质粒参与   B. 需性菌毛介导

    C. 需毒性噬菌体介导   D. 需温和噬菌体参与

    E. 供体菌与受体菌直接接触

7. 关于 R 质粒，下列叙述错误的是

    A. R 质粒是编码细菌耐药的基因

    B. 质粒为细菌不可缺失的必需结构

    C. F 质粒是编码细菌性菌毛的基因

    D. 质粒可从一个细菌转移至另一个细菌

    E. 一个细菌体内可存在几种质粒

8. 细菌的性菌毛

    A. 化学成分为多糖   B. 与细菌的运动有关

    C. 是接合时必要的结构   D. 是转导时必要的结构

    E. 是细菌吸附易感细胞的结构

9. 关于 L 型细菌的特性，下列哪项是错误的

    A. 呈多形态性

    B. 在固体培养基中形成"油煎蛋"样菌落

    C. 仍保留亲代特性

    D. 除去抑制物可以回复

    E. 分离 L 型细菌必须用高渗培养基

10. 携带 β‒棒状杆菌噬菌体的白喉棒状杆菌能产生白喉毒素，这种现象称为

    A. 转导   B. 转化

    C. 基因转换   D. 溶原性转换

    E. 以上都不是

二、简答题

1. 细菌常见的变异现象包括哪些？分别说明各种变异现象的意义。

2. 细菌获得外源基因的方式有哪些？举例说明。

3. 结合护理工作谈谈防治耐药菌的措施。

（徐曼丽）

扫码"学一学"

第六单元

细菌的感染与免疫

要点导航

学习要点

1. 掌握：细菌毒力的构成因素，固有免疫和适应性免疫的概念、特点，医院内感染的概念、特点，全身感染的类型。

2. 熟悉：细菌的致病性、感染等概念，机体抗菌免疫的组成及作用，感染的种类及类型。

3. 了解：半数致死量和半数感染量的概念，吞噬的过程，医院内感染的监测与控制。

技能要点

1. 能判断细菌的致病性，识别全身感染的类型。

2. 利用所学知识进行医院内感染的初步防治，对细菌感染的类型有一定的判断能力。

细菌侵入机体，与宿主细胞相互作用，引起宿主不同程度的病理变化过程称为感染。能够导致宿主感染的细菌称为致病菌或病原菌。致病菌进入机体在引起感染的同时，也激发宿主产生了一系列的免疫应答，两者力量的对比最终决定了感染的结局。

第一节　细菌的致病因素

细菌能感染宿主致病的能力称为致病性。不同种类的细菌由于生物学特性或感染对象的不同，其致病性也不一样。细菌致病性的强弱程度称为细菌的毒力，一般用半数感染量（median infective dose，ID_{50}）或半数致死量（median lethal dose，LD_{50}）来衡量，即在一定条件下能引起50%的组织培养细胞发生感染或50%的实验动物死亡所需的细菌数量或毒素剂量。细菌的致病因素除取决于毒力之外，还取决于细菌侵入的数量及侵入途径。

一、细菌的毒力

决定细菌毒力的物质基础是侵袭力和毒素。

（一）侵袭力

病原菌突破宿主的生理屏障进入机体，在体内定植、繁殖扩散的能力称为侵袭力。侵袭力主要是由与细菌定植、繁殖扩散有关的荚膜、黏附素、侵袭性物质和细菌生物被膜等构成的。

1. 荚膜　荚膜具有抗吞噬、抗杀菌的作用，能保护菌体，使其在宿主体内大量繁殖和扩散，形成了细菌的免疫逃避现象。有的细菌没有荚膜，但有位于细胞壁外层的功能与荚膜类似的结构，如 A 群链球菌的 M 蛋白、大肠埃希菌的 K 抗原、伤寒沙门菌的 Vi 抗原等，称为微荚膜。

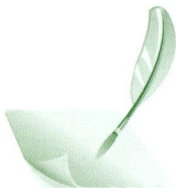

2. 黏附素　黏附素是细菌表面与黏附有关的蛋白质，可分为菌毛黏附素和非菌毛黏附素两类。由细菌菌毛分泌并存在于菌毛顶端的称为菌毛黏附素；而来自于细菌表面的其他组分，如革兰阳性菌的细胞壁和革兰阴性菌的外膜蛋白的称为非菌毛黏附素。不同的黏附素能与宿主细胞表面的相应黏附素受体特异性结合，与细菌的致病性密切相关（图6-1）。

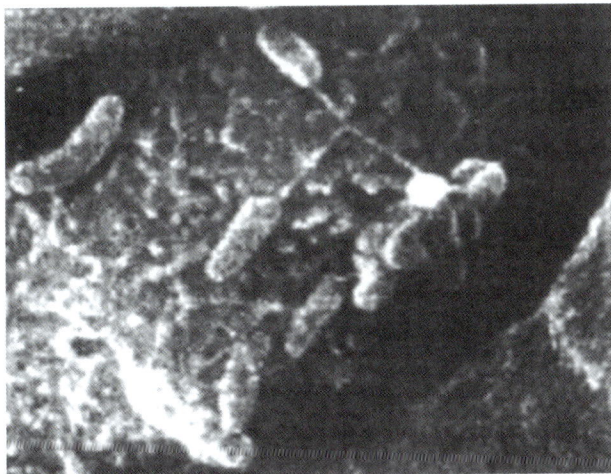

图 6-1　霍乱弧菌黏附于人回肠黏膜的 M 细胞（扫描电镜）

3. 侵袭性物质

（1）侵袭素　大部分细菌在黏附定植后，会形成侵袭性感染。由细菌的侵袭基因（*inv*基因）编码产生的蛋白质称为侵袭素。它能介导细菌侵入邻近的上皮细胞，以黏膜上皮细胞为主。

（2）侵袭性酶类　有的细菌可释放侵袭性酶，有利于病原菌抗吞噬并向周围组织扩散。如致病性葡萄球菌的凝固酶，能使血浆中的纤维蛋白原转变为纤维蛋白，包绕在菌体周围，起到抗吞噬、抗杀菌作用；A 群链球菌的透明质酸酶，能分解细胞间质的透明质酸，有利于细菌在机体内的扩散等。

4. 细菌生物被膜　细菌附着在某些材料表面后，细菌及其分泌的胞外多聚物（主要是胞外多糖）共同组成的呈膜状的细菌群体称为细菌生物被膜。被附着的材料可以是有生命的，如各种皮肤及黏膜上皮细胞；也可以是无生命的，如人工心脏瓣膜、人工关节、气管插管、导尿管等。与单个或混悬的游走细胞相比，细菌生物被膜不仅更有利于细菌的附着，而且更易于抵抗机体免疫系统的杀伤和抗生素的渗入。同时，被膜内的细菌之间更容易发生信号传递、耐药基因和毒力基因的转移，使其具有极强的多重耐药性，容易导致慢性难治性感染。生物被膜菌脱落后还可扩散到其他部位引起感染。铜绿假单胞菌和表皮葡萄球菌等极易形成细菌生物被膜，是引起感染的常见致病菌。

（二）毒素

根据毒素来源、性质和作用特点的不同，可分为外毒素和内毒素。

1. 外毒素　主要是由革兰阳性菌和少数革兰阴性菌合成并分泌到菌体外的毒性蛋白质。如革兰阳性菌中的肉毒梭菌、破伤风梭菌、金黄色葡萄球菌，革兰阴性菌中的痢疾志贺菌、霍乱弧菌等。其主要特性如下。

（1）化学成分大多是蛋白质，不耐热，如破伤风外毒素在60℃ 20分钟即可被破坏

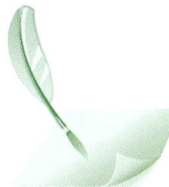

扫码"看一看"

（葡萄球菌肠毒素例外）。

（2）多数外毒素为 A－B 型分子结构，A 亚单位为活性亚单位，决定外毒素的毒性；B 亚单位无毒，为结合亚单位，与宿主靶细胞表面的特异性受体结合后介导 A 亚单位进入靶细胞。因此，外毒素分子结构的完整性是其致病的必要条件。

（3）毒性强，对组织器官具有高度的选择性。目前已知毒性最强的毒物就是肉毒梭菌产生的肉毒毒素，1mg 纯化的肉毒毒素可杀死 2 亿只小鼠，比氰化钾的毒性强 1 万倍。由于不同的外毒素对组织器官具有选择性，所以外毒素往往引起特殊的病变。根据外毒素对宿主细胞的选择性，可分为神经毒素、细胞毒素和肠毒素三大类（表 6－1）。

表 6－1　常见外毒素的种类及作用机制

类型	产生细菌	外毒素	所致疾病	作用机制	症状与体征
神经毒素	肉毒梭菌	肉毒毒素	肉毒中毒	抑制胆碱能运动神经元释放乙酰胆碱	肌肉松弛性麻痹
	破伤风梭菌	破伤风痉挛毒素	破伤风	阻断抑制性神经递质的释放	骨骼肌强直性痉挛
细胞毒素	白喉棒状杆菌	白喉毒素	白喉	抑制细胞蛋白质合成	肾上腺出血、心肌损伤、外周神经麻痹
	A 群链球菌	致热外毒素	猩红热	破坏毛细血管内皮细胞	猩红热皮疹
	金黄色葡萄球菌	表皮剥脱毒素	烫伤样皮肤综合征	表皮与真皮脱离	表皮剥脱性病变
		中毒性休克综合征毒素－I	中毒性休克综合征	增强对内毒素作用的敏感性	发热、皮疹、休克
肠毒素	霍乱弧菌	霍乱肠毒素	霍乱	激活肠黏膜腺苷酸环化酶，使细胞内 cAMP 水平增高	小肠上皮细胞内水分和钠离子大量丢失，出现严重的呕吐和腹泻
	肠产毒型大肠埃希菌	肠毒素	腹泻	耐热肠毒素使细胞内 cGMP 水平增高，不耐热肠毒素同霍乱肠毒素	同霍乱肠毒素
	金黄色葡萄球菌	肠毒素	食物中毒	作用于呕吐中枢	以呕吐为主，伴有腹泻
	产气荚膜梭菌	肠毒素	食物中毒	同霍乱肠毒素	呕吐、腹泻

（4）免疫原性强。用 0.3%～0.4%甲醛处理外毒素使其脱去毒性而保留免疫原性的生物制品称为类毒素。类毒素刺激机体可产生具有中和外毒素作用的抗毒素（抗体），可以预防相应的外毒素性疾病。

2. 内毒素　是革兰阴性菌细胞壁中的脂多糖（LPS）组分，只有在细菌死亡崩解后才释放出来。螺旋体、支原体、立克次体和衣原体也有类似的具有内毒素活性的 LPS。其主要特性如下。

（1）化学成分主要是脂多糖，对理化因素稳定，需加热 160℃ 2～4 小时或用强酸、强碱、强氧化剂煮沸 30 分钟才能被灭活。

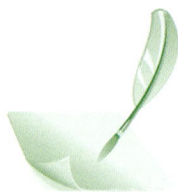

（2）毒性相对较弱，对组织器官无选择性，各种革兰阴性菌产生的内毒素的生物学作用基本相同，主要包括以下四种。

①发热反应：极微量（1~5ng/kg）内毒素就能使人体体温上升。这是因为内毒素作用于巨噬细胞和血管内皮细胞等，使之产生 IL-1、IL-6 和 TNF-β 等内源性致热原，作用于宿主下丘脑的体温调节中枢，机体出现发热反应。

②白细胞反应：内毒素初入血液，血循环中的中性粒细胞移动并黏附至组织毛细血管壁，导致其数量骤减。数小时后，LPS 诱生中性粒细胞释放因子刺激骨髓，导致大量中性粒细胞释放入血，使数量显著增多。但伤寒沙门菌内毒素感染时血循环中的白细胞数量始终减少，原因不明。

③内毒素血症与内毒素休克：当大量内毒素入血时，宿主机体出现内毒素血症。内毒素使小血管功能紊乱，引起微循环障碍，组织器官毛细血管灌注不足，严重时可出现以微循环障碍和低血压为特征的休克。

④弥散性血管内凝血（disseminated intravascular coagulation，DIC）：高浓度的内毒素可激活补体旁路途径，导致低血压、血管阻塞、血液灌注不足，活化凝血系统，引起 DIC。

直通护考

破伤风梭菌导致破伤风患者出现毒性症状的主要原因是破伤风梭菌能

A. 产生破伤风内毒素

B. 在血液中增殖

C. 刺激机体产生破伤风抗毒素

D. 产生破伤风外毒素

E. 产生破伤风类毒素

答案及分析：D 因为破伤风梭菌能在厌氧伤口局部增殖产生破伤风痉挛毒素，此毒素属于典型的外毒素，导致毒血症，使患者出现破伤风的典型症状。

（3）免疫原性弱，不能脱毒制成类毒素。

外毒素与内毒素的主要区别见表6-2。

表6-2 外毒素与内毒素的区别

区 别	外 毒 素	内 毒 素
来源	革兰阳性菌和少数革兰阴性菌，大多来自于活菌，少数崩解后释出	革兰阴性菌细胞壁成分，细菌裂解后释出
化学性质	蛋白质，不稳定，不耐热	脂多糖，稳定，耐热
毒性作用	强，对组织器官具有选择性，可引起特殊的临床表现	较弱，对组织无选择性，不同来源的内毒素引起相似的毒性效应，如发热、白细胞增多、内毒素血症与内毒素休克、DIC 等
免疫原性	强，刺激机体产生抗毒素，甲醛溶液脱毒制成类毒素	弱，刺激机体产生的中和抗体作用弱，不能制成类毒素

二、细菌的侵入数量

感染的发生，除了有一定毒力的细菌外，还需要细菌有足够的数量。所需细菌数量的

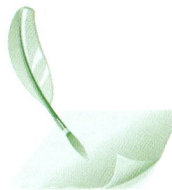

多少，取决于细菌毒力的强弱程度和宿主免疫力的高低。一般来说，细菌毒力越强，引起感染所需要的数量越少；反之，所需菌量越多。

三、细菌的侵入途径

有一定毒力和数量的细菌，还要有合适的侵入途径才能导致机体感染。各种致病菌都有其特定的侵入途径，这与细菌所需要的特定的生长环境条件有关。如痢疾志贺菌必须经口进入，而破伤风梭菌

> **考点提示**
>
> 细菌的致病性。

需要在厌氧伤口中增殖致病。个别致病菌可通过多途径侵入导致感染，如结核分枝杆菌和炭疽芽孢杆菌，它们可经呼吸道、消化道和皮肤黏膜伤口入侵引起相应器官的疾病。

第二节　机体的免疫防御

机体存在着较完善的免疫系统，该系统是由免疫器官、免疫细胞和免疫分子构成的。当病原微生物进入机体后，机体的免疫防御机制开始发挥效应。首先是固有免疫的抵御作用，经过 5~7 天后，机体产生了适应性免疫，适应性免疫在发挥效应的同时，对固有免疫有显著的增强作用，两者协同发挥杀灭致病菌的作用。

一、固有免疫

固有免疫又称非特异性免疫，亦称为先天性免疫，是人类在长期的种系发育进化过程中逐渐建立起来的天然防御功能。固有免疫受遗传控制，生来就有，反应迅速；作用范围比较广泛，无特异性；其免疫力不受相同抗原的刺激而增强，是抵抗致病菌入侵的"第一道防线"。

（一）屏障结构

1. 皮肤黏膜屏障　完整健康的皮肤和黏膜有阻挡和排除病原微生物的作用。同时，皮肤和黏膜可以分泌多种杀菌物质，如皮肤汗腺分泌的乳酸、皮脂腺分泌的脂肪酸、黏膜分泌的溶菌酶等。另外，寄居在皮肤黏膜上的正常菌群对致病菌也有生物拮抗作用。

2. 血-脑屏障　由软脑膜、脉络膜、脑毛细血管壁以及星形胶质细胞等共同组成。能阻挡病原体及其毒性代谢产物从血流进入脑组织或脑脊液，从而保护中枢神经系统。婴幼儿血-脑屏障发育不完善，故较成人更易出现中枢神经系统感染。

3. 胎盘屏障　由母体子宫内膜的底蜕膜和胎儿绒毛膜共同构成，能阻止母体内的病原体进入胎儿体内。但妊娠 3 个月内，由于胎盘屏障尚未发育完善，母体感染的病原体有可能通过胎盘侵入胎儿，导致胎儿畸形或死亡。由于药物也可能通过发育不完善的胎盘影响胎儿，因此在妊娠期间孕妇应尽量避免感染以及不用或少用副作用大的药物。

（二）吞噬细胞

致病菌一旦突破皮肤或黏膜屏障侵入机体，首先会遭遇吞噬细胞的吞噬作用。吞噬细胞可以分为两大类，一类是大吞噬细胞，即单核-吞噬细胞系统，包括血液中的单核细胞和组织器官中的巨噬细胞；另一类是小吞噬细胞，主要指的是血液中的中性粒细胞。

1. 吞噬杀伤过程

（1）趋化　在各种趋化因子，如补体的活化成分 C5a、C3a、C567，炎症组织分解产物以

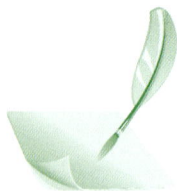

及某些细胞因子等的作用下，吞噬细胞穿过毛细血管壁定向聚集到局部炎症部位。

（2）黏附　吞噬细胞通过其表面受体与病原体接触，使病原体附着到吞噬细胞表面。

（3）吞入　吞噬细胞与较大的病原体结合后，接触部位的细胞膜内陷，同时伸出伪足包围细菌并将其摄入细胞内，形成吞噬体，称为吞噬。对于病毒等较小的病原微生物，吞噬细胞膜内陷形成胞饮体，将病毒等包裹在内，称为胞饮。

（4）杀灭与消化　吞噬体形成后，细胞内的溶酶体与之靠近并融合形成吞噬溶酶体，利用需氧和非需氧两大杀菌系统杀灭病原体，再进一步降解、消化，最后将不能消化的残渣排出细胞（图 6 - 2）。

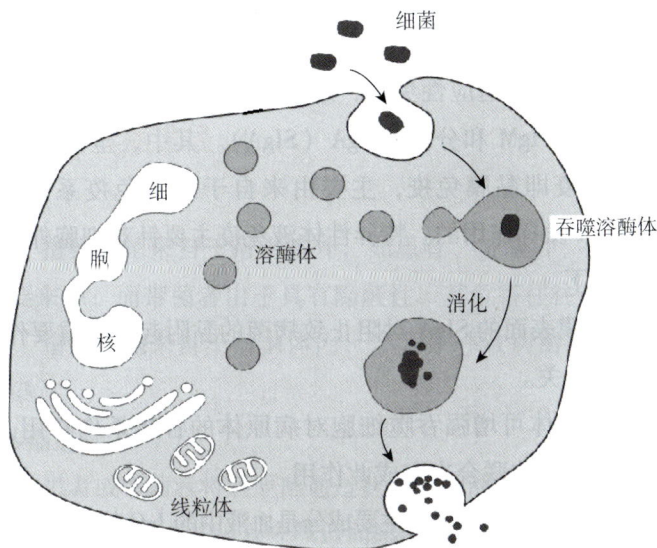

图 6 - 2　吞噬细胞对细菌的吞噬消化过程示意图

2. 吞噬的后果

（1）完全吞噬　吞噬细胞将病原体杀死、消化，并排出未消化的残渣，称为完全吞噬。如化脓性球菌被中性粒细胞吞噬后，一般 5 ~ 10 分钟被杀死，30 ~ 60 分钟被破坏。

（2）不完全吞噬　病原体在某些免疫力低下的机体中，只被吞噬不被杀死，称为不完全吞噬。主要见于某些胞内寄生菌（如结核分枝杆菌、嗜肺军团菌）或病毒。因为病原体在吞噬细胞内得到保护，所以此种吞噬对机体不利。有的病原体甚至可以在吞噬细胞内生长繁殖，导致吞噬细胞死亡；或随吞噬细胞的游走导致感染的扩散。

（3）组织损伤　吞噬细胞在吞噬过程中释放的多种蛋白水解酶能破坏邻近正常组织细胞，导致组织损伤和炎症反应。

（三）体液因素

机体正常组织和体液中存在着多种抗菌物质，可配合其他杀菌物质发挥作用。

1. 补体　是存在于正常体液中一组具有酶活性与免疫有关的球蛋白。可通过多条途径被激活而发挥抗感染免疫作用，是一种重要的天然防御机制。

2. 溶菌酶　是来源于吞噬细胞的一种碱性蛋白，广泛存在于血清、唾液、泪液、乳汁和黏膜分泌液中。可破坏革兰阳性菌的细胞壁肽聚糖，使细菌裂解。在特异性抗体参与下，对革兰阴性菌也有溶解作用。

3. 防御素　是存在于中性粒细胞嗜天青颗粒中的一类富含精氨酸的小分子多肽，主要

染者可占人群总数的90%甚至更多。

（二）显性感染

机体抗感染免疫力较弱，或侵入的致病菌数量较多、毒力较强，机体组织细胞受到不同程度的损害，导致生理功能也发生障碍，出现一系列临床症状和体征，称为显性感染。

1. 根据病情缓急，显性感染可分为急性感染和慢性感染。

（1）急性感染　发病急、病程短，一般是数日至数周，病愈后，宿主体内致病菌消失。如脑膜炎奈瑟菌、霍乱弧菌等。

（2）慢性感染　发病慢、病程长，常持续数月至数年。多见于胞内菌引起的感染，如结核分枝杆菌、麻风分枝杆菌等。

2. 根据感染部位，显性感染可分为局部感染和全身感染。

（1）局部感染　致病菌侵入机体，仅局限在一定部位生长繁殖引起病变。如化脓性球菌感染导致的疖、痈等。

（2）全身感染　致病菌或其毒性代谢产物向全身播散引起全身症状，多由胞外菌感染引起。常见的临床类型如下。

①毒血症：致病菌侵入机体，仅在侵入局部生长繁殖，细菌不入血，但其产生的外毒素入血，引起特殊的毒性症状。如白喉、破伤风等。

②内毒素血症：革兰阴性菌侵入血流，在其中生长繁殖，死亡崩解释放出大量内毒素；亦可因病灶内大量革兰阴性菌死亡释放内毒素入血所致。常见于严重的革兰阴性菌感染。

③菌血症：致病菌由局部侵入血流，但未在血流中生长繁殖，只是短暂地一过性通过血流到达适宜部位再繁殖致病。如伤寒早期的菌血症。

④败血症：致病菌侵入血流，在血流中生长繁殖产生毒性代谢产物，引起全身中毒症状，如高热、脾大、皮肤黏膜瘀斑等。如鼠疫耶尔森菌等可引起败血症。

知识链接

新生儿败血症——新生儿的头号杀手

新生儿败血症的发生率占活产婴儿的1‰～10‰，早产婴儿发病率更高。其症状常不典型，缺乏特异性。最常见的表现是呼吸窘迫，其严重程度不一；其次可见拒奶、呕吐、腹胀、体温不升、黄疸加重或退而复现、肝脾大、体重不增、出血及精神萎靡等。新生儿败血症的发病原因较复杂，常见的病原菌包括大肠埃希菌、金黄色葡萄球菌、表皮葡萄球菌、克雷伯菌、B族链球菌等。其感染途径有宫内感染、产时感染和产后感染，以产后感染多见，脐部是细菌最容易入侵的部位。新生儿败血症最常见的并发症是化脓性脑膜炎，其次是肺炎。及早使用抗生素是治疗新生儿败血症的有效方法。

---

⑤脓毒血症：化脓性细菌侵入血流，在其中大量繁殖，并随血流扩散至其他组织器官，引起新的化脓性病灶。如金黄色葡萄球菌的脓毒血症，常引起多发性肝脓肿、肾脓肿等。

（三）带菌状态

机体在显性或隐性感染后，致病菌并未立即消失，而是在体内继续存留一段时间，与机体的免疫力处于相对平衡状态，称为带菌状态。处于带菌状

考点提示

全身感染的类型。

态的人称为带菌者。带菌者没有临床症状但可经常或间歇性排出致病菌，是感染性疾病的重要传染源。如伤寒、白喉等病后的带菌者。

第四节　医院内感染

医院内感染是伴随医院建立出现的新问题，也是医院面临的突出的公共卫生问题之一。医院内感染加重了患者和国家的负担，影响了医疗质量，因此，对医院内感染的监测、预防与控制，有着重要的临床实际意义。

一、医院内感染的特点

医院内感染又称医院获得性感染或医院感染，是指发生在医院内的感染，主要指的是患者在住院期间获得的感染以及医务工作者在医院内获得的感染。患者在入院前已发生的感染或处于感染的潜伏期，不属于医院内感染。根据感染的来源不同，医院内感染可分为外源性感染、内源性感染和医源性感染三类。医院内感染的基本特点如下。

（1）感染发生的地点必须在医院内。

（2）感染的对象是在医院内活动的所有人群，但主要是住院患者。

（3）感染发生的时间限定在患者住院期间和出院后不久。

（4）感染来源以内源性感染为主，亦称自身感染；外源性感染较少见，可分为交叉感染和环境感染。

（5）传播途径以密切接触为主，尤其是各种侵入性诊疗技术。还包括空气传播、媒介物传播和昆虫传播。

（6）病原体主要为机会致病性微生物，常具有耐药性，其适应能力强，常发生种类的变迁。引起医院内感染的病原体以细菌为主，尤其是革兰阴性杆菌。还包括病毒、真菌、支原体、衣原体和原虫等。

二、医院内感染的危险因素

医院是患者聚集的地方，也是各种病原体相对集中的场所。患者免疫力低下、消毒灭菌不严格、耐药菌株的增多等都是医院内感染发生的重要原因。医院内感染发生的危险因素如下。

（一）易感对象

老年人和婴幼儿容易发生医院内感染；原有基础性疾病导致免疫功能低下的人也是医院内感染的易感人群。

（二）诊疗技术

器官移植、血液透析、腹膜透析等诊疗技术容易导致医院内感染。这种患者往往有基础性疾病且免疫功能低下。

（三）侵入性（介入性）检查与治疗

支气管镜、胃镜等侵入性检查是引起医院内感染的危险因素。它们一方面破坏了黏膜屏障，另一方面因器械消毒灭菌不严格易将污染的微生物带入检查部位而导致感染。气管插管、大静脉插管、引流管、留置导尿管以及人工瓣膜置换等侵入性治疗容易为细菌提供

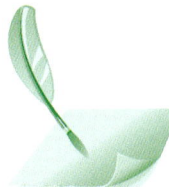

黏附界面，使细菌形成生物被膜，从而在临床上导致慢性或反复感染。

（四）其他危险因素

长时间使用肾上腺皮质激素、使用放射治疗和化学治疗、滥用抗生素、进行外科手术、各种引流、住院时间过长等，均是医院内感染的危险因素。

三、医院内感染的防治

易感人群、环境及病原微生物是导致医院内感染发生的主要因素，控制医院内感染的危险因素是预防和控制医院内感染最有效和最重要的措施。为了做好医院内感染的防治工作，应该做到如下几点。

1. 建立相应的医院内感染的管理机构　制定相关规章制度，加强对医护人员的培训教育。

2. 严格消毒灭菌　在医院的诊疗过程中，必须严格执行无菌操作技术。对进入人体无菌部位的医疗用品必须灭菌；对接触皮肤黏膜的器械和物品必须消毒；对污染的医疗器材必须先消毒后清洗，再消毒或灭菌。强调医护人员要经常洗手，注意手部皮肤的清洁和消毒；对消毒灭菌的效果要进行监测。

3. 做好隔离预防　切断感染的传播途径是进行医院内感染隔离预防最重要的措施，同时要考虑病原微生物的种类和宿主的特点。

> **考点提示**
>
> 医院内感染的概念、分类及危险因素。

另外，要注意合理使用抗菌药物，对医院重点部门，如重症监护室、急诊室、婴儿室、手术室、供应室、治疗室等要密切监测和预报。一次性使用的医用器具和医院污物要进行规范化管理和毁坏处理。

练习题

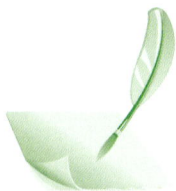

扫码"练一练"

一、A$_1$型题

1. 与细菌致病性无关的结构是
   A. 荚膜 　　　　　 B. 菌毛 　　　　　 C. 异染颗粒
   D. 脂多糖 　　　　 E. 磷壁酸

2. 具有黏附作用的细菌结构是
   A. 鞭毛 　　　　　 B. 普通菌毛 　　　 C. 荚膜
   D. 性菌毛 　　　　 E. 芽孢

3. 细菌内毒素的主要成分是
   A. 脂多糖 　　　　 B. 肽聚糖 　　　　 C. O 抗原
   D. 荚膜多糖 　　　 E. H 抗原

4. 类毒素是
   A. 抗毒素经甲醛处理后的物质
   B. 内毒素经甲醛处理后脱毒而保持免疫原性的物质
   C. 外毒素经甲醛处理后脱毒而保持免疫原性的物质
   D. 细菌经甲醛处理后的物质

E. 外毒素经甲醛处理后脱毒并改变了免疫原性的物质

5. 病原菌侵入机体后，只在侵入部位生长繁殖，不侵入血流的是

    A. 毒血症   B. 内毒素血症   C. 菌血症

    D. 败血症   E. 脓血症

6. 下列不属于固有免疫的特点的是

    A. 作用无特异性

    B. 经遗传获得

    C. 有种间差异

    D. 相同抗原再刺激免疫力可增强

    E. 与生俱来

7. 婴幼儿较成年人更易发生中枢神经系统感染的原因是

    A. 婴幼儿体质弱

    B. 婴幼儿血脑屏障尚未发育完善

    C. 病原体容易入侵婴幼儿

    D. 婴幼儿缺乏 SIgA

    E. 婴幼儿产生的 IgG 较少

8. 能导致菌血症的是

    A. 伤寒沙门菌   B. 破伤风梭菌

    C. 白喉棒状杆菌   D. 肉毒梭菌

    E. 金黄色葡萄球菌

9. 关于医院内感染，下列说法正确的是

    A. 医院内感染的主要对象是医务工作者

    B. 患者出院后不久所发生的感染都属于医院内感染

    C. 医院内感染来源以内源性感染多见

    D. 医院内感染的病原体最多见的是病毒

    E. 女性是医院内感染的易感人群

10. 带菌者是指

    A. 病原菌潜伏在体内，不向外排菌者

    B. 体内带有正常菌群者

    C. 体内带有条件致病菌者

    D. 显性或隐性感染后，体内病原菌未被彻底清除，又不断向体外排菌者

    E. 感染后，临床症状明显，并可传染他人者

二、简答题

1. 细菌的致病因素包括哪些？

2. 外毒素与内毒素有什么区别？

3. 什么是感染？全身感染有哪几种类型？

（徐曼丽）

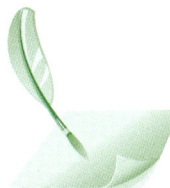

球 菌 ◀●●

要点导航

学习要点

1. 掌握：化脓性球菌的形态及染色性，化脓性球菌的感染途径、致病物质、所致疾病及防治原则。
2. 熟悉：葡萄球菌、链球菌的分类。
3. 了解：抗链球菌溶血素 O 试验。

技能要点

能运用所学知识解释临床常见的病原性球菌的致病性并进行相关疾病的防治。

　　球菌（coccus）是细菌中的一大类，种类繁多，大多为非致病性球菌，少数对人有致病作用的称为病原性球菌。因病原性球菌能引起化脓性炎症，故又称化脓性球菌（pyogenic coccus）。根据革兰染色结果的不同，球菌分成革兰阳性球菌和革兰阴性球菌两类。前者包括葡萄球菌、链球菌等，后者包括脑膜炎奈瑟菌、淋病奈瑟菌等。

第一节　葡萄球菌属

　　葡萄球菌属（Staphylococcus）是一群革兰阳性球菌，因常堆聚成葡萄串状，故名。多数为非致病菌，少数可致病，一般人群鼻咽部带菌率为 20% ~ 50%，医务人员可高达 70%。葡萄球菌是最常见的化脓性球菌，是医院交叉感染的重要来源。

一、生物学性状

（一）形态与染色

　　球形或稍呈椭圆形，直径 0.4 ~ 1.2μm，排列不规则，常聚集成葡萄串状（图 7 – 1）。在脓汁或液体培养基中，可呈双球或短链状排列。葡萄球菌无鞭毛，不能运动。无芽孢，除少数菌株外一般不形成荚膜。易被常用的碱性染料着色，革兰染色为阳性。

（二）培养特性与生化反应

　　营养要求不高，在普通培养基上生长良好；在含有血液和葡萄糖的培养基中生长更佳，需氧或兼性厌氧。最适温度为 37℃，最适 pH 为 7.4。在肉汤培养基中培养 24 小时后呈均匀浑浊生长，在普通琼脂平板上形成直径约 2mm、圆形、凸起、边缘整齐、表面光滑、湿润、不透明的菌落。不同菌种的菌株产生不同的脂溶性色素，如金黄色、白色、柠檬色。在血琼脂平板上菌落较大，有的菌株菌落周围形成完全透明的溶血环（又称 β 溶血）。溶血性菌株大多具有致病性。

　　触酶试验阳性，多数葡萄球菌能分解葡萄糖、麦芽糖和蔗糖，产酸不产气。致病性菌

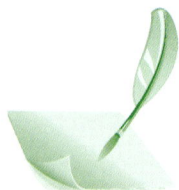

株能分解甘露醇。

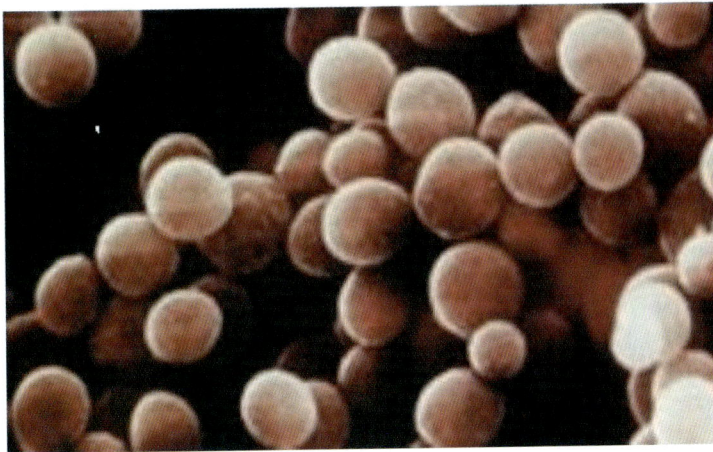

图 7-1 葡萄球菌属扫描电镜图

（二）抗原构造

葡萄球菌抗原种类多，结构复杂，已发现的在 30 种以上，其中以葡萄球菌 A 蛋白较为重要。

1. 葡萄球菌 A 蛋白 90% 以上金黄色葡萄球菌存在葡萄球菌 A 抗原（staphylococcal protein A，SPA）。SPA 是细菌细胞壁的一种表面蛋白，与细胞壁肽聚糖通过共价键结合，是完全抗原，具有属特异性。它与人及多种哺乳动物血清中的 IgG 的 Fc 段非特异性结合后，IgG 的 Fab 段仍保留能与相应的抗原特异性结合的性能，因而可用含 SPA 的葡萄球菌作为载体，结合特异性抗体，进行协同凝集试验，以辅助诊断多种病原体感染。在体内，SPA 具有抗吞噬、损伤血小板、促细胞分裂和引起超敏反应等多种生物学活性。

2. 多糖抗原 具有群特异性，存在于细胞壁，化学组成上是磷壁酸中的葡糖胺核糖醇或甘油残基。检测其刺激机体产生的相应抗体，有助于诊断全身性葡萄球菌感染。

3. 荚膜抗原 宿主体内大多数金黄色葡萄球菌表面有荚膜抗原的存在，它有利于细菌黏附到细胞或生物合成材料（如生物性瓣膜、导管等）表面。

（四）分类

1. 根据产生的色素和生化反应不同，可将葡萄球菌分为金黄色葡萄球菌、表皮葡萄球菌和腐生葡萄球菌 3 种，其主要生物学性状如表 7-1 所示。其中致病力最强的是金黄色葡萄球菌。

2. 根据是否能产生凝固酶可将葡萄球菌分为凝固酶阳性菌株和凝固酶阴性菌株两大类。

表 7-1 3 种葡萄球菌的主要生物学性状

生物学性状	金黄色葡萄球菌	表皮葡萄球菌	腐生葡萄球菌
菌落色素	金黄色	白色	白色或柠檬色
发酵甘露醇	+	-	-
血浆凝固酶	+	-	-
α 溶血素	+	-	-
耐热核酸酶	+	-	-
SPA	+	-	-
致病性	强	弱	无

（五）抵抗力

葡萄球菌对外界理化因素的抵抗力是无芽孢细菌中最强的。耐干燥，在干燥的脓液或痰液中可存活 2~3 个月；耐热，加热 60℃ 1 小时或 80℃ 30 分钟才能将其杀死；耐盐，在含有 10%~15% NaCl 培养基中仍能生长，故可用高盐培养基分离菌种。对甲紫等染料敏感，常用 2%~4% 的甲紫治疗皮肤黏膜的感染。对青霉素、红霉素、金霉素和庆大霉素等敏感，但易产生耐药性。近年来对青霉素的耐药菌株高达 90% 以上，尤其耐甲氧西林金黄色葡萄球菌（methicillin‐resistant *S. aureus*，MRSA）是目前医院内感染最常见的病原菌。

二、致病性与免疫性

（一）致病物质

1. 血浆凝固酶　大多数致病菌株产生的能使含有抗凝剂的人或兔血浆发生凝固的酶类物质，常作为鉴别葡萄球菌有无致病性的重要标志。凝固酶可分为两种：游离凝固酶和结合凝固酶。前者是分泌到菌体外的一种蛋白质，受人或兔血浆中协同因子的激活而成为凝血酶样物质，使液态的纤维蛋白原转化为固态纤维蛋白，导致血浆凝固；后者结合于菌体表面不释放，是纤维蛋白原受体。

凝固酶与葡萄球菌的致病性密切相关。凝固酶使血液或血浆中的纤维蛋白沉积于菌体表面，阻碍体内吞噬细胞的吞噬，保护病菌免受杀菌物质的破坏，有利于细菌在体内繁殖。葡萄球菌引起的感染易于局限化和形成血栓，也与凝固酶的生成有关。

2. 葡萄球菌溶血素　是一种外毒素，化学成分为蛋白质，分为 α、β、γ、δ、ε 五型，对人类致病的主要是 α 溶血素。除能溶解多种哺乳动物的红细胞外，它还能使小血管收缩，导致局部缺血和坏死，并能杀死白细胞、血小板、成纤维细胞、肝细胞等。α 溶血素具有良好的免疫原性，经甲醛处理可制成类毒素。

3. 杀白细胞素　能损伤人和动物的中性粒细胞和巨噬细胞，增强细菌侵袭力。杀白细胞素有抗原性，不耐热，产生的抗体能阻止葡萄球菌感染的复发。

4. 肠毒素　从临床分离的金黄色葡萄球菌，约 1/3 产生肠毒素，已确定的有 9 个血清型。肠毒素是一种可溶性蛋白质，耐热，经 100℃ 煮沸 30 分钟不被破坏，也不受胰蛋白酶的影响。肠毒素可刺激呕吐中枢，引起以呕吐为主要表现的急性胃肠炎即食物中毒。

扫码"看一看"

知识链接

食 物 中 毒

摄入含生物性、化学性有毒、有害物质的食品或把有毒、有害物质当作食品摄入后所出现的非传染性急性、亚急性疾病称为食物中毒。食物中毒的潜伏期短，集体暴发多见，大多表现为急性胃肠道症状，如恶心、呕吐、腹痛、腹泻。食物中毒与某种食物的摄入有明确关系，且人与人之间无直接传染。常见的食物中毒有细菌性食物中毒、真菌性食物中毒、化学性食物中毒和有毒动植物食物中毒。加强食品监管，彻底杀死病原体，破坏毒素是预防细菌性食物中毒的主要措施。

5. 表皮剥脱毒素　又称表皮溶解毒素，是一种蛋白质，主要引起新生儿和婴幼儿烫伤样皮肤综合征（即剥脱样皮炎）。具有抗原性，可被甲醛脱毒成类毒素。

6. 中毒性休克综合征毒素‐Ⅰ（toxic shock syndrome toxin‐1，TSST‐Ⅰ）　引起

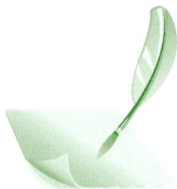

中毒性休克综合征（TSS）。属于外毒素，可引起机体发热、休克和脱屑性皮炎。能增加机体对内毒素的敏感性，引起机体多器官功能紊乱，导致 TSS 出现。

（二）所致疾病

葡萄球菌所致人类疾病有侵袭性和毒素性两种类型。

1. 侵袭性疾病　主要引起化脓性感染。葡萄球菌可通过多种途径侵入机体，导致皮肤或器官的多种感染，甚至败血症。

（1）皮肤软组织感染　主要有疖、痈、毛囊炎、甲沟炎、睑腺炎（麦粒肿）、伤口化脓等。脓汁黄而黏稠，病灶多局限，与周围组织界限明显。

（2）内脏器官感染　如肺炎、中耳炎、脑膜炎、心包炎、心内膜炎等。

（3）全身感染　若皮肤原发化脓灶受到外力挤压，或机体抵抗力下降，则会引起败血症、脓血症等。

2. 毒素性疾病　由金黄色葡萄球菌产生的有关外毒素引起。

（1）食物中毒　摄入含肠毒素食物后 1～6 小时即可发病，患者以呕吐为主要症状，继而出现腹痛、腹泻等急性胃肠炎症状，即食物中毒，大多数患者于 1～2 天内恢复，少数严重者可发生虚脱或休克。该菌引起的食物中毒是夏秋季节常见的胃肠道疾病。

（2）烫伤样皮肤综合征　由产生表皮剥脱毒素的金黄色葡萄球菌引起，多见于新生儿、幼儿和免疫功能低下的成人。皮肤上先出现红斑，1～2 天表皮起皱，继而形成水疱，最后至表皮大片脱落，死亡率较高。

（3）中毒性休克综合征（TSS）　多由 TSST－Ⅰ引起，病死率高，多见于月经期使用阴道塞的女性。主要表现为突然高热、低血压、红斑皮疹伴脱屑，半数以上患者有呕吐、腹泻，严重的患者还出现心力衰竭、肾衰竭，甚至可发生休克。

滥用抗生素引起的假膜性肠炎原认为是由金黄色葡萄球菌引起的菌群失调症，现认为金黄色葡萄球菌仅为协同菌，其主要致病菌是艰难梭菌。

（三）免疫性

人类对致病性葡萄球菌有一定的天然免疫力。患病后所获免疫力不强，难以防止再次感染。

三、微生物学检查

不同病型采集不同标本，如脓液、血液、脑脊液、尿液、可疑食物、呕吐物及粪便等。

（一）直接涂片镜检

取标本涂片，革兰氏染色后镜检，根据细菌形态，排列和染色性可做出初步诊断。

（二）分离培养与鉴定

将标本接种于血琼脂平板，37℃培养 18 小时，选择典型菌落做鉴定。致病性葡萄球菌的主要特点：凝固酶产生阳性，金黄色色素，发酵甘露醇及血平板上有溶血现象。

（三）动物实验

对食物中毒患者取呕吐物、粪便或剩余食物接种于肉汤培养基培养后，取滤液给幼猫腹腔注射。若 4 小时后动物出现呕吐、腹泻及体温升高等现象则提示可能有肠毒素。

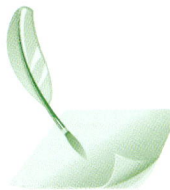

凝固酶阴性葡萄球菌

凝固酶阴性葡萄球菌（coagulase negative staphylococcus，CNS）现已成为医源性感染常见的病原菌。在条件致病菌所致的感染中仅次于大肠埃希菌。常见的感染包括泌尿系统感染、细菌性心内膜炎、败血症、术后感染及植入医用器械引起的感染。选择对 CNS 敏感的消毒剂，控制医院内感染，根据药物敏感试验选择敏感抗生素是防治 CNS 感染的重要措施。

四、防治原则

注意个人卫生、消毒隔离和防止医源性感染是防治葡萄球菌感染的主要措施。要及时消毒处理皮肤创口；皮肤有化脓感染者不宜从事食品制作或饮食行业，以防食物中毒；对反复发作的顽固性疖疮，可采用自身菌苗疗法；同时根据药物敏感试验规范用药，防止耐药菌株产生。

> **考点提示**
>
> 葡萄球菌的致病性。

第二节 链球菌属

一、链球菌

链球菌属（*Streptococcus*）是化脓性球菌的另一类常见的细菌，广泛分布于自然界和人体鼻咽部、胃肠道等处，大多数为人体正常菌群，少数为致病菌，主要引起人类各种化脓性炎症，还可引起肺炎、猩红热等重要疾病。

（一）生物学性状

1. 形态与染色 革兰阳性球菌，直径 $0.5 \sim 1.0 \mu m$，呈链状排列（图 7-2）。在液体培养基中形成长链，固体培养基上为短链。培养早期出现透明质酸荚膜，随着培养时间的延长，细菌自身可产生透明质酸酶，使得荚膜消失。无芽孢，无鞭毛，有菌毛样结构，含型特异的 M 蛋白。

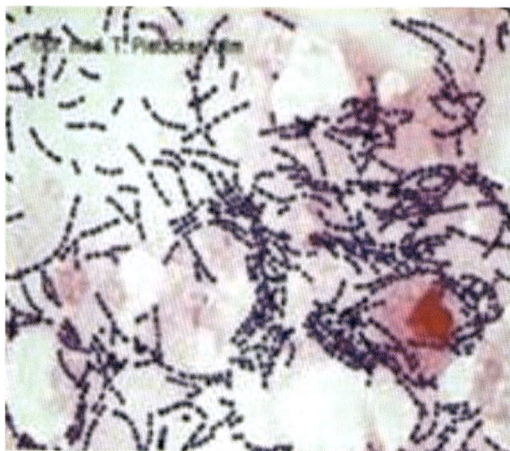

图 7-2 链球菌显微镜下图

2. 培养特性 兼性厌氧，营养要求较高。在含有血液、血清、葡萄糖的培养基上生长良好。在血琼脂平板上形成灰白色、表面光滑、边缘整齐、透明或半透明、凸起的细小菌落，直径 1～2mm。不同菌株有不同溶血现象。链球菌一般不分解菊糖，不被胆汁溶解。这两种特性可用来鉴别甲型溶血性链球菌和肺炎链球菌。

3. 分类

（1）根据对红细胞的溶血能力不同，分为三型。

①甲型溶血性链球菌：菌落周围有 1～2mm 宽的草绿色溶血环，称甲型溶血或 α 溶血。这类链球菌亦称草绿色链球菌。α 溶血环中的红细胞并未完全溶解，此草绿色物质可能是细菌产生的过氧化氢使血红蛋白氧化成正铁血红蛋白所致。甲型溶血性链球菌多为条件致病菌。

②乙型溶血性链球菌：菌落周围形成一个 2～4mm 宽、界限分明、完全透明的溶血环，称乙型溶血或 β 溶血。β 溶血环中的红细胞完全溶解，此类链球菌又称 β 溶血性链球菌，致病力强。

③丙型链球菌：菌落周围无溶血环，又称不溶血性链球菌，一般不致病，常存在于乳类和粪便中。

（2）根据抗原结构分类 链球菌有多种抗原，根据细胞壁中多糖抗原不同，可将链球菌分为 A～H、K～V 20 个血清群。对人致病的链球菌菌株90%属于 A 群，且多数呈现乙型溶血。同一群的链球菌又可分为若干型。

（3）根据对氧需求不同分类 可分为需氧性、兼性厌氧性和专性厌氧性三类链球菌。对人致病的主要是前两类，厌氧性链球菌是口腔、消化道、泌尿生殖道的正常菌群，为条件致病菌。

4. 抵抗力 不强，60℃ 30 分钟可杀死大部分链球菌。对一般消毒剂敏感，在干燥尘埃中可存活数月，对青霉素、红霉素、磺胺、氯霉素、四环素等均敏感，很少发现耐药菌株。

（二）致病性

1. 致病物质 A 群链球菌致病力最强，除胞壁成分外，可产生多种侵袭性酶和外毒素。

（1）胞壁成分

①黏附素：包括脂磷壁酸（lipoteichoic acid，LTA）与 F 蛋白。它们与细胞膜有高度的亲和力，决定链球菌在机体皮肤和呼吸道黏膜等表面的定植。

②M 蛋白：是链球菌细胞壁中的蛋白质组分，是其主要致病因素，具有抗吞噬和抗杀菌的能力。M 蛋白有抗原性，刺激机体产生型特异性抗体，并与超敏反应性疾病有关。

（2）侵袭性酶

①透明质酸酶：能分解细胞间质的透明质酸，使病菌易于在组织中扩散。又称为扩散因子。

②链激酶（streptokinase，SK）：又称链球菌溶纤维蛋白酶，能激活血液中的纤维蛋白酶原转化为纤维蛋白酶，故可溶解血块或阻止血浆凝固，有利于细菌在组织中的扩散。

③链道酶（streptodornase，SD）：又名 DNA 酶。主要由 A、C、G 群链球菌产生。此酶能分解黏稠脓液中具有高度黏性的 DNA，使脓液稀薄，易于病菌扩散。

（3）外毒素

①链球菌溶血素：有溶解红细胞、杀死白细胞及血小板的作用，主要有链球菌溶血素

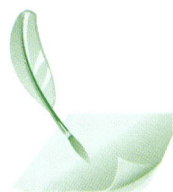

O 和链球菌溶血素 S 两种。

链球菌溶血素 O（streptolysin O，SLO）对氧敏感，能破坏白细胞、血小板、心肌细胞、巨噬细胞和神经细胞。抗原性强，感染后 2～3 周，85%～90% 以上患者产生 SLO 抗体，可持续到病愈后数月至 1 年。临床上测定患者血清中的 SLO 抗体含量的试验，称抗链球菌溶血素 O 试验，可作为链球菌新近感染或风湿热及其活动性的辅助诊断指标。

链球菌溶血素 S（streptolysin S，SLS）是一种小分子的糖肽，无抗原性，对氧稳定。血平板所见透明溶血是由 SLS 所引起的，能破坏白细胞和多种组织细胞。

②致热外毒素：又称红疹毒素或猩红热毒素，是人类猩红热的主要致病物质。对机体具有致热作用和细胞毒作用，引起发热和红疹。该毒素对热稳定，抗原性强，可刺激机体产生抗毒素。

直通护考

1. 猩红热的病原体是

A. 草绿色链球菌　　　　　　　B. 金黄色葡萄球菌

C. 表皮葡萄球菌　　　　　　　D. 乙型溶血性链球菌

E. 白念珠菌

2. 治疗猩红热首选

A. 青霉素　　　　　　　　　　B. 头孢曲松

C. 阿米卡星　　　　　　　　　D. 万古霉素　　　　E. 庆大霉素

答案及分析：1. D　2. A　猩红热是由产生致热外毒素的 A 群链球菌引起的，A 群链球菌大多为乙型溶血性链球菌。链球菌对青霉素敏感，且不易产生耐药性，故链球菌感染可首选青霉素治疗。

2. 所致疾病　链球菌所致疾病的 90% 以上由 A 群链球菌引起，主要通过空气飞沫、皮肤伤口感染传播，分为化脓性、中毒性和超敏反应性疾病 3 类。

（1）化脓性感染

①皮肤及皮下组织化脓性炎症：如疖、痈、蜂窝织炎、丹毒等。由于本菌能产生多种侵袭性酶类，故链球菌引起的化脓性病灶具有明显扩散的倾向，病灶与周围组织界限不清，脓液稀薄带血性。

②其他系统感染：如急性扁桃体炎、咽峡炎、鼻窦炎、中耳炎、肺炎、脑膜炎、产褥热等。

③全身感染：本菌经淋巴液和血液扩散，引起淋巴管炎、淋巴结炎、败血症等。

（2）中毒性疾病　包括猩红热和链球菌中毒性休克综合征。猩红热属小儿急性呼吸道传染病。传染源为患者和带菌者，经呼吸道传播，临床特征为发热、咽峡炎、全身弥漫性皮疹和疹后脱屑。

（3）超敏反应性疾病

①风湿热：由 A 群链球菌的多种型别引起，临床表现以关节炎、心肌炎为主。

②急性肾小球肾炎：多见于儿童和少年，临床表现为蛋白尿、水肿等。

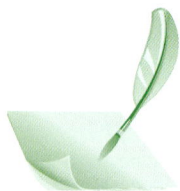

（4）其他链球菌感染

①甲型溶血性链球菌：是人类口腔和上呼吸道的正常菌群，在拔牙或摘除扁桃体时，细菌可侵入血流引起菌血症。若心脏瓣膜已有缺陷或损伤，细菌可在损伤部位繁殖，引起亚急性细菌性心内膜炎。变异链球菌的葡糖基转移酶能分解蔗糖产生不溶性葡聚糖，使口腔中大量细菌黏附于牙齿表面，形成牙菌斑。这些菌群，尤其是其中的乳杆菌能发酵多种糖类，产生大量的酸，导致龋齿的发生。

②B 群链球菌：可导致新生儿败血症、脑膜炎和肺炎等，死亡率极高。

③D 群链球菌：属正常菌群，在老年人、中青年女性、衰弱或肿瘤患者身上可导致泌尿生殖道感染和败血症等。

（三）微生物学检查

1. 标本采集　根据病变部位的不同，采集不同标本。疖、痈取脓汁，败血症取血液，咽喉病灶取棉拭子等。

2. 检查程序

（1）直接涂片染色镜检　可根据形态、排列和染色性做出初步诊断。

（2）分离培养与鉴定　将标本直接（血液标本需先经肉汤培养基增菌）接种于血平板，37℃ 18～24 小时后挑取可疑菌落进行鉴定。链球菌的鉴定主要根据菌体形态、染色性、菌落特点、溶血性及相关鉴定试验进行。甲型溶血性链球菌应与肺炎链球菌鉴别，乙型溶血性链球菌应与葡萄球菌鉴别。

（3）血清学试验　抗链球菌溶血素 O 试验（antistreptolysin O test，ASO test），简称抗 O 试验，常用于风湿热的辅助诊断，正常效价在 250U（1∶250）左右，活动性风湿热患者一般超过 400U。

（四）防治原则

及时治疗患者和带菌者，控制和减少传染源。链球菌主要通过飞沫传播，所以要注意对空气、器械和敷料等的消毒。对急性咽峡炎和扁桃体炎儿童患者须早期彻底治疗，以防止超敏反应性疾病及亚急性细菌性心内膜炎的发生。治疗 A 群链球菌感染，首选青霉素。

> **考点提示**
>
> A 群链球菌的致病性。

二、肺炎链球菌

肺炎链球菌（*S. pneumoniae*）简称肺炎球菌（pneumococcus），常寄居于正常人的呼吸道，多数不致病或致病力弱，仅少数有致病力，是细菌性大叶性肺炎的主要病原菌。

（一）生物学性状

1. 形态与染色　菌体呈矛头状，宽端相对，尖端相背，多成双排列（图 7-3），在患者痰液或脓汁中可见短链排列。革兰阳性球菌，无鞭毛，无芽孢，有较厚荚膜。

2. 培养特性与生化反应　兼性厌氧，营养要求较高，在含有血液或血清的培养基中形成细小菌落，周围有草绿色 α 溶血环。可产生自溶酶，培养时间稍久菌落中央下陷呈脐窝状。

肺炎链球菌分解葡萄糖、菊糖、乳糖、蔗糖，产酸不产气。自溶酶可被胆盐等物质激活，加速细菌溶解，故胆汁溶菌试验是鉴别肺炎链球菌的可靠方法。

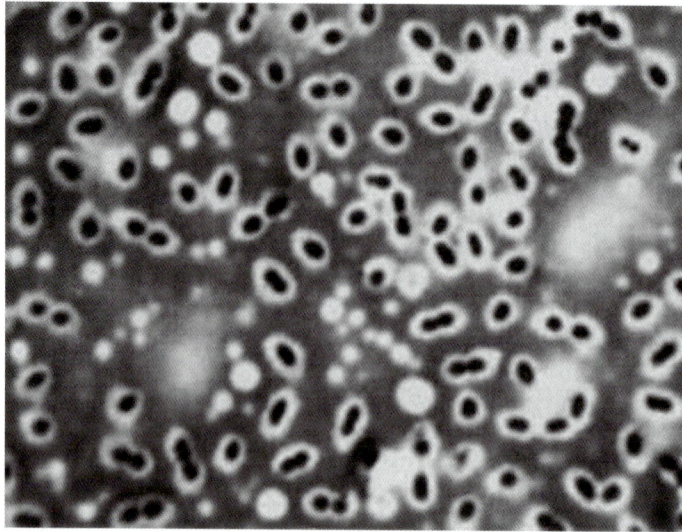

图 7-3　肺炎链球菌显微镜下图

3. 抗原构造与分型

（1）荚膜多糖抗原　存在于肺炎链球菌的荚膜中，具有型特异性。按此抗原不同可将肺炎链球菌分为 84 个血清型，其中有二十多型可引起疾病。

（2）C 多糖　存在于细胞壁中，为各型肺炎链球菌所共有，可被血清中一种在急性炎症期含量急剧增加的 C 反应蛋白（C reactive protein，CRP）沉淀，可辅助诊断活动性风湿热。

4. 抵抗力　较弱，56℃ 15~30 分钟即被杀死。对一般消毒剂敏感，有荚膜株抗干燥力较强。对青霉素、红霉素、林可霉素等敏感。

（二）致病性与免疫性

肺炎链球菌主要的致病物质是荚膜。此外，还有肺炎链球菌溶血素 O、脂磷壁酸和神经氨酸酶等。

肺炎链球菌在正常人的口腔及鼻咽部存在，一般不致病，只有在免疫力下降时才致病，尤其在呼吸道病毒感染后或婴幼儿、年老体弱者易发生肺部感染。肺炎链球菌主要引起大叶性肺炎，其次为支气管炎。可继发胸膜炎、脓胸、中耳炎、脑膜炎和败血症等。

肺炎链球菌感染后，可建立较牢固的型特异性免疫，主要为荚膜多糖型特异性抗体。

（三）微生物学检查

根据病变部位采集痰、脓液、血液、脑脊液等标本，涂片染色镜检发现典型的革兰阳性具有荚膜的双球菌，可初步诊断。分离培养可进行进一步鉴定。

（四）防治原则

接种肺炎链球菌荚膜多糖疫苗有较好的预防效果。治疗主要使用青霉素，耐药者可选用万古霉素等。

第三节 奈瑟菌属

奈瑟菌属（Neisseria）是一群革兰阴性菌，多数为无芽孢、无鞭毛、有荚膜和菌毛的双球菌。此菌属包括23个种和亚种，人类是奈瑟菌属细菌的自然宿主，大多数为鼻、咽喉和口腔黏膜的正常菌群，对人致病的只有脑膜炎奈瑟菌（N. meningitidis）和淋病奈瑟菌（N. gonorrhoeae）。

一、脑膜炎奈瑟菌

俗称脑膜炎球菌，是流行性脑脊髓膜炎（流脑）的病原菌。

（一）生物学性状

1. 形态与染色 为革兰阴性双球菌，直径 $0.6 \sim 0.8 \mu m$，呈肾形，成双排列，凹面相对（图7-4）。在急性期或早期患者脑脊液中，多位于中性粒细胞内，形态典型。新分离菌株大多有荚膜和菌毛。

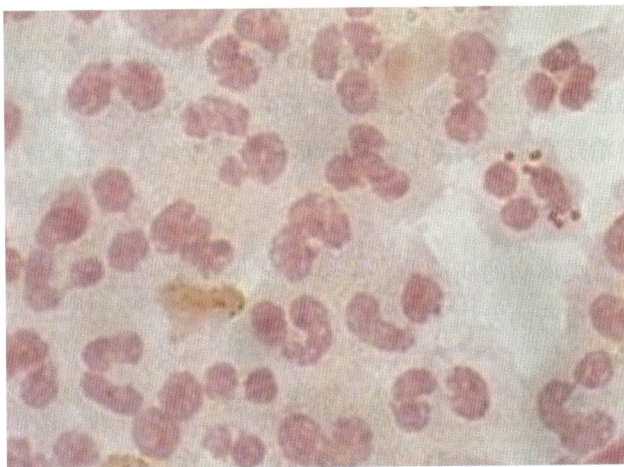

图7-4 脑膜炎奈瑟菌（脑脊液涂片）

2. 培养特性与分类 营养要求较高，在含有血液或血清的培养基中才能生长。专性需氧，初次培养需 $5\% \sim 10\%$ CO_2，最适温度 $37℃$，在巧克力色培养基上形成似露滴状菌落。人工培养物超过48小时，菌体易裂解自溶。大多数分解葡萄糖和麦芽糖，产酸不产气。根据荚膜多糖群特异性抗原可将脑膜炎奈瑟菌分为13个血清群，我国的致病菌95%以上为A群。

3. 抵抗力 极弱，对干燥、热、寒冷、消毒剂等十分敏感。对磺胺、青霉素、氯霉素等敏感，对磺胺类药易产生耐药性。

（二）致病性与免疫性

1. 致病物质 有荚膜、菌毛和脂寡糖（lipooligosaccharide，LOS）抗原。荚膜有抗吞噬作用；菌毛可使细菌黏附于宿主细胞表面；LOS是主要的致病物质，可导致皮肤瘀斑和微循环障碍，严重时造成DIC及中毒性休克。

2. 所致疾病 流脑患者和带菌者是主要传染源，在流行期间正常人群带菌率可达70%以上。病菌经飞沫传播，侵入人体的鼻咽部，并在局部繁殖。潜伏期2~3天，一般表现为

A. 链球菌   B. 金黄色葡萄球菌   C. 肺炎链球菌

D. 脑膜炎奈瑟菌   E. 淋病奈瑟菌

3. 葡萄球菌引起的食物中毒与下列哪种毒素有关

A. 杀白细胞素   B. 肠毒素   C. 内毒素

D. 中毒性休克综合征毒素 – Ⅰ   E. 表皮剥脱毒素

4. 猩红热的病原体是

A. 草绿色链球菌   B. 金黄色葡萄球菌

C. 表皮葡萄球菌   D. 乙型溶血性链球菌

E. 白念珠菌

5. 乙型溶血性链球菌感染后，病灶扩散趋势明显主要是因为

A. 溶血素和杀白细胞素

B. 透明质酸酶、链激酶和链道酶

C. 红疹毒素和链激酶

D. 链激酶、链道酶、溶血素

E. 血浆凝固酶

6. 治疗猩红热时抗生素首选

A. 头孢曲松   B. 青霉素   C. 阿米卡星

D. 万古霉素   E. 庆大霉素

7. 猩红热的主要传染源是

A. 患者及带菌者   B. 恢复期患者

C. 链球菌携带者   D. 家畜

E. 蚊蝇

二、简答题

1. 葡萄球菌、链球菌引起的局部化脓性炎症各有何特点？为什么？

2. 葡萄球菌引起的疾病主要有哪些？

（冯　彬）

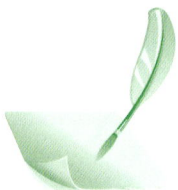

肠杆菌科

要点导航

学习要点

1. 掌握：肠杆菌科的生物学特性、感染途径、致病物质及所致疾病。
2. 熟悉：志贺菌、沙门菌的分类。
3. 了解：各肠道杆菌的抗原性，肥达试验的原理及结果判断。

技能要点

能利用所学知识解释临床相关疾病的发病机制并进行相关疾病的防治。

第一节　概　述

肠杆菌科（Enterobacteriaceae）是一大群寄居于人和动物肠道中、生物学性状近似的革兰阴性杆菌。大多数是肠道的正常菌群，在一定条件下可转化为条件致病菌。少数为致病菌，经消化道传播引起人类肠道疾病。常见的与医学有关的肠杆菌科的细菌有埃希菌属、志贺菌属、沙门菌属、变形菌属及克雷伯菌属等。

肠杆菌科的共同特征如下。

1. 形态结构　为中等大小［（0.3~1）μm×（1~6）μm］革兰阴性杆菌，无芽孢，多数有周鞭毛，少数有荚膜或包膜，致病菌多有菌毛。

2. 培养特性　需氧或兼性厌氧菌，营养要求不高。在普通培养基上生长良好，形成圆形、表面光滑、边缘整齐、湿润的灰白色菌落。在液体培养基中，呈均匀浑浊生长。

3. 生化反应　活泼，能分解多种糖和蛋白质，生成不同的代谢产物，是鉴别肠道杆菌的主要依据（表8-1）。乳糖发酵试验可初步鉴别肠道致病菌和非致病菌。在SS培养基上，肠道非致病菌可分解乳糖产酸，使菌落呈红色；肠道致病菌不分解乳糖，形成无色菌落。

4. 抗原构造　较复杂，有菌体O抗原、鞭毛H抗原、荚膜或包膜抗原（如大肠埃希菌的K抗原，伤寒沙门菌的Vi抗原等），有些菌株尚有菌毛抗原等。

5. 抵抗力　不强，加热60℃经30分钟即死亡。易被一般化学消毒剂杀灭，常用氯进行饮水消毒。胆盐、亮绿等对肠道非致病菌有抑制作用，可制备选择性培养基以分离肠道致病菌。

6. 变异性　易出现变异菌株。最常见的是耐药性变异，还有毒素、生化反应和抗原性等的改变。

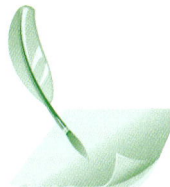

表 8 - 1　主要肠道杆菌及其生化反应

菌种	动力	乳糖	葡萄糖	VP 试验	靛基质	尿素分解	硫化氢
大肠埃希菌	+ / -	⊕	⊕	-	+	-	-
伤寒沙门菌	+	-	+	-	-	-	+ / -
痢疾志贺菌	-	- / L	+	-	+ / -	-	-
产气杆菌	+	⊕ / +	⊕	+	-	+	-
变形杆菌	+	-	⊕	- / +	+	+ / -	+

注：⊕，产酸产气；+，产酸不产气或阳性；-，不产酸或阴性；L，迟缓发酵。

第二节　常见的肠道杆菌

一、埃希菌属

埃希菌属（*Escherichia*）包括 6 个种，临床最常见、最重要的菌种是大肠埃希菌（*E. coli*）。大肠埃希菌俗称大肠杆菌，大多数菌株是人类和动物肠道的正常菌群。婴儿出生后数小时进入肠道，并伴随终身，在一定条件下可引起肠道外感染，是条件致病菌。某些血清型菌株有致病性，可引起肠道感染。

（一）生物学性状

为革兰阴性杆菌，大小为（0.4~0.7）μm ×（1~3）μm，多数有周鞭毛，有菌毛，无芽孢（图 8 - 1）。兼性厌氧，营养要求不高，在普通琼脂平板培养 24 小时后形成直径 2~3mm 圆形、凸起、灰白色的光滑型菌落。生化反应活泼，能分解葡萄糖、乳糖等，产酸产气；吲哚、甲基红、VP、枸橼酸盐利用试验（IMViC 试验）为"+ + - -"。大肠埃希菌的抗原有 O、H、K 三种，是血清学分型的依据，其血清型的表示方法为 O：K：H 排列。

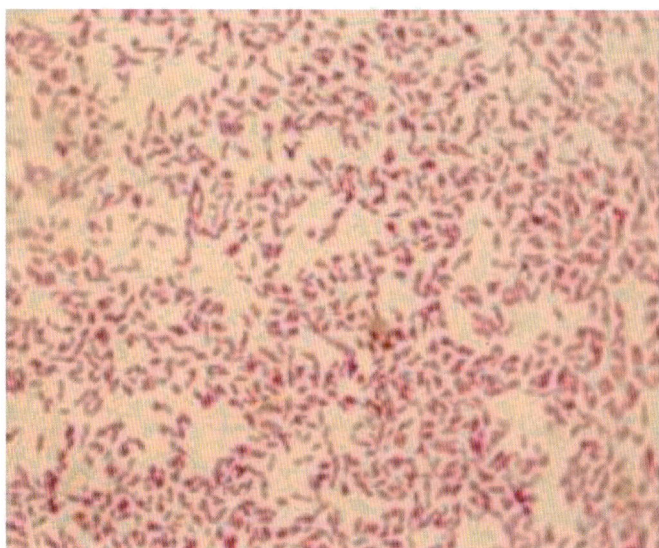

图 8 - 1　大肠埃希菌

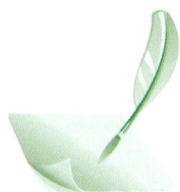

（二）致病性

1. 致病物质

（1）定居因子　也称黏附素，是一种特殊的菌毛。具有黏附在肠道和泌尿道黏膜上皮细胞的功能。

（2）外毒素　包括志贺毒素 I 和 II；耐热肠毒素 a 和 b；不耐热肠毒素 I 和 II 等。

此外，还包括有抗吞噬作用的 K 抗原、内毒素、载铁蛋白等。

2. 所致疾病

（1）肠道外感染　多数在肠道内不致病的大肠埃希菌移至肠外可引起内源性感染，以化脓性感染和泌尿道感染最常见，如腹膜炎、胆囊炎、术后创伤感染、尿道炎、膀胱炎、肾盂肾炎等。在婴幼儿、老年人可引起脑膜炎及败血症等。

（2）肠道感染　由致病性大肠埃希菌引起的人类胃肠炎，与食入污染的食品和饮水有关，为外源性感染。根据其致病机制不同，主要有五种类型。

①肠产毒型大肠埃希菌（enterotoxigenic *E. coli*，ETEC）：是引起旅游者和 5 岁以下婴幼儿腹泻的重要病因，临床症状可从轻度腹泻至严重的霍乱样腹泻，平均病程 3～4 天。

②肠致病型大肠埃希菌（enteropathogenic *E. coli*，EPEC）：是最早发现的引起腹泻的大肠埃希菌，主要导致婴幼儿腹泻。

③肠侵袭型大肠埃希菌（enteroinvasive *E. coli*，EIEC）：不产生肠毒素，可侵入结肠黏膜上皮细胞内增殖，引起较大儿童和成人志贺样腹泻（能产生黏液脓血便）。

④肠出血型大肠埃希菌（enterohemorrhagic *E. coli*，EHEC）：5 岁以下儿童易感，症状轻重不一，可为轻度水泻至伴剧烈腹痛的血便，是出血性结肠炎和溶血性尿毒症综合征（hemolytic uremic syndrome，HUS）的病原体。常见血清型为 O157：H7，受感染的肉类制品、牛奶、果汁和生的蔬菜和水果是其主要来源。

⑤肠集聚型大肠埃希菌（enteroaggregative *E. coli*，EAEC）：引起婴儿和旅游者持续性水样腹泻，伴有脱水，偶有血便。

（三）微生物学检查

1. 标本采集　肠道外感染可根据临床感染情况采集中段尿液、血液、脓汁、胆汁、脑脊液、痰、分泌液等，肠道感染可采集粪便。

2. 分离培养与鉴定　除血液标本外，均需作涂片染色镜检。肠道外感染可使用血琼脂平板分离培养（血液需先接种于肉汤培养基增菌），初步鉴定可根据 IMViC 试验，最后鉴定靠系列生化反应。尿路感染尚需计数菌落，每毫升≥10 万才具有诊断意义。粪便标本接种于鉴别培养基，再利用 ELISA、核酸杂交、PCR 等方法进行检测。

知识链接

我国的生活饮用水标准

生活饮用水是指人们饮用和日常生活用水，但不包括水生物用水以及特殊用途的水。2012 年 7 月 1 日起，我国实施新的生活饮用水标准 GB5749 - 2006。新标准中饮用水水质由原来的 35 项增加为 106 项。其中 pH 范围规定为 6.5～8.5，总硬度＜200mg/ml（以 $CaCO_3$ 计），铜＜1.0mg/L，铅＜0.01mg/L，大肠菌群指数每 100ml 不得检出，细菌总数 100/ml。

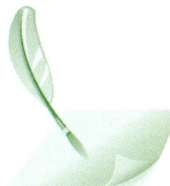

3. 卫生细菌学检查 寄居于肠道中的大肠埃希菌随粪便排出，可污染周围环境、水源、饮料及食品。样品中检出该菌愈多，表示被粪便污染愈严重，也间接表明可能有肠道致病菌存在。因此，卫生细菌学以"大肠菌群指数"作为饮水、食品等粪便污染的指标之一。大肠菌群指数是指在 37℃ 24 小时发酵乳糖产酸产气的肠道杆菌，包括埃希菌属、枸橼酸杆菌属、克雷伯菌属和肠杆菌属等。

考点提示

　　埃希菌属的致病性及卫生学意义。

二、志贺菌属

志贺菌属（*Shigella*）是人类细菌性痢疾的病原菌，又称为痢疾杆菌（dysentery bacterium）。1898 年，Shiga 首先分离出该菌，故名志贺菌属。细菌性痢疾是发展中国家常见的消化道传染病，全世界每年发病者超过 2 亿，年死亡病例达 65 万。

（一）生物学性状

革兰阴性短小杆菌，大小为（0.5～0.7）μm×（2～3）μm，无荚膜，无芽孢，无鞭毛，有菌毛。需氧或兼性厌氧，液体培养基中呈浑浊生长，在普通琼脂平板和 SS 培养基上形成直径 2mm 左右的中等大小、半透明的光滑型菌落，宋内志贺菌可形成扁平、粗糙的菌落。分解葡萄糖，产酸不产气。除宋内志贺菌个别菌株迟缓发酵乳糖外，均不分解乳糖。故在 SS 等选择鉴别培养基上，呈无色半透明菌落。动力试验阴性，可与沙门菌、大肠埃希菌等区别。

志贺菌属主要有 O 抗原、K 抗原。O 抗原是分类的依据，K 抗原可阻止 O 抗原与抗体的结合。根据 O 抗原的不同，将该属细菌分为 A 群（痢疾志贺菌）、B 群（福氏志贺菌）、C 群（鲍氏志贺菌）和 D 群（宋内志贺菌）四群。我国以福氏志贺菌多见，其次是宋内志贺菌。

志贺菌抵抗力比其他肠道杆菌弱，加热 60℃ 10 分钟可被杀死。对酸和一般消毒剂敏感。在粪便中，由于其他肠道菌产酸或噬菌体的作用常使本菌在数小时内死亡，故粪便标本应迅速送检。对多种抗生素敏感，但也容易出现多重耐药性。

（二）致病性与免疫性

1. 致病物质

（1）菌毛　菌毛黏附于回肠末端和结肠黏膜的上皮细胞，继而侵入细胞内生长繁殖，并向周围细胞扩散。通常志贺菌感染只局限于肠道，一般不侵入血流。

（2）内毒素　是主要致病物质。志贺菌所产生的内毒素可作用于肠黏膜，使肠壁通透性增高，促进对内毒素的进一步吸收，引起发热、意识障碍、中毒性休克等；内毒素能破坏肠黏膜，引起炎症、溃疡，出现典型的脓血黏液便；内毒素还作用于肠壁自主神经系统，引起肠功能紊乱、肠蠕动失调和痉挛，以直肠肛门括约肌最明显，出现腹痛、腹泻、里急后重等症状。

（3）外毒素　由 A 群志贺菌产生，又称志贺毒素。具有肠毒性、细胞毒性和神经毒性，可致神经麻痹、细胞坏死和水样腹泻。

2. 所致疾病
志贺菌引起细菌性痢疾，简称菌痢，以夏秋季多见。传染源是患者和带

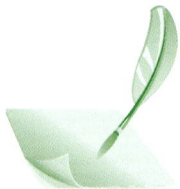

扫码"看一看"

菌者，主要通过粪-口途径传播，人类普遍易感，10~150 个志贺菌即可导致典型的菌痢，常见感染菌量为 10^3 个细菌。痢疾志贺菌所致感染病情较重，宋内志贺菌引起的感染较轻，福氏志贺菌感染介于二者之间，但易转为慢性。

（1）急性菌痢　潜伏期为 1~3 天，发病急，表现为发热、腹痛、水样腹泻。1 天左右，腹泻次数逐渐增多，由水样便转为脓血黏液便，伴有里急后重。若及时治疗，预后良好。但体弱的老年人和儿童，易出现脱水和酸中毒。有些病例可导致溶血性尿毒症综合征，甚至死亡。

（2）急性中毒性菌痢　各群志贺菌均可引起，以儿童多见。一般无明显肠道症状，而全身中毒症状明显。发病急骤，突发高热、中毒性脑病、休克，引起呼吸、循环衰竭，病情凶险，病死率高。

> **护理应用**
>
> 　　患儿 2 岁，秋季发病，有不洁饮水史；因发热在基层医院就诊输液治疗 2 天，出现高热，体温 39.2~41℃；伴意识障碍入院，偶有惊厥表现数十秒；经查粪便细菌培养痢疾志贺菌阳性；患儿血常规中性粒细胞增高。初步诊断：中毒性菌痢。
>
> 　　分析：中毒性菌痢多见于 2~7 岁体质好的儿童。起病急骤，全身中毒症状明显，高热达 40℃以上，而肠道炎症反应极轻。这是由于痢疾志贺菌内毒素的作用，内毒素作用于肠壁致其通透性增高；促进对毒素的进一步吸收，并且可能与某些儿童的特异性体质有关。

（3）慢性菌痢　病情反复发作，迁延不愈超过 2 个月属于慢性菌痢。

部分感染者可成为带菌者，是菌痢的重要传染源。带菌者不能从事饮食业及保育工作。

3. 免疫性　病后免疫力不牢固，主要依靠肠黏膜表面 SIgA 的作用，维持时间短，不能防止再次感染。

（三）微生物学检查

1. 标本采集　采集新鲜粪便的脓血或黏液部分，及时送检。不能及时送检者应将标本保存于 30% 甘油缓冲盐水或专门送检的培养基中。尽量在治疗前采样，注意粪、尿不能混合。中毒性菌痢可取肛拭子。

2. 分离培养与鉴定　标本接种于肠道选择培养基上。培养 18~24 小时后选取无色半透明可疑菌落进行生化反应和血清学试验，确定菌群与菌型。

还可使用免疫染色法、免疫荧光菌球法、协同凝集试验和分子生物学等快速诊断方法。测定志贺菌的侵袭力可采用毒力试验（Sereny 试验）。

（四）防治原则

早期诊断、隔离及治疗患者，养成良好的卫生习惯，加强饮水、食品卫生管理，防蝇灭蝇，是预防菌痢的重要措施。在流行季节，口服减毒活疫苗（如多价志贺菌链霉素依赖株活疫苗，即 Sd 活疫苗）进行特异性预防。治疗细菌性痢疾多选用磺胺类药、庆大霉素、环丙沙星等，但因其易产生耐药性，故应根据药物敏感试验选择有效药物。

> **考点提示**
>
> 志贺菌属的致病性。

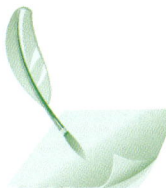

三、沙门菌属

沙门菌属（*Salmonella*）是一大群寄生于人类和动物肠道内，形态、生化反应及抗原构造相似的革兰阴性杆菌。其种类繁多，血清型已达 2500 多种，对人类致病的仅有少数，如伤寒沙门菌、甲型副伤寒沙门菌、肖氏沙门菌和希氏沙门菌。部分沙门菌引起人畜共患病，如鼠伤寒沙门菌、猪霍乱沙门菌和肠炎沙门菌等。

（一）生物学性状

革兰阴性杆菌，大小为 $(0.6 \sim 1)$ μm × $(2 \sim 4)$ μm，有菌毛，除个别型别外，均有周鞭毛（图 8-2）。兼性厌氧，营养要求不高，在 SS 等肠道选择培养基上形成无色、半透明、中等大小的菌落。生化反应活泼，是本属细菌鉴定的重要依据。抗原复杂，主要有菌体 O 抗原、鞭毛 H 抗原两种，是分群、分型的主要依据。新分离的伤寒沙门菌和希氏沙门菌有表面抗原，即 Vi 抗原。沙门菌抵抗力不强，65℃ 15 ~ 30 分钟即可灭活，对一般消毒剂敏感。在水中能存活 2 ~ 3 周，粪便中存活 1 ~ 2 个月。

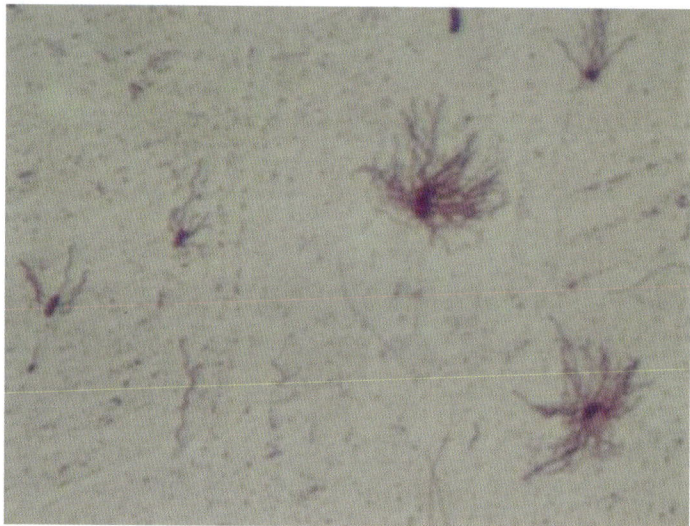

图 8-2　伤寒沙门菌光镜图

（二）致病性与免疫性

1. 致病物质

（1）菌毛　细菌借助菌毛吸附于小肠黏膜上皮细胞，进而侵入小肠末端淋巴结的 M 细胞，并在其中生长繁殖，导致细胞死亡，细菌扩散并进入毗邻的淋巴组织。伤寒沙门菌的 Vi 抗原，具有微荚膜功能，能抵抗吞噬细胞及补体、抗体等对细菌的破坏作用。

（2）内毒素　沙门菌裂解后释放的内毒素是主要的致病物质，能引起发热、白细胞减少，大量内毒素可导致中毒症状和休克。

（3）肠毒素　由某些沙门菌如鼠伤寒沙门菌所产生，其性质类似肠产毒型大肠埃希菌的肠毒素，引起急性胃肠炎。

2. 所致疾病　传染源为患者和带菌者，人类通过食用病畜或带菌动物的肉、蛋、乳等患病，主要引起伤寒和副伤寒、食物中毒或败血症。

（1）伤寒和副伤寒　即肠热症，主要由伤寒沙门菌和甲型副伤寒沙门菌、肖氏沙门菌和希氏沙门菌引起。伤寒和副伤寒的致病过程和临床表现相似，副伤寒病程较短、病情较轻。

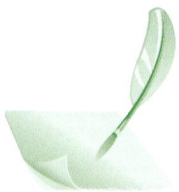

细菌随食物进入消化道,通过 M 细胞被巨噬细胞吞噬,部分细菌经淋巴液至肠系膜淋巴结繁殖,再经胸导管进入血液,引起第一次菌血症,再跟随血流至肝、脾、肾、胆囊、骨髓等器官繁殖。此时相当于病程的第 1 周,患者可出现发热、全身不适、乏力等前驱症状。在病程的 2~3 周,细菌在上述器官增殖后再次入血,引起第二次菌血症,释放大量内毒素。患者出现持续高热(39~40℃),相对缓脉,外周血白细胞数降低,肝脾大及全身中毒症状,皮肤出现玫瑰疹。胆囊中的细菌随胆汁排入肠道,一部分随粪便排出体外,另一部分可再次侵入肠壁淋巴组织,使已致敏的肠壁淋巴组织出现超敏反应,导致局部坏死和溃疡,严重者发生肠出血或肠穿孔。肾中的细菌可随尿液排出。若无并发症,第 3~4 周进入恢复期,患者病情好转(图 8-3)。未经治疗的典型伤寒,病死率约为 20%。

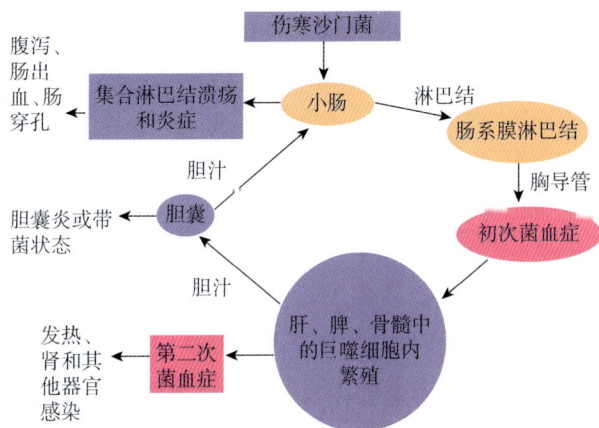

图 8-3 伤寒沙门菌致病机制

(2)急性胃肠炎(食物中毒) 为最常见的沙门菌感染。经食入被大量(>10^8)鼠伤寒沙门菌、猪霍乱沙门菌、肠炎沙门菌等污染的食物引起,主要症状为发热、恶心、呕吐、腹痛、腹泻等,病程短,2~3 天可康复。

(3)败血症 以猪霍乱沙门菌、希氏沙门菌、鼠伤寒沙门菌、肠炎沙门菌等感染多见。患者多为儿童和免疫力低下的成人。经口感染后,病菌早期即可侵入血流,引起败血症。肠道症状少见,主要表现为高热、寒战、贫血、食欲缺乏等症状。10% 的患者因体内细菌播散,可导致局部化脓性感染。

(4)无症状带菌者 有 1%~5% 伤寒或副伤寒患者,在症状消失后 1 年仍可在其粪便中检出有相应沙门菌,转变为无症状(健康)带菌者。细菌主要存在于胆囊,少数在尿道中,是肠热症的重要传染源。

3. 免疫性 伤寒或副伤寒沙门菌为胞内寄生菌,机体对病原菌的杀灭和清除,主要依靠细胞免疫,病后免疫力牢固,很少发生再感染,体液免疫有辅助杀菌的作用。

(三)微生物学检查

1. 分离与鉴定

(1)标本采集 伤寒、副伤寒根据病程采集不同标本,通常第 1 周取血液,第 2~3 周取粪便或尿液,全程可取骨髓;食物中毒取患者吐泻物和剩余食物,败血症取血液培养。

(2)分离培养和鉴定 血液和骨髓需先增菌培养再转种血琼脂平板。粪便及尿液标本直接接种于肠道选择培养基上分离培养,挑取无色半透明菌落进行生化反应和血清学鉴定。

（3）快速诊断法　SPA 协同凝集试验、对流免疫电泳、乳胶凝集试验、酶联免疫吸附试验等可快速早期诊断血清、尿液、粪便中的沙门菌可溶性抗原；核酸杂交和 PCR 等分子生物学技术也可用于沙门菌感染的快速诊断。

2. 血清学试验　肠热症的血清学试验包括肥达试验（Widal test）、间接血凝试验等，其中最常用的是肥达试验。肥达试验是用已知的伤寒杆菌 O、H 抗原和引起副伤寒的甲型副伤寒沙门菌、肖氏沙门菌和希氏沙门菌的 H 抗原与待检血清做定量凝集试验，测定血清中有无相应的抗体及其效价，以辅助诊断伤寒和副伤寒。

> **知识链接**
>
> ### 健康带菌者——"伤寒玛丽"
>
> "伤寒玛丽"，本名叫玛丽·梅伦（Mary Mallon），1869 年生于爱尔兰，15 岁时移民美国，是一名厨师。曾被许多家庭和组织雇用，在她被雇用的每个工作地点都曾暴发过伤寒。通过对玛丽的卫生状况检查，确认玛丽是伤寒的传染源。为防止她再度成为传染源，当局逮捕她入狱。3 年后出狱，她隐姓埋名，依然做厨师，再次引起伤寒的流行。医生对隔离中的玛丽使用了可以治疗伤寒的所有药物，但毫无效果。于是她再度入狱，终身监禁在纽约的一个小岛 23 年后死亡。

肥达试验的结果判断必须结合临床表现、病程、病史及地区流行病学。通常伤寒沙门菌 O 凝集效价 ≥1∶80，H 凝集效价 ≥1∶160，副伤寒沙门菌 H 凝集效价 ≥1∶80 时，有诊断意义。病程中逐周复查，若抗体效价随病程延长而逐渐增高或恢复期抗体效价比初期 > 4 倍者有诊断价值。

分离出病原菌是检出带菌者最可靠的方法。亦可检测 Vi 抗体进行筛查。

（四）防治原则

加强水源和食品的卫生监管；及时发现、隔离、治疗患者及带菌者；特异性预防可接种伤寒 Vi 荚膜多糖疫苗。治疗可选用环丙沙星。

> **考点提示**
>
> 肠热症的发生机制及标本采送原则。

四、其他肠道杆菌

（一）变形杆菌属

变形杆菌属为革兰阴性杆菌，呈多形性。有鞭毛，在普通琼脂平板上呈扩散生长，形成波纹状菌苔，称为迁徙生长现象。

本属菌中某些菌株，如 X19、X2、Xk 的菌株抗原（OX19，OX2，OXk）与某些立克次体之间有共同抗原，故可用这些菌株代替立克次体抗原与患者血清中相应抗体进行凝集反应，以辅助诊断立克次体病，称为外 - 斐反应（Weil - Felix reaction）。

变形杆菌为条件致病菌，在一定条件下引起泌尿道感染、创伤感染、婴儿腹泻、食物中毒等。

（二）克雷伯菌属

克雷伯菌属包括 7 个种，为革兰阴性球杆菌，无鞭毛，多数有菌毛，有较厚的多糖荚膜是其最显著的特点。与人类关系密切的有以下三种。

1. 肺炎克雷伯菌肺炎亚种　是目前医院内感染中常见的条件致病菌，可引起肺炎、支气管炎、泌尿道和创伤感染。若引起败血症，则后果严重，死亡率较高。

2. 鼻炎克雷伯菌鼻炎亚种与鼻硬结克雷伯菌鼻硬结亚种 主要侵犯鼻咽部，前者导致慢性萎缩性鼻炎和鼻黏膜化脓性炎症；后者导致肉芽肿病变和硬结形成。

3. 肉芽肿克雷伯菌 在无细胞的培养基中不能生长，可导致生殖器和腹股沟部位的肉芽肿病变。

练习题

扫码"练一练"

一、A₁ 型题

1. 下列哪种糖发酵试验可鉴别肠道致病菌和非致病菌
   A. 葡萄糖　　　　　　　　B. 乳糖　　　　　　　　C. 甘露醇
   D. 蔗糖　　　　　　　　　E. 麦芽糖

2. 引起婴儿腹泻的主要病原体是
   A. 痢疾志贺菌　　　　　　B. 伤寒沙门菌　　　　　C. 葡萄球菌
   D. 肠致病型大肠埃希菌　　E. 链球菌

3. 一般不致病，且能合成维生素 B、维生素 K 的细菌是
   A. 变形杆菌　　　　　　　B. 大肠埃希菌　　　　　C. 伤寒沙门菌
   D. 痢疾杆菌　　　　　　　E. 猪霍乱沙门菌

4. 关于中毒性菌痢的症状错误的是
   A. 一般有明显的肠道症状　B. 发病急骤　　　　　　C. 病情凶险
   D. 病死率高　　　　　　　E. 常有高热、休克等

5. 志贺菌属引起急性菌痢最主要的致病物质是
   A. 菌毛　　　　　　　　　B. 内毒素　　　　　　　C. 外毒素
   D. 侵袭性酶　　　　　　　E. 荚膜

6. 我国卫生标准规定：大肠菌群在每 100 ml 饮水中不得超过
   A. 2 个　　　　　　　　　B. 3 个　　　　　　　　C. 4 个
   D. 5 个　　　　　　　　　E. 1 个

7. 没有鞭毛的肠道杆菌是
   A. 大肠埃希菌　　　　　　B. 肖氏沙门菌　　　　　C. 伤寒沙门菌
   D. 志贺菌　　　　　　　　E. 变形杆菌

二、简答题

1. 叙述肠道杆菌的共同特性。
2. 沙门菌属有哪些致病物质？可致哪些疾病？
3. 简述志贺菌属所产生的内毒素致病的作用机制。

（冯　彬）

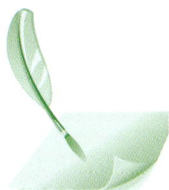

弧菌属与螺杆菌属

扫码"学一学"

要点导航

学习要点

1. 掌握：霍乱弧菌的生物学性状、致病性与免疫性。

2. 熟悉：霍乱弧菌的微生物学检查与防治原则。

3. 了解：副溶血性弧菌、螺杆菌属的致病性与防治原则。

技能要点

1. 能用显微镜观察及鉴别霍乱弧菌。

2. 具有防治霍乱弧菌感染的能力。

第一节　弧　菌　属

案例　患者男性，36 岁。剧烈腹泻，米泔水样便伴呕吐 1 天，无腹痛，无里急后重。查体：疲倦面容，眼窝深陷，唇舌、皮肤干燥。

问题与思考：

1. 最可能的病原体及诊断是什么？

2. 应采集什么标本做生物学检验？

3. 采集标本应注意什么？

弧菌属（*Vibrio*）是一大群菌体短小、弯曲成弧形的革兰阴性菌。自然界中分布广泛，以水中居多。该菌属种类众多，大多数为非致病菌，致病的主要有霍乱弧菌和副溶血性弧菌。

一、霍乱弧菌

霍乱弧菌（*V. cholera*）是引起烈性传染病霍乱的病原体。霍乱属我国甲类传染病之一，被称为"二号病"。自 1817 年以来，已发生过 7 次霍乱大流行，前 6 次均由霍乱弧菌古典生物型引起，第 7 次由霍乱弧菌 El Tor 生物型引起。1992 年流行于亚洲的霍乱由一个新的流行株 O139 群引起，这也是首次由非 O1 群霍乱弧菌引起的流行。

（一）生物学性状

1. 形态与染色　霍乱弧菌菌体呈弧形或逗点状，大小为（0.5~0.8）μm ×（1.5~3）μm，革兰染色阴性。有菌毛，无芽孢，有些菌株有荚膜。有单鞭毛，运动活泼，用患者米泔

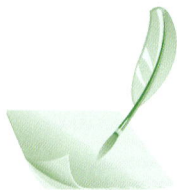

水样便做悬滴观察，可见细菌呈穿梭状或流星状运动。粪便直接涂片染色镜检，可见排列如"鱼群状"细菌（图9-1）。

2. 培养特性与生化反应　兼性厌氧，营养要求不高，耐碱不耐酸，在 pH 8.8～9.0 的碱性蛋白胨水中或碱性琼脂平板中生长良好。能发酵糖类，产酸不产气。氧化酶阳性，触酶阳性。

3. 抗原构造与分型　霍乱弧菌有耐热的 O 抗原和不耐热的 H 抗原。O 抗原可分为群特异性和型特异性抗原，据此将霍乱弧菌分为 155 个血清群。O1 群和 O139 群可引起霍乱流行。O1 群霍乱弧菌根据菌体抗原成分不同可分为 3 个血清型：小川型、稻叶型、彦岛型。每个血清型都包括古典生物型和 El Tor 生物型两个型别。

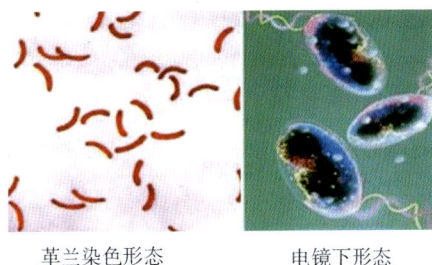

革兰染色形态　　　　电镜下形态

图9-1　霍乱弧菌

4. 抵抗力　较弱。El Tor 生物型在自然界生存能力较古典生物型强。对热、酸、干燥、一般化学消毒剂敏感，在正常胃酸中仅能存活 4 分钟。以 1：4 比例加含氯石灰处理患者粪便及呕吐物 1 小时可达到消毒的目的。对链霉素、氯霉素等抗生素敏感，对庆大霉素耐药。

（二）致病性与免疫性

1. 致病物质

（1）霍乱肠毒素　是目前已知的致泻毒素中毒性最为强烈的毒素，由 1 个 A 亚单位和 5 个相同的 B 亚单位构成。B 亚单位可与小肠黏膜上皮细胞 GM1 神经节苷脂受体结合，A 亚单位被导入细胞内裂解活化成 A1、A2 两条多肽，A1 作为腺苷二磷酸核糖基转移酶使 NAD^+（辅酶 Ⅰ）上的腺苷二磷酸核糖转移至 G 蛋白上形成 Gs，Gs 活化使细胞内 cAMP 浓度升高，肠黏膜上皮细胞分泌功能亢进，大量肠液（Na^+、K^+、HCO_3^-、H_2O 等）潴留于肠腔，导致严重腹泻与呕吐。

（2）鞭毛、菌毛及其他毒力因子　鞭毛运动有助于细菌穿过肠黏膜表面黏液层而接近肠壁上皮细胞。菌毛是细菌定居于小肠所必需的因子，细菌的黏附定居是致病的前提条件。

> **考点提示**
>
> 霍乱肠毒素的致病机制。

2. 所致疾病　引起烈性肠道传染病霍乱，为我国甲类传染病。人是霍乱弧菌的唯一易感者，患者和带菌者是主要传染源，通过污染的水源或食品经口感染。正常胃酸条件下需大量细菌（10^8 个）进入方可致病；但当胃酸减少时，少量细菌（$10^3 \sim 10^5$ 个）即可感染。病菌不侵入肠上皮细胞和肠腺，在繁殖过程中可产生肠毒素而致病。典型病例在病菌进入后 2～3 天突然出现剧烈呕吐和腹泻，粪便呈米泔水样，导致机体严重脱水、代谢性酸中毒、低碱血症及低血容量性休克、心律失常和肾衰竭，未及时治疗者，死亡率高达 60%。感染 O139 群表现更为严重，出现严重脱水，死亡率高。

部分患者病愈后可短期带菌，一般不超过 2 周，少数 El Tor 生物型患者病后带菌长达数月或数年，病菌主要存在于胆囊中。

3. 免疫性 霍乱弧菌感染后，机体可获得牢固免疫力，以体液免疫为主。SIgA 在肠黏膜局部免疫中发挥重要的保护作用，很少发生再感染。O1 群和 O139 群无交叉免疫。

（三）微生物学检查

迅速、正确诊断首例患者并及时上报疫情，能有效控制本病的蔓延。

1. 标本采集 采集患者米泔水样便、呕吐物或肛拭子，注意粪、尿不能混合，标本应及时送检或放入 Cary – Blair 保存液安全保存。要求严密包装，专人送检。

2. 直接镜检 革兰染色镜检观察有呈鱼群状排列的革兰阴性弧菌，悬滴法观察细菌呈穿梭样运动，可作出初步报告。

3. 分离培养与鉴定 常将标本首先接种至碱性蛋白胨水增菌，37℃孵育 6～8 小时后直接镜检并作分离培养。目前常用的选择培养基为 TCBS，霍乱弧菌因分解其中含有的蔗糖而呈黄色菌落。挑选可疑菌落进行生化反应及 O1 群多价血清学鉴定。

（四）防治原则

早发现、早隔离、早治疗是防治霍乱的基本原则。加强国际检疫，检出患者应严格隔离。培养良好个人卫生习惯，加强水源和食品监管。特异性预防可接种霍乱弧菌死疫苗，但血清抗体持续时间较短，仅 3～6 个月。目前正在研制口服减毒重组活疫苗与类毒素的混合疫苗。

治疗关键是及时补充液体和电解质，预防大量失水导致的水、电解质平衡紊乱。使用四环素、多西环素、呋喃唑酮、氯霉素和磺胺甲噁唑 – 甲氧苄啶等可减少外毒素的产生，加速细菌的清除，但要注意耐药菌株。

二、副溶血性弧菌

副溶血性弧菌（*V. parahaemolyticus*）于 1950 年从日本一次暴发性食物中毒中分离发现。该菌存在于近海的海水、海底沉积物和鱼类、贝壳等海产品中。是我国大陆沿海地区食物中毒中最常见的一种病原菌。

该菌革兰染色阴性，呈弧形、杆状、丝状等多形态，无芽孢和荚膜，有单鞭毛，运动活泼。在含 35g/L NaCl、pH 为 7.7～8.0 培养基中生长最好。不耐热，不耐酸。

食入未煮熟的海产品或污染本菌的盐腌制品可发生食物中毒。潜伏期 5～72 小时，平均 24 小时，可呈自限性腹泻至中度霍乱样病症不等。恢复较快，病后免疫力不强，可重复感染。

治疗可用抗菌药物，如庆大霉素或复方磺胺甲噁唑 – 甲氧苄啶，严重病例需输液和补充电解质。

第二节　螺杆菌属

螺杆菌是一个新的菌属，主要引起消化道病变，幽门螺杆菌（*Helicobacter pylori*，Hp）是其代表菌种。幽门螺杆菌与胃窦炎、十二指肠溃疡、胃溃疡、胃腺癌和胃黏膜相关 B 细胞淋巴瘤的发生关系密切。

扫码"看一看"

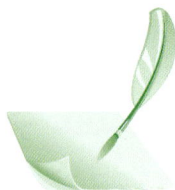

一、生物学性状

1. 形态与染色 幽门螺杆菌是一种单极、多鞭毛、末端钝圆、螺旋形弯曲的细菌，长 2.5 ~ 4.0μm，宽 0.5 ~ 1.0μm，常排列成 S 形或海鸥状，革兰染色阴性（图 9-2）。

2. 培养特性 微需氧，生长时需 CO_2，最适温度 37℃，最适 pH 6 ~ 8。营养要求高，培养时需动物血清或血液。生长缓慢，培养 3 ~ 6 天可见针尖状无色透明菌落。不分解糖类。脲酶丰富，可迅速分解尿素释放氨，是鉴定该菌的主要依据。

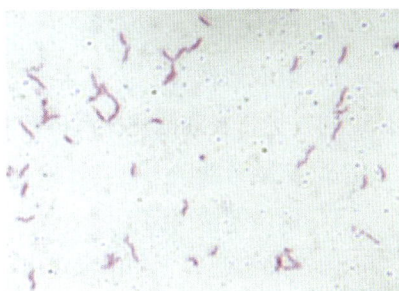

图 9-2 幽门螺杆菌

二、致病性与免疫性

人类是幽门螺杆菌的主要的传染源，传播途径是粪-口途径。其致病物质和致病机制尚不明确。其典型疾病特征包括胃部炎症、胃酸产生的改变和组织破坏。在胃炎、胃溃疡和十二指肠溃疡患者的胃黏膜的检出率高达 80% ~ 100%。

幽门螺杆菌的感染可刺激机体产生 IgM、IgG 和 IgA 型抗体，但是否对机体有保护作用尚不清楚。

三、微生物学检查

在胃镜下取胃黏膜活组织标本染色镜检是目前检出率最高的方法。还可采取血清学检测及核酸检测等方法。

四、防治原则

目前尚无特异性预防措施。治疗可用抗菌疗法，首选三联治疗，以枸橼酸铋钾或抑酸剂为基础药物，再加两种抗生素。抗生素可选克拉霉素、阿莫西林、甲硝唑或者呋喃唑酮。

练习题

一、A₁ 型题

1. 引起霍乱的主要因素是

    A. 荚膜   B. 鞭毛   C. 菌毛

    D. 内毒素   E. 外毒素

2. 关于霍乱弧菌的生物学性状，下列哪项错误

    A. 弧形菌   B. 周质鞭毛   C. 革兰阴性

    D. 鱼群状排列   E. 碱性环境易生长

3. 关于霍乱弧菌的致病下列哪项是正确的

    A. 在小肠黏膜内繁殖并产毒素

    B. 在肠腺内繁殖并产毒素

    C. 在小肠黏膜表面繁殖并产毒素

    D. 在空肠内产痉挛毒素

扫码"练一练"

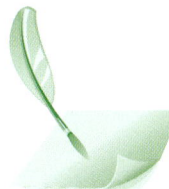

E. 以上均不对

4. 关于副溶血性弧菌的错误解释是

A. G⁻弧菌　　　　　　　　B. 端生单鞭毛　　　　　　C. 耐盐生长

D. 耐酸怕碱　　　　　　　E. 引起食物中毒

5. 与慢性胃炎和消化性溃疡有关的细菌是

A. 空肠弯曲菌　　　　　　B. 变形杆菌　　　　　　　C. 胎儿弯曲菌

D. 鼠伤寒沙门菌　　　　　E. 幽门螺杆菌

6. 海产品引起的食物中毒多由下列哪种细菌所致

A. 古典生物型霍乱弧菌　　B. El Tor 生物型霍乱弧菌

C. 副溶血性弧菌　　　　　D. 胎儿弯曲菌

E. 空肠弯曲菌

二、问答题

1. 简述霍乱弧菌的主要生物学性状。

2. 简述霍乱弧菌的致病过程。

（冯　彬）

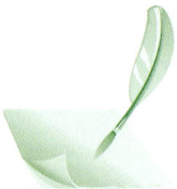

第十单元

厌氧性细菌

要点导航

学习要点

1. 掌握：破伤风梭菌的致病条件及防治原则。

2. 熟悉：破伤风梭菌、产气荚膜梭菌的生物学特性及所致疾病。

3. 了解：肉毒梭菌的致病性、无芽孢厌氧菌感染的特征。

技能要点

1. 能在显微镜下识别破伤风梭菌、产气荚膜梭菌、肉毒梭菌。

2. 具有防治厌氧菌感染的一定能力。

扫码"学一学"

厌氧性细菌（anaerobic bacteria）是一群必须在无氧环境下才能生长繁殖的细菌。厌氧菌广泛分布于自然界、人及动物的体内。根据能否形成芽孢，可将厌氧性细菌分为两大类：有芽孢的厌氧芽孢梭菌属和无芽孢厌氧菌。

第一节　厌氧芽孢梭菌属

案例　患者，男，65 岁。因吞咽困难、牙关紧闭 3 天入院。入院后出现颈部僵直、腹部僵硬、弓背等症状，呈苦笑面容，并进行性加重。患者入院前 1 个月有拔牙病史。

问题与思考：

1. 该患者可能患有何种疾病？

2. 由何种病原菌引起？

3. 如何进行防治？

厌氧芽孢梭菌属（*Clostridium*）是一群革兰染色阳性，能形成芽孢的大杆菌。芽孢常比菌体大，致使菌体膨大呈梭状得名。此属现有 157 个种，大多为严格厌氧菌。多数为腐生菌，少数为致病菌，能产生强烈外毒素，引起特殊疾病。

一、破伤风梭菌

破伤风梭菌（*C. tetani*）是引起人类破伤风的病原菌，为外源性感染。

（一）生物学性状

革兰染色阳性，菌体细长，（0.5～1.7）μm ×（2.1～18.1）μm，有周质鞭毛、无荚膜。芽孢正圆形，比菌体粗，位于菌体顶端，使细菌呈鼓槌状，为本菌典型特征（图 10-1）。严格厌氧，在血平板上可出现 β 溶血现象。芽孢抵抗力强，通常 100℃加热 1 小时可被

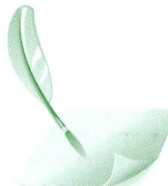

完全破坏，在干燥的土壤和尘埃中可存活数十年。繁殖体对青霉素敏感。

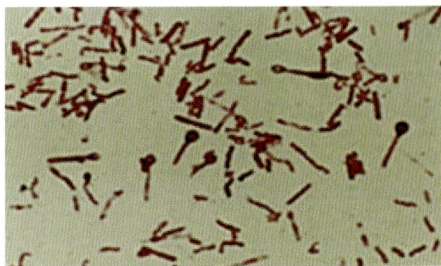

图 10-1 破伤风梭菌芽孢

（二）致病性与免疫性

1. 致病条件 破伤风梭菌主要经伤口感染，其感染的重要条件是伤口形成厌氧微环境：伤口窄而深（如刺伤），有泥土或异物污染；大面积烧伤、创伤，坏死组织多，局部组织缺血；同时有需氧菌或兼性厌氧菌混合感染的伤口，均易造成厌氧微环境。

扫码"看一看"

2. 致病机制 破伤风梭菌产生的外毒素有两种：破伤风溶血素和破伤风痉挛毒素，后者是引起破伤风的主要致病物质。

破伤风痉挛毒素属神经毒素，其毒性极强，仅次于肉毒毒素。破伤风梭菌只在局部组织繁殖，一般不扩散入血液，但产生的破伤风痉挛毒素可吸收入血液引起毒血症。毒素被局部神经细胞吸收或经淋巴液及血流到达中枢神经，对脑干和脊髓前角细胞有高度亲和力。毒素与脊髓及脑干组织中的神经

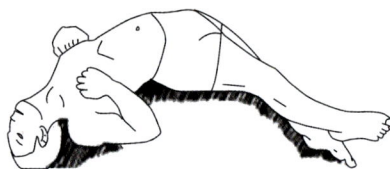

考点提示

破伤风梭菌的致病条件及致病物质。

节苷脂受体结合，封闭了脊髓抑制性突触末端，阻止抑制性神经介质（甘氨酸和 γ-氨基丁酸）的释放，从而破坏上下神经元之间的正常抑制性冲动的传递，使肌肉活动的兴奋与抑制失调，导致屈肌、伸肌同时强烈收缩，骨骼肌出现强直性痉挛。

3. 所致疾病 经创伤感染，引起破伤风。破伤风潜伏期不定，一般为 7~14 天，与原发感染部位距离中枢神经系统的远近有关。发病早期有发热、头痛、不适、肌肉酸痛等前驱症状，继而局部肌肉抽搐，咀嚼肌痉挛，出现张口困难，牙关紧闭，苦笑面容。继而颈部、躯干和四肢肌肉发生强直收缩，身体呈角弓反张（图 10-2）。因自主神经功能紊乱，可出现心律失常、血压波动、脱水、呼吸困难，最后可因窒息而死。

图 10-2 角弓反张

4. 免疫性 破伤风免疫为体液免疫，主要是抗毒素发挥中和作用。一般病后不会获得牢固免疫力。获得有效抗毒素的途径是人工免疫。

知识链接

新生儿破伤风

新生儿破伤风民间俗称"七日风"、"锁口风"。多因分娩时，剪断脐带或结扎、包裹脐断端所使用的物品被破伤风梭菌或芽孢污染，病菌从脐部侵入，脐带残端坏死组织及无氧条件有利于该菌生长繁殖，产生毒素。患儿早期仅有哭闹、吃奶困难，此时用压舌板检查口腔时愈用力张口愈困难，称"锁口"。随后出现牙关紧闭、苦笑面容、颈项强直、角弓反张等，易并发肺炎和败血症。

（三）微生物学检查

伤口直接涂片镜检和病菌分离培养阳性率很低，故一般不进行。根据典型的症状和病

史即可作出诊断。

（四）防治原则

1. 正确处理创口，及时清创扩创，防止厌氧微环境的形成。

2. 特异性预防

（1）人工主动免疫　对 3~6 个月儿童可接种白 - 百 - 破三联疫苗（包括百日咳死疫苗、白喉类毒素、破伤风类毒素），2 岁、7 岁时分别加强一次，以建立基础免疫。今后若出现可能引发破伤风的外伤，可立即再接种一针类毒素，使血清中抗体效价在几天之内迅速升高。

（2）人工被动免疫　对伤口较深而无基础免疫者，应立即注射破伤风抗毒素（tetanus antitoxin，TAT）1500~3000 单位进行紧急预防，同时可给予类毒素进行主动免疫。

3. 特异性治疗　应早期足量使用 TAT（10 万~20 万单位），以中和游离的外毒素。外毒素一旦与神经组织细胞结合，TAT 即失去中和作用。

需要注意的是，TAT 在使用前必须先作皮肤试验，测试有无超敏反应。必要时可采用脱敏注射法或用人抗破伤风免疫球蛋白。抗菌治疗可采用四环素、红霉素，以减少外毒素的产生。

二、产气荚膜梭菌

产气荚膜梭菌（C. perfringens）广泛存在于土壤、人和动物肠道中，能引起人和动物多种疾病。其中 A 型是人类气性坏疽和食物中毒的主要病原菌。

（一）生物学性状

产气荚膜梭菌为两端几乎平切的革兰阳性粗大杆菌，（0.6~2.4）μm×（2.1~18.1）μm。芽孢椭圆形，位于菌体中央或次极端，不大于菌体，无鞭毛，在体内有明显的荚膜（图 10-3）。专性厌氧，可分解多种糖类，产酸产气。在牛奶培养基能出现"汹涌发酵"现象，蛋黄琼脂平板上可出现 Nagler 反应为本菌特点。根据毒素产生情况，可将其分为 A~E 5 个毒素型。

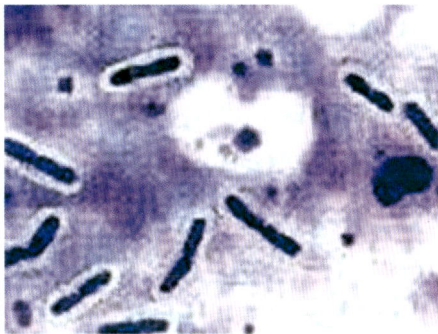

图 10-3　产气荚膜梭菌

（二）致病性

1. 致病物质　外毒素是产气荚膜梭菌重要的致病因素，有些外毒素即为胞外酶，其中以 α 毒素最重要。许多 A 型菌株和少数 C、D 型菌株还能产生肠毒素。

2. 所致疾病

（1）气性坏疽　60%~80% 由 A 型引起，多见于战伤、开放性骨折及软组织损伤等。感染途径和致病条件与破伤风梭菌相似。临床表现以局部组织坏死、气肿、水肿、恶臭为特征，死亡率高达 40%~100%。

（2）食物中毒　因食入被本菌大量污染的食物（主要为肉类食品）引起，潜伏期约 10 小时，临床表现为腹痛、腹胀、水样腹泻等；无发热、恶心、呕吐。1~2 天后自愈。

（三）微生物学检查

直接涂片镜检是极有价值的快速诊断法。从深部创口取材涂片，镜检有革兰阳性大杆菌，白细胞甚少且形态不典型，并伴有其他杂菌这 3 个特点即可报告初步结果。如需要，还可以进一步地分离培养与鉴定。

（四）防治原则

早期诊断非常重要。对局部感染应及早清创扩创，必要时截肢以防止病变扩散。治疗选用大剂量青霉素。有条件者可使用多价抗毒素血清和高压氧舱疗法。

三、肉毒梭菌

肉毒梭菌（*C. botulinum*）主要存在于土壤中，在厌氧条件下产生肉毒毒素引起疾病，最常见的为肉毒中毒和婴儿肉毒病。

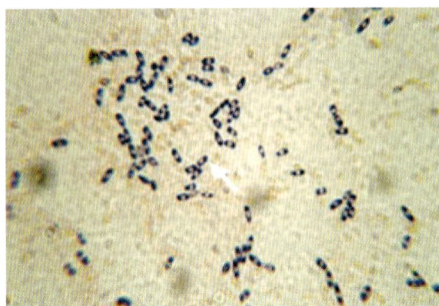

图 10 - 4　肉毒梭菌

（一）生物学性状

革兰阳性粗短杆菌，$0.9\mu m \times$（$4 \sim 18.1$）μm，无荚膜，有鞭毛，芽孢呈椭圆形，粗于菌体，位于次极端，使细胞呈汤匙状或网球拍状（图 10 - 4）。专性厌氧，根据神经毒素的抗原性可分为 A ~ G 7 个型，我国多见为 A 型。

（二）致病性

1. 致病物质　肉毒毒素是其主要致病物质，为神经外毒素，是已知最剧烈的毒物。肉毒毒素作用于外周胆碱能神经，抑制神经肌肉接头处神经介质乙酰胆碱的释放，导致弛缓性麻痹。

2. 所致疾病

（1）食物中毒　食入被肉毒毒素污染的食物（以罐头、香肠、腊肠等肉类制品和发酵类豆制品为主）后可发生食物中毒。该病为单纯性毒素中毒，而并非细菌感染。临床特点是胃肠道症状很少见，而以神经末梢麻痹为主。

（2）婴儿肉毒病　以 1 岁以下，特别是 6 个月以内的婴儿多见。因其肠道缺乏能拮抗肉毒梭菌的正常菌群，在食入被肉毒梭菌芽孢污染的食品（如蜂蜜）后，芽孢增殖产生毒素所致。早期表现为吸吮无力、啼哭无力和便秘，死亡率不高。

> **知识链接**
>
> #### 肉毒毒素的临床应用
>
> 1980 年，Scott 首次将肉毒毒素注射入眼肌治疗斜视，代替了以前的手术治疗，成功纠正了眼位。A 型肉毒毒素局部注射是目前治疗痉挛性发音困难的最有效的方法。手震颤，喉肌力障碍，因脊髓损伤引起的神经源性膀胱、直肠括约肌痉挛等这些与不自主肌肉震颤有关的疾病也可以用肉毒毒素治疗。肉毒毒素对运动功能亢进和肌肉紧张性失调也有作用，包括抽搐、肌肉痉挛引起的疼痛等。

（3）创伤感染中毒　伤口被肉毒梭菌芽孢感染后，芽孢在厌氧环境中生长产生毒素导致机体致病。

（三）微生物学检查

食物中毒、婴儿肉毒病患者可取粪便、可疑食物分离病菌，同时检测毒素。

（四）防治原则

加强食品卫生管理和监督；80℃加热 20 分钟即可破坏毒素。治疗可使用多价抗毒素，同时加强护理和对症治疗，特别是维持呼吸功能，以显著降低死亡率。

四、艰难梭菌

为革兰阳性粗大杆菌，菌体次极端有卵圆形芽孢，厌氧程度较高，难培养，故得名。本菌为人体正常菌群，当长期大量使用或不正规使用某些抗生素后，导致肠道菌群失调，引起抗生素相关性腹泻和假膜性肠炎等疾病。

第二节　无芽孢厌氧菌

无芽孢厌氧菌是一大类寄生于人和动物体内的正常菌群。在人体正常菌群中厌氧菌占有绝对优势，是其他非厌氧性细菌（需氧菌和兼性厌氧菌）的 10～1000 倍。在某些特定状态下可作为条件致病菌导致内源性感染。

一、种类与分布

无芽孢厌氧菌共有 23 个属，其中与人类疾病相关的主要有 10 个属。无芽孢厌氧菌包括革兰阳性球菌、杆菌和革兰阴性球菌、杆菌四类。其中以革兰阴性的脆弱类杆菌、产黑色素类杆菌及革兰阳性的消化链球菌的感染最为多见。而脆弱类杆菌的感染在临床中占首位。无芽孢厌氧菌的种类及分布见表 10-1。

表 10-1　人体正常菌群中与医学有关的无芽孢厌氧菌的种类和分布

染色与形态	常见菌属	分布部位
革兰阳性杆菌	丙酸杆菌属	皮肤
	双歧杆菌属（有益）	肠道
	真杆菌属	肠道
	放线菌属	呼吸道、肠道
革兰阴性杆菌	类杆菌属（脆弱类杆菌、产黑色素类杆菌）	口腔、肠道
	梭杆菌属	口腔
	普雷沃菌属	口腔
	紫单胞菌属	口腔
革兰阳性球菌	消化链球菌属、消化球菌属	肠道
革兰阴性球菌	韦荣球菌属	口腔

二、致病性

1. 致病条件与物质　无芽孢厌氧菌为正常菌群，在其寄居部位发生改变、宿主免疫力下降、菌群失调等情况下，若局部有厌氧微环境形成，则易导致内源性感染。致病物质包括菌毛、荚膜、多种毒素和胞外酶等。

2. 感染特征　①属内源性感染，感染可遍及全身，呈慢性过程；②无特定病型，大多为化脓性感染；③分泌物或脓液黏稠，血色或棕黑色，有恶臭，有时有气体；④使用氨基糖苷类抗生素（如链霉素）长期治疗无效；⑤分泌物涂片查见细菌，但普通培养无细菌

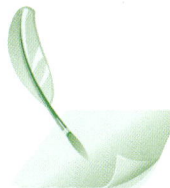

生长。

3. 所致疾病 无芽孢厌氧菌可引起人类多种疾病，包括：败血症、口腔与牙齿感染、中枢神经系统感染、呼吸道感染、腹部和会阴部感染及女性生殖道感染。在女性生殖道一系列严重感染中，厌氧菌是主要的病原菌。

三、微生物学检查

最可靠的标本是切取或活检得到的组织标本；从感染深部吸取的渗出物或脓液亦可。应从感染中心部位采取标本并避免正常菌群的污染。标本采取后宜立刻放入特制的厌氧标本瓶中，并迅速送检。

直接涂片镜检可为细菌培养和结果判定提供参考，而证实无芽孢厌氧菌感染的关键是分离培养与鉴定。

此外，还可利用气相、液相色谱检测，核酸杂交、PCR等分子生物学方法。

四、防治原则

主要是避免正常菌群侵入非正常寄生部位以及防止局部出现厌氧微环境。要正确选用抗生素，大多数无芽孢厌氧菌对青霉素、氯霉素、克林霉素、头孢菌素敏感，但要注意耐药性的产生。

练习题

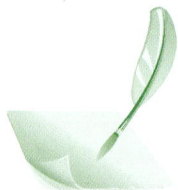

扫码"练一练"

一、A₁型题

1. 在人体肠道正常菌群中，占绝对优势的细菌是
   A. 大肠埃希菌　　　　　　　B. 变形杆菌　　　　　　　C. 链球菌
   D. 无芽孢厌氧菌　　　　　　E. 葡萄球菌

2. 下列不属于厌氧菌感染的是
   A. 局部炎症　　　　　　　　B. 脓肿　　　　　　　　　C. 组织坏死
   D. 败血症　　　　　　　　　E. 食物中毒

3. 引起口腔内感染最常见的病原菌是
   A. 无芽孢厌氧菌　　　　　　B. 甲型链球菌　　　　　　C. 乙型链球菌
   D. 金黄色葡萄球菌　　　　　E. 白念珠菌

4. 破伤风的紧急预防应注射
   A. 类毒素　　　　　　　　　B. 抗毒素　　　　　　　　C. 抗生素
   D. 干扰素　　　　　　　　　E. 丙种球蛋白

5. 破伤风抗毒素治疗破伤风的机制是
   A. 中和游离的外毒素
   B. 中和与神经细胞结合的外毒素
   C. 抑制破伤风梭菌生长
   D. 激活补体溶解破伤风梭菌
   E. 抑制破伤风梭菌产生外毒素

6. 能引起气性坏疽的病原体是

    A. 炭疽芽孢杆菌　　　　　　B. 产气荚膜梭菌　　　　　　C. 产气杆菌

    D. 产黑色素类杆菌　　　　　E. 鼠疫耶尔森菌

7. 肉毒梭菌引起的食物中毒是以下哪个系统的症状

    A. 消化系统　　　　　　　　B. 呼吸系统　　　　　　　　C. 循环系统

    D. 泌尿系统　　　　　　　　E. 神经系统

8. 检查可疑肉毒毒素中毒患者，首先应采集的标本是

    A. 患者的尿液　　　　　　　B. 伤口渗出物　　　　　　　C. 患者脑脊液

    D. 患者吃剩的食物　　　　　E. 患者血液

二、简答题

1. 简述破伤风梭菌的致病条件及破伤风的防治原则。

2. 简述产气荚膜梭菌的致病物质及所致疾病。

3. 无芽孢厌氧菌的致病条件及感染特征有哪些？

（钟晓艳）

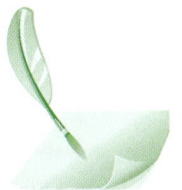

分枝杆菌属

要点导航

学习要点

1. 掌握：结核分枝杆菌的致病性、免疫性及引起的超敏反应。
2. 熟悉：结核分枝杆菌的形态与染色性、抵抗力与变异性、结核菌素试验的结果及意义。
3. 了解：结核菌素试验的原理、微生物学检查与防治原则；麻风分枝杆菌的致病性及防治原则。

技能要点

能在显微镜下观察结核分枝杆菌，并有一定预防结核病的能力。

分枝杆菌属（*Mycobacterium*）是一类细长略弯曲，呈分枝生长趋势的杆菌。因其细胞壁中含有大量脂质，一般不易着色。若经加温着色则能抵抗盐酸乙醇的脱色，故又称抗酸杆菌（acid-fast bacilli）。种类较多，可分为致病性和非致病性两类，对人致病的主要是结核分枝杆菌、麻风分枝杆菌和少数非结核分枝杆菌。所致疾病多为慢性感染，并伴有肉芽肿。

第一节　结核分枝杆菌

结核分枝杆菌（*M. tuberculosis*）俗称结核杆菌，是引起结核病的病原菌。可侵犯全身各器官，但以肺结核最多见。结核病至今仍为危害最严重的传染病之一。据 WHO 报道，每年约有 900 万新增病例，死亡约 300 万人。在我国每年约有 25 万人死于该病，其发病率和死亡率位居法定报告传染病第一位。

一、生物学性状

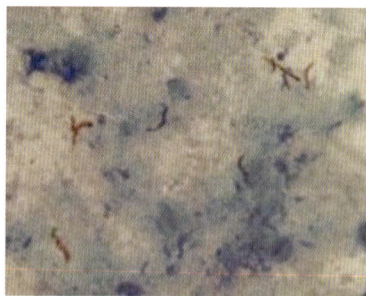

图 11-1　结核分枝杆菌
（抗酸染色）

（一）形态与染色

结核分枝杆菌为细长略带弯曲的杆菌，大小为 $(1\sim4)\mu m \times (0.2\sim0.4)\mu m$，分枝状排列或聚集成团，在陈旧培养物中，形态不典型，可出现多形性。无芽孢，无鞭毛，有荚膜。抗酸染色阳性，显红色（图 11-1）。

（二）培养特性

专性需氧，营养要求高，常用罗氏（Lowenstein-Jensen）固体培养基。最适温度为 37℃，最适 pH 6.5~6.8，生长缓慢，培养 3~4 周后才出现肉眼可见的菌落，菌落呈颗粒、结节或菜花状，乳白色或米黄色，不透明（图 11-2）。在液体培养基中呈菌膜生长。

（三）抵抗力

结核分枝杆菌的细胞壁含有大量脂质，对干燥、酸碱抵抗力较强。在干燥痰内可存活 6 ~ 8 个月，在 3% HCl、6% H_2SO_4、4% NaOH 中 30 分钟内仍保持活力，故常用酸碱处理带杂菌的标本。对湿热、紫外线和 75% 的乙醇敏感。对链霉素、异烟肼、利福平、乙胺丁醇等多种药物敏感，但长期用药容易出现耐药性。

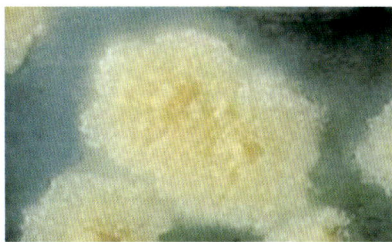

图 11 - 2 罗氏固体培养基中
的结核分枝杆菌

（四）变异性

结核分枝杆菌可发生形态、菌落、毒力、免疫原性和耐药性等变异。牛结核分枝杆菌经多次传代后变异为卡介苗（BCG），用于预防接种。

二、致病性

结核分枝杆菌不产生内、外毒素和侵袭性酶类，其致病性可能与细菌在组织细胞内大量繁殖引起的炎症、菌体成分和代谢物质的毒性以及机体对菌体成分产生的免疫损伤有关。

（一）致病物质

1. 脂质　脂质约占细胞壁干重的 60%，大多与蛋白质和多糖结合成复合物，其含量与毒力密切相关。①磷脂：能刺激单核细胞增生，抑制蛋白酶的分解作用，形成结核结节和干酪样坏死；②脂肪酸：又称为索状因子，与分枝菌酸的抗酸性有关，能破坏细胞线粒体膜，抑制中性粒细胞游走，导致慢性肉芽肿；③蜡质 D：能引起迟发型超敏反应；④硫酸脑苷脂（sulfatide）：能抑制吞噬细胞中吞噬体与溶酶体的结合，使细菌在细胞内长期存活。

2. 蛋白质　蛋白质有抗原性，和蜡质 D 结合后能使机体发生超敏反应。

3. 荚膜　荚膜能辅助细菌的黏附和入侵；对结核分枝杆菌具有保护作用，可防止宿主的有害物质进入菌体内；荚膜中的酶类物质还可降解宿主组织中的大分子物质，为细菌生长提供营养物质。

（二）所致疾病

结核分枝杆菌主要通过呼吸道、消化道或皮肤损伤侵入易感机体，引起相应器官的结核病，其中以肺结核最为多见。肺结核可有以下两类表现形式。

1. 原发感染（初次感染）　多发生于儿童。结核分枝杆菌初次经呼吸道进入肺泡后，被巨噬细胞吞噬，该菌可抵抗溶酶体作用而继续繁殖，并最终导致巨噬细胞裂解，在肺泡内形成渗出性炎症，称为原发病灶。初次感染的机体因缺乏特异性免疫，原发病灶内的结核分枝杆菌常经淋巴管到达肺门淋巴结，引起淋巴管炎和淋巴结肿大。原发病灶、肺门淋巴管炎和肺门淋巴结肿大称原发复合征。感染易扩散是原发感染的特点。随机体抗结核免疫的建立，原发感染大多能形成纤维化或钙化而自愈。但原发病灶中有少量结核分枝杆菌长期潜伏，不断强化机体已形成的免疫力，也可以作为以后内源性感染的来源。极少数患者因免疫力低下，结核分枝杆菌可经血管、淋巴管等扩散至骨、关节、肾、脑膜等部位，引起全身粟粒性结核或结核性脑膜炎。

2. 原发后感染（继发感染）　多发生于成人，大多为内源性感染，极少数为外源性感

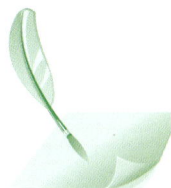

染。由于机体已有特异性细胞免疫，因此原发后感染的特点是病灶多局限，一般不累及邻近的淋巴结。病变常发生在肺尖，表现为慢性肉芽肿，形成结核结节，发生纤维化或干酪样坏死。若结节破溃，排入邻近支气管，则可形成空洞并通过排痰释放大量结核分枝杆菌，成为结核重要的传染源。

三、免疫性、超敏反应与结核菌素试验

（一）免疫性和超敏反应

人类抗结核免疫主要是细胞免疫，属于传染性免疫（infection immunity），又称有菌免疫，即体内有结核分枝杆菌及其成分时，机体具有抗结核免疫；一旦细菌消亡，则相应免疫力也随之消失。结核分枝杆菌感染时，细胞免疫和迟发型超敏反应同时存在，因此通过检测超敏反应可以了解机体免疫与感染的状况。

（二）结核菌素试验

1. 原理与试剂　结核菌素试验是应用结核菌素进行皮肤试验来测定机体对结核分枝杆菌是否存在Ⅳ型超敏反应的一种体内试验。感染过结核分枝杆菌的机体在注射结核菌素之后，会发生Ⅳ型超敏反应，局部表现为红肿、硬结。未感染过结核分枝杆菌的机体不会发生Ⅳ型超敏反应。结核菌素试剂包括旧结核菌素（OT）和纯蛋白衍生物（PPD），PPD有两种，即PPDC和BCGPPD，前者由人结核分枝杆菌提取，后者来自卡介苗。

2. 试验方法　多采用PPD法。取PPDC和BCGPPD各5单位分别注入前臂掌侧皮内（亦可单侧注射），48~72小时观察注射局部。若红肿、硬结直径小于5mm，为阴性反应；超过5mm，为阳性反应；≥15mm为强阳性反应。两侧红肿时，若PPDC > BCGPPD为感染，反之可能为接种卡介苗所致。

3. 结果判断

（1）阴性反应　表明受试者未感染过结核分枝杆菌，未接种过卡介苗，对结核分枝杆菌无免疫力，但应考虑以下情况：感染初期、老年人、严重结核病患者或正患有其他传染性疾病者以及获得性细胞免疫功能低下者。

（2）阳性反应　表明受试者已感染过结核分枝杆菌或接种过卡介苗（BCG），对结核分枝杆菌有一定免疫力。

（3）强阳性反应　表明受试者可能有活动性结核，应进一步追查病灶。

4. 实际应用　①选择卡介苗接种对象和测定卡介苗接种后的免疫效果。结核菌素试验阴性者应接种或补种卡介苗。②婴幼儿（尚未接种卡介苗者）结核病的辅助诊断。③测定肿瘤患者的细胞免疫功能。④对未接种卡介苗的人群作结核分枝杆菌感染的流行病学调查。

四、微生物学检查

（一）标本采集与处理

根据感染部位选择不同的标本，如痰液、支气管灌洗液、尿、粪、脑脊液或胸腔积液、腹腔积液。

（二）涂片染色镜检

标本直接涂片或集菌后涂片，用抗酸染色法染色。若找到抗酸性杆菌，可结合症状初步诊断。也可用金胺染色，在荧光显微镜下结核分枝杆菌呈现金黄色荧光，阳性率可提高10~30倍。

扫码"看一看"

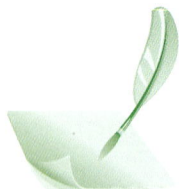

（三）分离培养

将标本接种于罗氏固体培养基，37℃培养，3～4周后观察菌落特征，并根据涂片染色结果进行鉴定。也可将标本接种于含血清的液体培养基中，37℃培养5～7天，取管底沉淀物涂片染色镜检，检出率较直接涂片高约100倍。

（四）快速诊断

聚合酶链反应（PCR）基因扩增技术已应用于结核分枝杆菌DNA鉴定，每毫升标本中仅需几个结核分枝杆菌即能获得阳性结果。

五、防治原则

（一）预防

接种卡介苗可预防结核病。接种对象主要是新生儿和结核菌素试验阴性的儿童。需采用皮内法接种。接种后2个月再作结核菌素试验，若仍为阴性需再次接种。接种后免疫力可维持3～5年。

（二）治疗

常用的药物有链霉素、异烟肼、对氨水杨酸、利福平、乙胺丁醇等。联合用药可减少细菌耐药性的产生，降低药物毒性。近来，WHO呼吁采用"DOTS"疗法，又称"直接督导短程疗法"，即在医务人员的监督下用药，确保药物的正确使用及完整的疗程，提高治愈率。

> **考点提示**
> 结核菌素试验的原理及意义。

第二节　麻风分枝杆菌

麻风分枝杆菌（*M. leprae*），俗称麻风杆菌，是麻风的病原体。麻风是一种潜伏期长、发病慢、病程长的慢性传染病。主要侵犯皮肤、黏膜和周围神经，少数病例可累及深部组织和内脏器官。治愈后有一定复发率。

麻风分枝杆菌的形态、染色与结核分枝杆菌相似，细长、略带弯曲，常呈束状排列，抗酸染色阳性（图11-3）。麻风分枝杆菌是一种典型胞内菌，患者渗出物标本涂片中可见大量麻风分枝杆菌存在于细胞内。这种细胞的细胞质呈泡沫状，称麻风细胞或泡沫细胞，这对与结核分枝杆菌的区别有重要意义。麻风分枝杆菌在体外人工培养至今仍未成功。

麻风分枝杆菌主要通过破损的皮肤、黏膜或呼吸道和密切接触等方式感染人体，家庭内传播较多见。病程长，发病缓慢，根据机体的免疫状态、病

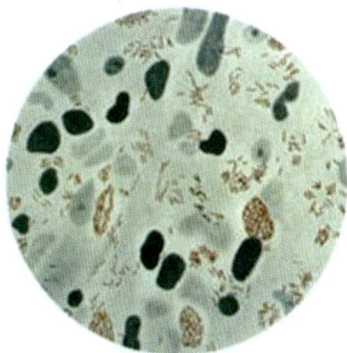

图11-3　麻风分枝杆菌

理变化和临床表现可将大多数患者分为瘤型和结核型两型。少数患者处于两型之间的界限类和未定类，两类可向两型转化。人对麻风分枝杆菌主要靠细胞免疫。

微生物学检查法主要是标本涂片染色显微镜检查。

麻风目前尚无特异性预防方法。该病防治特别要对密切接触者作定期检查。治疗药物主要有砜类、利福平、氯法齐明及丙硫异烟胺。联合用药可防止耐药性产生。

练习题

扫码"练一练"

一、A₁ 型题

1. 下列结核分枝杆菌的特性，哪一项不正确

    A. 抗酸染色呈红色，为抗酸菌

    B. 营养要求高，生长缓慢

    C. 耐酸碱，6% 硫酸中可存活 30 分钟

    D. 有毒菌株为光滑型

    E. 有毒菌株在液体培养基中呈索状生长

2. 结核分枝杆菌的脂质主要有磷脂、脂肪酸和蜡质 D 三种成分，它们都

    A. 与蛋白、多糖结合，是激发机体抗感染免疫和迟发型超敏反应的基础

    B. 是良好的抗原成分

    C. 对碱性复红有亲和力

    D. 为结核分枝杆菌与非典型分枝杆菌的区别要点

    E. 易发生耐药性变异的原因

3. PPD/OT 试验的原理是

    A. 毒素抗毒素中和试验   B. 结核菌素的毒性作用

    C. Ⅰ 型超敏反应   D. Ag－Ab 复合物在局部沉积

    E. 迟发型超敏反应

4. 结核菌素试验阳性最合理的判断是

    A. 正在患结核病   B. 结核恢复期

    C. 结核隐性感染   D. 结核病已治愈

    E. 感染过结核或接种过卡介苗

5. 结核菌素试验阴性，下述哪一种解释是正确的

    A. 未受过结核分枝杆菌感染，对结核有免疫力

    B. 可能是原发感染早期或正患严重结核病

    C. 可以诊断患儿正患麻疹

    D. 这种结核病患者没有传染性

    E. 这种结核病患者病性较轻

6. 肺结核患者痰涂片可用下列哪种方法助诊

    A. 革兰染色法   B. 亚甲蓝染色法

    C. 墨汁染色法   D. 镀银染色法

    E. 抗酸染色法

7. 以下哪种对象最适宜于接种卡介苗

    A. 长期低热、咳嗽，疑为肺结核的患儿

    B. 结核菌素试验阴性的细胞免疫缺陷者

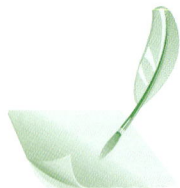

C. 结核菌素试验阴性的麻疹患儿

D. 结核菌素试验阴性的健康儿童

E. 结核菌素试验阳性的健康儿童

二、简答题

1. 简述结核分枝杆菌的生物学性状及致病性。

2. 简述结核菌素试验的原理、结果及意义。

（钟晓艳）

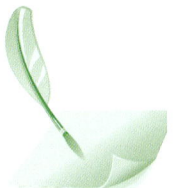

第十二单元

动物源性细菌 ◀●●

扫码"学一学"

要点导航

学习要点

1. 掌握：动物源性细菌的概念。
2. 熟悉：动物源性细菌的感染方式、所致疾病及防治原则。
3. 了解：常见动物性细菌种类及生物学特性。

技能要点

具有预防动物源性细菌感染的一定能力。

动物源性细菌以动物为传染源，可以引起人和动物发生人畜共患病。这些病主要发生在畜牧区或自然疫源地。常见的有布鲁菌属、鼠疫耶尔森菌和炭疽芽孢杆菌等。

第一节　布鲁菌属

布鲁菌属（*Brucella*）共有6个生物种、19个生物型，最早由美国医师 David Bruce 首先分离出。在我国流行主要是羊布鲁菌病，其次为牛布鲁菌病。

该菌为革兰阴性小杆菌，$(0.4 \sim 0.8)$ μm × $(0.5 \sim 1.5)$ μm。无芽孢、无鞭毛、有微荚膜。专性需氧菌，初次分离时需 $5\% \sim 10\%$ CO_2，对外界环境抵抗力较强，在土壤、毛皮、病畜的脏器和分泌物、肉和乳制品中可生存数周至数月。但对湿热、日光、常用消毒剂均较敏感。

布鲁菌的主要致病物质是内毒素。此外，还包括荚膜与侵袭性酶。布鲁菌感染家畜引起母畜流产。人类主要通过接触病畜及其分泌物或接触被污染的畜产品，经皮肤、黏膜、眼结膜、消化道、呼吸道等不同途径感染。

布鲁菌是胞内寄生菌，侵入血流出现菌血症。反复形成菌血症使患者出现波浪式热型，临床上称为"波浪热"。感染易转为慢性。机体感染布鲁菌后可产生免疫力，以细胞免疫为主。

防治措施是控制和消灭家畜布鲁菌病，切断传播途径和免疫接种等。免疫接种以畜群为主，疫区人群可接种减毒活疫苗。治疗使用利福平与多西环素或四环素联用。

第二节　耶尔森菌属

耶尔森菌属（*Yersinia*）属于肠杆菌科，为革兰阴性小杆菌。包括鼠疫耶尔森菌、小肠

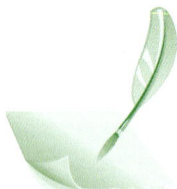

结肠炎耶尔森菌与假结核耶尔森菌等 13 个菌种，本属细菌通常先引起啮齿动物、家畜和鸟类等动物感染，人类通过接触已感染的动物、食入污染食物或节肢动物叮咬等途径而被感染。

一、鼠疫耶尔森菌

鼠疫耶尔森菌（*Y. pestis*）俗称鼠疫杆菌，是鼠疫的病原菌。鼠疫是一种自然疫源性的烈性传染病，为法定甲类传染病。

该菌为两端钝圆、两极浓染的卵圆短小的革兰染色阴性杆菌，$(0.5 \sim 0.8)$ μm × $(1 \sim 2)$ μm（图 12 - 1）。有荚膜，无鞭毛，无芽孢。对理化因素抵抗力较弱，但在自然环境的痰液中能存活 1 个月以上，在蚤粪和土壤中能存活 1 年左右。

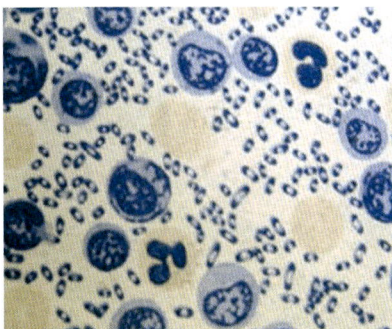

图 12 - 1 鼠疫耶尔森菌

鼠疫是自然疫源性传染病，致病性极强，少数几个细菌即可使人致病。啮齿类动物（家鼠、野鼠、黄鼠）是鼠疫耶尔森菌的储存宿主，鼠蚤为主要的传播媒介。人患鼠疫后，又可通过人蚤或呼吸道等途径在人群间流行。临床常见腺鼠疫、肺鼠疫和败血症鼠疫。肺鼠疫死亡患者的皮肤呈黑紫色，又有"黑死病"之称。感染鼠疫后能获得牢固免疫力，再次感染者罕见。

灭鼠灭蚤是切断鼠疫传播环节、消灭鼠疫源的根本措施。一旦发现应尽快隔离，以阻断鼠疫在人群中的传播。早期足量使用抗生素是治疗的关键。如磺胺类、链霉素、阿米卡星、四环素等。

考点提示

人类鼠疫的传播媒介。

二、小肠结肠炎耶尔森菌

小肠结肠炎耶尔森菌（*Y. enterocolitica*）为人畜共患病原菌，是引起人类严重的小肠结肠炎的病原菌。

该菌为革兰阴性球杆菌，偶见两端浓染。无芽孢、无荚膜。具有侵袭性及产毒素性。人类通过食用污染的食物和水而受染。潜伏期 3～7 天，临床表现以小肠结肠炎为多见，易与志贺菌痢混淆，常具有自限性。有些患者可发展为自身免疫性并发症的肠道外感染。

第三节　芽孢杆菌属

芽孢杆菌属（*Bacillus*）是一群需氧、能形成芽孢的革兰阳性大杆菌。

一、炭疽芽孢杆菌

炭疽芽孢杆菌（*B. anthracis*）是动物和人类炭疽的病原菌，是人类历史上第一个被发现的病原菌，俗称炭疽杆菌。该菌是致病菌中最大的革兰阳性粗大杆菌，$(1 \sim 3)$ μm × $(5 \sim 10)$ μm，两端截平，呈链状排列，形似竹节状（图 12 -2）。有荚膜，无鞭毛，在有氧条件下

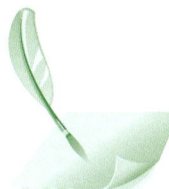

扫码"看一看"

形成芽孢。芽孢抵抗力很强，牧场一旦被污染，传染性可持续数十年。

本菌的主要致病物质是荚膜和炭疽毒素。炭疽毒素为外毒素，是造成感染者致病和死亡的主要原因。炭疽是典型的人畜共患病。牛与羊等食草动物的发病率最高，经多种方式感染人，引起人类炭疽，最常见的是皮肤炭疽（病灶中有黑色焦痂出现，故名炭疽）（图12-3），还包括肠炭疽和肺炭疽。上述三型均可并发败血症，偶见引起炭疽性脑膜炎，死亡率极高。炭疽病后可获得持久性免疫力。

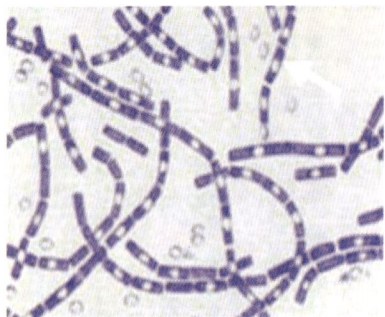

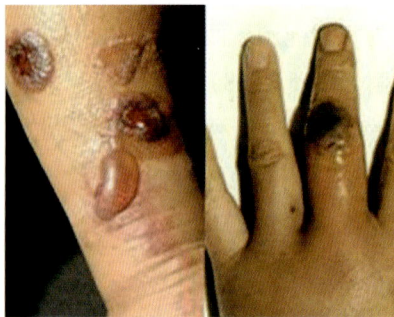

图12-2　炭疽芽孢杆菌　　　　　　　　　　图12-3　皮肤炭疽

控制家畜感染和牧场污染是防治的关键。病畜应严格隔离或处死深埋，死畜严禁剥皮或煮食，必经焚毁或深埋2m以下。特异性预防用炭疽减毒活疫苗，治疗以青霉素为首选。

二、蜡样芽孢杆菌

蜡样芽孢杆菌（*B. cereus*）为革兰阳性大杆菌，椭圆形芽孢，位于菌体中央或次末端。在普通琼脂平板上生长良好，菌落较大，灰白色，表面粗糙似融蜡状，故名。本菌广泛分布于土壤、水、尘埃、淀粉制品、乳类和乳制品等食品中，可引起食源性疾病（食物中毒）和机会性感染。

练习题

一、A₁ 型题

1. 在我国引起疾病最常见的布鲁菌是

　　A. 牛布鲁菌　　　　　　　B. 猪布鲁菌　　　　　　　C. 鼠布鲁菌

　　D. 羊布鲁菌　　　　　　　E. 犬布鲁菌

2. 人类鼠疫的传播媒介是

　　A. 人虱　　　　　　　　　B. 鼠蚤　　　　　　　　　C. 螨

　　D. 蜱　　　　　　　　　　E. 蚊

3. 可产生芽孢的动物源性细菌为

　　A. 鼠疫耶尔森菌　　　　　B. 布鲁菌属

　　C. 炭疽芽孢杆菌　　　　　D. 破伤风梭菌

　　E. 小肠结肠炎耶尔森菌

4. 炭疽芽孢杆菌主要引起哪些动物的疾病

　　A. 肉食动物　　　　　　　B. 草食动物　　　　　　　C. 啮齿动物

扫码"练一练"

D. 节肢动物 E. 鸟、家禽

5. 可引起波浪热的细菌是

A. 鼠疫耶尔森菌 B. 布鲁菌属

C. 炭疽芽孢杆菌 D. 破伤风梭菌

E. 小肠结肠炎耶尔森菌

二、简答题

1. 简述炭疽芽孢杆菌的致病物质及所致疾病。

2. 比较布鲁菌属、鼠疫耶尔森菌及炭疽芽孢杆菌的主要异同点。

（钟晓艳）

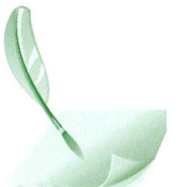

其他病原菌

要点导航

学习要点

1. 熟悉：白喉棒状杆菌的形态特点、致病性及防治原则。
2. 了解：流感嗜血杆菌、嗜肺军团菌、百日咳鲍特菌、铜绿假单胞菌的致病性。

技能要点

能在显微镜下辨别各种细菌的形态特点，有预防该菌相应感染的一定能力。

第一节 白喉棒状杆菌

案例 患儿，男，5岁，上幼儿园。主诉：发热、咽痛7天，伴有哭闹、烦躁及流涎，就诊入院。入院检查：患儿咽后壁及腭垂处有一灰白色假膜，呈片状，不易擦去，颌下及颈部淋巴结肿大。实验室检查：假膜涂片或培养白喉棒状杆菌（＋）。心电图未见异常。

问题与思考：

1. 白喉棒状杆菌的镜下形态有何特征？结合病例设计防护方案。
2. 白喉棒状杆菌的致病因素与临床症状有何联系？

白喉棒状杆菌（*C. diphtheriae*），俗称白喉杆菌，是白喉的病原菌。白喉是一种急性呼吸道传染病。

一、生物学性状

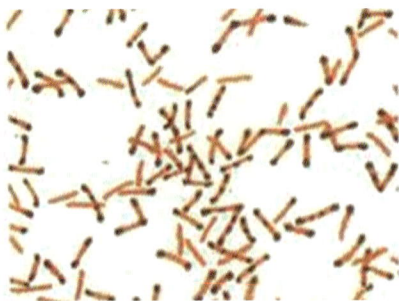

图13-1 白喉棒状杆菌

1. 形态与染色 菌体细长微弯，粗细不一，一端或两端膨大呈棒状。常排列呈V、L等文字形。革兰染色阳性。用亚甲蓝或Albert等法染色，菌体两端可见着色较深的异染颗粒（图13-1），对鉴定细菌有重要意义。

2. 培养特性 需氧或兼性厌氧，最适生长温度37℃。营养要求较高，在含有凝固血清的吕氏培养基血清斜面上生长迅速。在含亚碲酸钾的血平板上，白喉棒状杆菌能吸收亚碲酸盐，使其还原为单质碲，使菌落呈黑色。

3. 抵抗力 白喉棒状杆菌对湿热和常用消毒剂敏感，但对寒冷和干燥抵抗力强，在衣服、床单、玩具上可存活数天至数周。对青霉素、红霉素敏感。

二、致病性与免疫性

1. 致病物质　主要致病物质是白喉外毒素，由携带 β - 棒状杆菌噬菌体的白喉棒状杆菌产生，属于细胞毒素。能使细胞内蛋白质合成受阻，细胞死亡，产生病变。

2. 所致疾病　引起白喉。传染源是白喉患者和带菌者，经飞沫或污染的物品传播。人群普遍易感，但以儿童最多见。细菌在鼻咽部增殖并分泌外毒素，引起炎性渗出与组织坏死。渗出物中含有纤维蛋白，能将炎性细胞、黏膜坏死组织和白喉棒状杆菌凝聚在一起，形成灰白色点状或片状假膜（图 13 - 2），不易拭去，是本病的典型体征。若黏膜水肿及假膜脱落，可引起呼吸道阻塞，甚至窒息死亡。白喉棒状杆菌本身一般不侵入血流，但被吸收的外毒素可通过血液与易感的组织结合，在临床上引起各种表现，如心肌炎、软腭麻痹、声嘶、肾上腺功能障碍、周围神经炎等症状。

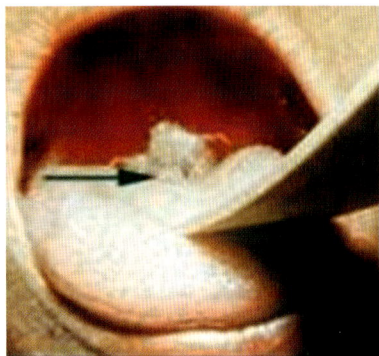

图 13 - 2　咽白喉假膜

3. 免疫性　感染或预防接种后可产生白喉抗毒素，获得牢固的免疫力。5 岁以内儿童为白喉易感人群。

三、微生物学检查

用无菌棉拭从患者病变部位假膜及其边缘取材，直接涂片染色镜检，根据菌体形态、染色性、排列特征及有无异染颗粒等，结合临床表现作出初步诊断。亦可分离培养后进行生化反应、毒力试验等做出鉴定。

四、防治原则

注射白喉类毒素是预防白喉的主要措施。目前应用白喉类毒素、百日咳死疫苗和破伤风类毒素混合制剂（简称白 - 百 - 破三联疫苗）进行预防。对未进行人工主动免疫而与患者密切接触者，立即肌肉注射白喉抗毒素 1000～3000 U 作紧急预防。对白喉患者的治疗，应早期足量使用白喉抗毒素，根据病情通常用 2 万～10 万 U 肌肉或静脉注射。注射前应作皮肤试验，阳性者进行脱敏治疗。此外，尚需应用抗生素治疗，常用青霉素、红霉素。

考点提示

白喉的特异性预防原则。

扫码"看一看"

第二节　流感嗜血杆菌

流感嗜血杆菌（*Haemophilus influenzae*，Hi），俗称流感杆菌，最初分离时被认为是流感的病原体，为此而得名。现确定该菌为流感时继发细菌感染的常见病原体。

一、生物学性状

流感嗜血杆菌为革兰阴性短小杆菌，（0.3～0.4）μm ×（1～1.5）μm。无芽孢，无鞭毛，多数有菌毛。有毒菌株在含脑心浸液的血琼脂平板上培养6～18 小时常形成荚膜，而正常菌群中的绝大多数无荚膜。需氧或兼性厌氧，营养要求高，需 X 因子和 V 因子两种辅因子。将流感嗜血杆菌与金黄色葡萄球菌在血平板上共同培养时，由于金葡菌能产生因子，离金葡菌菌落越近，该菌菌落越大，反之越小。此现象称为"卫星现象"。根据荚膜多糖抗原分 6 种菌型，其中 b 型致病力最强。抵抗力弱，对热、干燥、常用消毒剂敏感。

二、致病性与免疫性

荚膜是最重要的毒力因子。除此之外，菌毛、内毒素和 IgA 蛋白酶与致病有关。流感嗜血杆菌所致的疾病分为原发感染和继发感染两类。原发感染为外源性感染，多为 b 型引起的急性化脓性感染，如化脓性脑膜炎、咽喉炎、化脓性关节炎等，好发于小儿。继发感染常为呼吸道寄居的正常菌群中的流感嗜血杆菌引起，为内源性感染，常继发于流感、麻疹、结核等，如慢性支气管炎、鼻窦炎、中耳炎等，以成人多见。机体对流感嗜血杆菌的免疫以体液免疫为主。

三、微生物学检查

根据临床症状采集相应的标本，如鼻咽分泌物、脑脊液等，直接涂片镜检及分离培养鉴定。也可采用抗原检测和 PCR 技术等快速诊断方法。

四、防治原则

预防流感嗜血杆菌感染的最重要方法是对 5 岁以下儿童接种 b 型流感嗜血杆菌荚膜多糖疫苗。治疗多采用广谱抗生素或磺胺类药，如氨苄西林、头孢菌素类药物等。

第三节　百日咳鲍特菌

百日咳鲍特菌（*Bordetella pertussis*）是人类百日咳的病原菌。

该菌为革兰阴性卵圆形短小杆菌，多单个分散排列，无鞭毛，无芽孢，有荚膜和菌毛。专性需氧，营养要求较高，需用鲍金培养基（含马铃薯、血液、甘油）培养。抵抗力弱。

早期患者和带菌者是百日咳的主要传染源，通过呼吸道经飞沫传播。病程较长，可导致患者出现阵发性痉挛性咳嗽，常伴鸡鸣样吼声，故名百日咳。病后可获得持久免疫，以黏膜局部的 SIgA 为主。

预防以接种疫苗为主，对 1 岁以下幼儿接种白 – 百 – 破三联疫苗。治疗首选红霉素、氨苄西林等。

第四节　嗜肺军团菌

知识链接

嗜肺军团菌的发现

1976 年在美国费城举行的退伍军人大会上暴发了一种不明原因的上呼吸道急性感染，与会者中 149 人发病，34 人死亡。在病死者肺中分离出一种新的革兰阴性球杆菌。1978 年美国 CDC 命名为嗜肺军团菌。

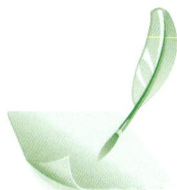

嗜肺军团菌是一类多形态性的短小革兰阴性球杆菌，专性需氧，兼性细胞内寄生。该菌广泛存在于自然界淡水及人工水域环境中（如自来水、中央空调、热水淋浴器等），能以气溶胶的方式传播。对干燥、紫外线和常用消毒剂敏感，但对氯和酸有一定抵抗力。

嗜肺军团菌主要引起军团菌病，流行于夏秋季节，经呼吸道飞沫传播，包括流感样型、肺炎型和肺外感染型。流感样型为轻症感染，肺炎型起病急骤，以肺炎症状为主，伴有多器官损害，病死率可达 15% ~ 20%。肺外感染型为继发感染，表现为肝、脑、肾等多器官损害。该菌易侵犯患有慢性器质性疾病或免疫功能低下的患者，因此也是医院内感染的病原菌之一。

目前尚无特异性预防措施，加强水源管理和人工输水管道及设施的消毒处理是有效措施之一。治疗上首选红霉素。

第五节　铜绿假单胞菌

铜绿假单胞菌（*P. aeruginosa*）属于条件致病菌，生长过程中可产生绿色水溶性色素，导致感染后脓汁和渗出液等呈现绿色，又名绿脓杆菌。

铜绿假单胞菌革兰染色阴性，为直线形或稍弯的杆菌。一端有 1 ~ 3 根鞭毛，运动活泼。无芽孢，有荚膜和菌毛。需氧，营养要求不高，生长时可产生带荧光的水溶性色素（绿脓素与青脓素）而使培养基呈亮绿色。抵抗力较其他革兰染色阴性菌强，对多种消毒剂和抗生素不敏感。

致病物质主要是内毒素，此外还有菌毛、荚膜、外毒素和胞外酶等多种致病因子。铜绿假单胞菌为条件致病菌，是医院内感染的主要致病菌之一。主要引起继发感染，多发生在皮肤黏膜受损处，如大面积烧伤、创伤；长期接受化疗或使用免疫抑制剂治疗的患者亦可出现感染，表现为局部化脓性炎症。还可引起中耳炎、脑膜炎、呼吸道感染、尿路感染、菌血症、败血症等。

铜绿假单胞菌分布广泛，可由多种途径传播，因此在医疗工作中必须严格执行无菌操作，防止医院内感染。治疗可选用多黏菌素 B、庆大霉素等。该菌易产生耐药性，治疗前须做药物敏感试验来指导临床用药。

练习题

一、A₁ 型题

1. 关于白喉棒状杆菌的致病作用，错误的是

    A. 通过呼吸道感染

    B. 在局部繁殖，细菌不入血

    C. 主要致病因素为白喉外毒素

    D. 白喉外毒素可引起局部细胞坏死

    E. 白喉外毒素一般不入血

2. 流感嗜血杆菌首先从何种患者鼻咽部分离出来

    A. 化脓性扁桃体炎　　　　　B. 流行性感冒　　　　　C. 肺炎

扫码"练一练"

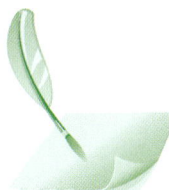

D. 脑膜炎   E. 支气管哮喘

3. 与金黄色葡萄球菌在血琼脂平板上共同孵育时出现"卫星现象"的细菌是

    A. 表皮葡萄球菌   B. 大肠埃希菌

    C. 流感嗜血杆菌   D. 百日咳鲍特菌

    E. 杜克嗜血杆菌

4. 对于嗜肺军团菌错误的叙述是

    A. 为革兰阴性杆菌，生长缓慢

    B. 通过呼吸道吸入带菌飞沫、气溶胶而感染

    C. 流感样型一般预后良好

    D. 肺炎型可引起多器官损害

    E. 肺外感染型可为原发感染也可为继发感染

5. 预防百日咳的主要方法是注射

    A. 类毒素   B. 抗毒素

    C. 减毒活疫苗   D. 白－百－破三联疫苗

    E. 抗生素

6. 常发生于烧伤或创伤后感染的细菌是

    A. 沙门菌   B. 流感嗜血杆菌

    C. 白喉棒状杆菌   D. 嗜肺军团菌

    E. 铜绿假单胞菌

二、简答题

1. 铜绿假单胞菌主要引起哪些感染？

2. 简述白喉棒状杆菌的致病特点。

（钟晓艳）

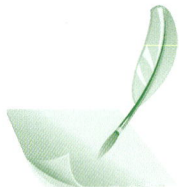

其他原核细胞型微生物 ◀ ● ●

扫码"学一学"

第一节　支　原　体

支原体（mycoplasma）是一类没有细胞壁、呈高度多形性、能通过滤菌器、能在无生命培养基上独立生长繁殖的最小的原核细胞型微生物。支原体种类繁多，分布广泛，多数不致病，对人致病的主要有肺炎支原体（*M. pneumoniae*）、人型支原体（*M. hominis*）、生殖器支原体（*M. genitalium*）、穿透支原体（*M. penetrans*）和解脲脲原体（*U. urealyticum*）。

一、概述

（一）生物学性状

支原体无细胞壁，呈高度多形性，直径0.3～0.5μm，可通过滤菌器。革兰染色阴性，但不易着色，常用 Giemsa 染色，染成淡紫色。细胞膜含胆固醇，有些支原体具有一种特殊的顶端结构，能黏附于宿主细胞表面，与其致病性有关。

营养要求高，在含有20%血清、酵母浸液、核酸提取物和辅酶等的培养基中缓慢生长2～7天后可出现典型的"油煎蛋"样菌落（图14–1）。多数支原体生长最适 pH 为7.6～8.0，解脲脲原体为6.0～6.5。

图14–1　支原体典型的
"油煎蛋"样菌落

支原体无细胞壁，比细菌抵抗力弱。对干燥、热、紫外线和一般消毒剂敏感，但对醋酸铊、结晶紫有抵抗力。对干扰细胞壁合成的抗生素如青霉素耐受，对干扰蛋白质合成及阻碍 DNA 复制的抗生素如红霉素、多西环素、左氧氟沙星等敏感。

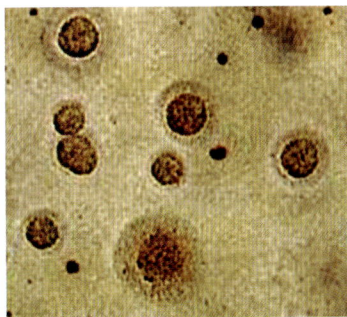

（二）微生物学检查

1. 分离培养 肺炎支原体感染取可疑患者的痰或咽拭子，解脲脲原体感染可取患者中段尿、宫颈分泌物、前列腺液等接种于相应培养基中，培养 1~2 周后挑取可疑菌落进行鉴定。

2. 血清学检测 临床上常用冷凝集试验、生长抑制试验、代谢抑制试验、PCR 技术等。

（三）防治原则

目前尚无支原体疫苗。由于支原体肺炎具有传染性，应注意消毒隔离，治疗可选用红霉素、多西环素或喹诺酮类。溶脲脲原体感染的预防主要是防止不洁性交，治疗可选用阿奇霉素、多西环素、红霉素等。

二、常见致病性支原体

（一）肺炎支原体

肺炎支原体引起人类原发性非典型肺炎，占非细菌性肺炎的50%左右。经呼吸道传播，常发生于夏末秋初，以 5~15 岁青少年较多见。临床症状较轻，表现为发热、咳嗽、头痛等症状，持续 1 周左右；但肺部 X 线片表现可持续 4~6 周。病理变化以间质性肺炎为主。个别患者可伴有呼吸道以外的并发症，如心血管症状、神经症状和皮疹。肺炎支原体感染后，呼吸道黏膜产生的 SIgA 对再感染有一定的防御作用，但免疫力不牢固，可反复感染。

（二）解脲脲原体

解脲脲原体，也称溶脲脲原体，是引起泌尿生殖道感染的重要病原菌之一。主要通过性行为传播，引起人类非淋菌性尿道炎（non-gonococcal urethritis，NGU）及前列腺炎、附睾炎、阴道炎、盆腔炎等，还可以通过胎盘感染胎儿，引起早产、流产。亦可导致不育症。解脲脲原体感染后产生的 SIgA 对防止再感染具有保护作用。

第二节　立　克　次　体

案例 患者，男，35 岁，因发热、头痛、小腿痛 5 天入院。曾用地塞米松、庆大霉素等治疗，但效果不理想。查体：体温40℃；脉搏 142 次/分；呼吸频率26次/分；血压134/80mmHg；心率快，节律不齐，呼吸急促，眼结膜充血；胸、腹有粉红色丘疹；腓肠肌压痛。白细胞计数及分类正常，肝功能正常，胸透正常，心电图窦性心动过速，外-斐反应OX19 为 1：160。

问题与思考：

1. 该患者初步诊断是什么疾病？

2. 如何进一步诊断？怎样治疗？

立克次体（rickettsia）是一类严格细胞内寄生的原核细胞型微生物，与节肢动物关系密切。立克次体的共同特点是：①有细胞壁，但呈多形性，主要为球杆状，大小介于细菌和病毒之间；②专性活细胞内寄生，以二分裂方式繁殖；③引起人畜共患病，大多属自然疫源性疾病；④节肢动物为其寄生宿主、储存宿主、传播媒介；⑤对多种抗生素敏感。

对人致病的立克次体主要有斑疹伤寒立克次体、普氏立克次体和恙虫病立克次体。

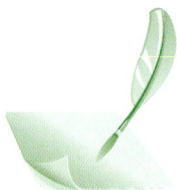

研究斑疹伤寒的献身者

20 世纪初，美国部分地区流行一种名为落矶山斑点热的急性流行病。为找出原因，1909 年，美国年轻的病理学家霍华德·泰勒·立克次（Howard Taylor Ricketts）深入疫区，发现患者血液中有一种杆形小体，1910 年，他又在患者衣虱粪及斑疹伤寒患者血液中发现类似小体，但是还没有阐述其想法就因感染斑疹伤寒而献身。1915 年，捷克的普劳沃泽克又在患者衣虱粪中发现了类似小体。1916 年，他和葡萄牙的罗莎·利马发现患者血液喂养的衣虱粪中也有同样小体，但他们都染上了斑疹伤寒，普劳沃泽克不幸献身。罗莎·利马康复后继续研究，终于确定这种小体为斑疹伤寒的病原体。人们为了纪念他们，以立克次来命名，称这种病原体为立克次体。

一、概述

立克次体呈多形态性，为球杆状或杆状，大小为 $(0.3 \sim 0.6)$ μm × $(0.8 \sim 2.0)$ μm。革兰染色阴性，但着色不明显，用 Gimenza 法染色呈红色，Giemsa 法染色呈紫色或蓝色（图 14-2）。

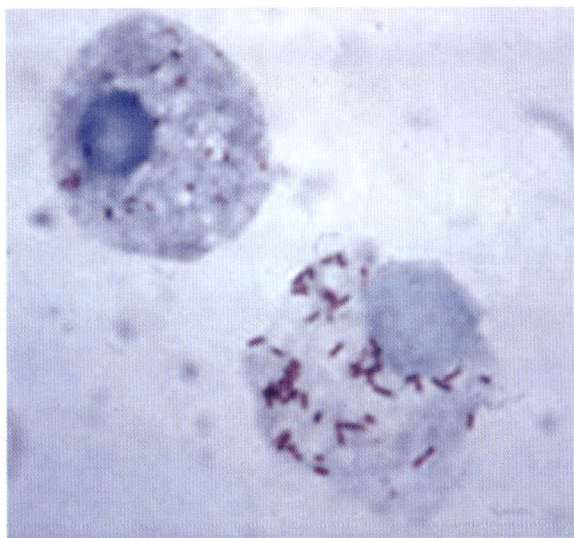

图 14-2　立克次体（Gimenza 染色）

专性活细胞内寄生，常用的接种方法有动物接种、鸡胚卵黄囊接种和细胞培养，生长最适温度为 32 ~ 35℃。

抵抗力较弱，对一般消毒剂敏感。但抗低温、抗干燥的能力较强，在节肢动物粪便中能存活 1 年以上。对氯霉素、四环素等敏感，但磺胺类药能促进其生长繁殖。

立克次体的致病物质主要有内毒素和磷脂酶 A。立克次体通过节肢动物的叮咬或其粪便经皮肤、呼吸道、消化道进入人体后，先在局部血管内皮细胞内增殖，导致细胞破裂，引起第一次菌血症。通过血流进入全身各脏器的血管内皮细胞中增殖，再次释放引起第二次菌血症，导致皮疹及脏器损害。

二、常见致病性立克次体

1. 普氏立克次体　普氏立克次体是流行性斑疹伤寒的病原体。患者是唯一传染源，体虱是主要传播媒介，故又称虱传斑疹伤寒。立克次体经虱叮咬直接或从被咬者抓挠的皮肤破损处侵入机体，也可经呼吸道或眼结膜使人感染。该病流行于冬春季节，并与生活条件拥挤、不卫生有关，故多发生于战争、饥荒及自然灾害时期。人感染立克次体后，经 2 周左右的潜伏期骤然发病，主要症状为高热、头痛、皮疹，有的伴有神经系统、心血管系统或其他脏器损害。病后免疫力持久，与斑疹伤寒立克次体感染有交叉免疫。

2. 斑疹伤寒立克次体　斑疹伤寒立克次体是地方性斑疹伤寒的病原体。鼠是主要储存宿主，传播媒介主要是鼠蚤或鼠虱，感染的自然周期是鼠 – 蚤 – 鼠，故又称鼠型斑疹伤寒。鼠蚤叮吮人血时，可将立克次体传染给人。带有立克次体的干燥蚤粪有可能经口、鼻、眼结膜进入人体而致病。该病的临床症状与流行性斑疹伤寒相似，但发病缓慢、病情较轻，很少累及中枢神经系统、心肌等。

3. 恙虫病立克次体　恙虫病立克次体是恙虫病的病原体。主要流行于东南亚、西南太平洋岛屿、日本和我国的东南与西南地区。恙虫病是一种自然疫源性疾病，主要传染源是野鼠和家鼠，兔与鸟类有时也能成为传染源。恙螨既是传播媒介，又是储存宿主，且病原体在恙螨体内可经卵传递。人通过恙螨幼虫的叮咬而感染。叮咬处先出现红色丘疹，成水疱后破裂，溃疡处形成黑色焦痂，是恙虫病特征之一。病后有较持久的免疫力。

立克次体是严格细胞内寄生的病原体，故体内抗感染免疫以细胞免疫为主，体液免疫为辅。

三、微生物学检查

主要采集患者的血液以供病原体分离或做免疫学试验。因立克次体特别容易引起实验室感染，必须严格遵守实验室操作规程，注意防止感染事故的发生。一般在发病初期或急性期和应用抗生素前采血，否则很难获得阳性分离结果。

外 – 斐反应效价在 1∶160 以上或恢复期抗体效价比早期增高≥4 倍者有诊断意义。

四、防治原则

预防立克次体病的重点是控制和消灭其中间宿主以及储存宿主，要加强个人自身防护。特异性预防方面，目前多采用全细胞灭活疫苗或减毒活疫苗接种。治疗可选用氯霉素、四环素、多西环素等，禁用磺胺类药。

第三节　衣　原　体

衣原体（chlamydia）是一类严格细胞内寄生、能通过滤菌器、具有独特发育周期的微生物。衣原体的共同特征：①有细胞壁，革兰染色阴性，圆形或椭圆形；②有严格的胞内寄生性和独特的发育周期，在活细胞内以二分裂方式繁殖；③含有 DNA 和 RNA 两种核酸；④有核糖体和较复杂的酶类，但缺乏供代谢所需的能量来源，只能由机体细胞提供；⑤对多种抗生素敏感。

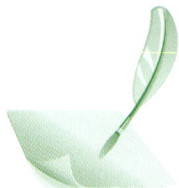

知识链接

沙眼衣原体发现者——汤飞凡

汤飞凡（1897—1958），中国第一代医学病毒学家。1955年他采用卵黄囊接种首次分离出沙眼衣原体，被汤飞凡命名为TE8，也称为"汤氏病毒"。汤飞凡是世界上发现重要病原体的第一个中国人，也是迄今为止唯一的一个中国人。

沙眼衣原体的分离成功在国际科学界引起了巨大的反响，将长期处于低潮的沙眼研究一下推上了高潮。有了病原体可供试验，证明许多简单的方法，如干燥、日晒、热水烫，以及许多常用的消毒剂都能有效地消毒，同时还筛选出许多特效药。沙眼的治疗和预防在短短几年里取得了前所未有的进展。

衣原体广泛寄生于人类、鸟类及哺乳动物，仅有少数致病。能引起人类疾病的有沙眼衣原体、肺炎衣原体、鹦鹉热衣原体，沙眼衣原体引起的生殖道感染已成为最常见的性传播疾病之一。

一、概述

衣原体具有独特的发育周期，包括原体和始体两个阶段。小而致密的称为原体（elementary body，EB），是发育成熟的衣原体，为细胞外形式，具有感染性；Giemsa 染色呈紫色，Macchiavello 染色呈红色。大而疏松的称为网状体（reticulate body，RB），又称为始体，为细胞内形式，无感染性，属繁殖型，Macchiavello 染色呈蓝色。

原体能吸附于易感细胞表面，经机体细胞的吞饮作用进入细胞内，而后由机体细胞膜包围形成空泡。在空泡内，原体逐渐发育、增大，变成网状体。网状体以二分裂方式繁殖，在空泡内形成很多子代原体，并聚集成各种形态的包涵体。不同衣原体包涵体的形态及在机体细胞内的位置不尽相同，可作为鉴别衣原体种类的依据。子代衣原体成熟后从感染细胞中释放，再感染新的细胞，开始新的发育周期。每个发育周期需 48～72 小时（图 14-3）。

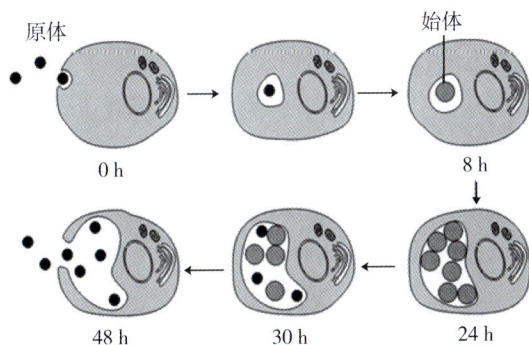

图 14-3　衣原体发育周期示意图

衣原体为专性细胞内寄生，绝大多数能在6～8日龄鸡胚卵黄囊接种培养，还可使用组织细胞培养。

衣原体耐冷不耐热，60℃仅存活5～10分钟，-70℃可保存数年。对常用消毒剂敏感，0.1%甲醛液24小时、1%盐酸2～3分钟、75%乙醇1分钟均可灭活。对四环素、红霉素、多西环素及利福平均很敏感。

二、常见致病性衣原体

（一）沙眼衣原体

沙眼衣原体主要寄生于人类，分为沙眼生物型和性病淋巴肉芽肿生物型（LGV）等，主要引起以下疾病。

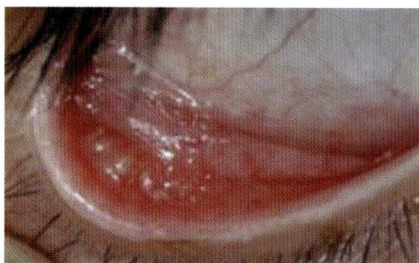

图 14-4 沙眼（结膜充血及滤泡增生）

1. 沙眼 由沙眼生物型 A、B、Ba、C 引起。主要经直接或间接接触传播，即眼–眼或眼–手–眼的途径传播。当沙眼衣原体感染眼结膜上皮细胞后，在其中增殖并在细胞质内形成散在型、帽型、桑葚型或填塞型包涵体。该病早期出现眼睑结膜急性或亚急性炎症，表现为流泪、有黏液脓性分泌物、结膜充血等（图 14-4）。后期出现结膜瘢痕、眼睑内翻、倒睫、角膜血管翳引起的角膜损害，影响视力甚至导致失明。

2. 包涵体结膜炎 由沙眼生物型 B、D~K 血清型引起。包括婴儿结膜炎及成人结膜炎两种。前者系婴儿经产道感染，引起急性化脓性结膜炎（也称包涵体性脓漏眼），不侵犯角膜，能自愈。后者可因性接触，经手至眼的途径或者因来自污染的游泳池水引起"滤泡性结膜炎"，又称"游泳池结膜炎"。病变类似沙眼，但不出现角膜血管翳，亦无结膜瘢痕形成，一般经数周或数月痊愈，无后遗症。

3. 泌尿生殖道感染 主要由沙眼生物型 D~K 血清型引起，经性接触传播的非淋菌性尿道炎。男性多表现为尿道炎，可合并附睾炎、直肠炎、前列腺炎及赖特综合征（非对称性反应性关节炎）等。女性能引起尿道炎、宫颈炎、盆腔炎、输卵管炎等，有时输卵管炎反复发作可导致不孕症或宫外孕。

4. 性病淋巴肉芽肿 由沙眼衣原体的性病淋巴肉芽肿生物型引起。主要通过性接触传播。对男性主要侵犯腹股沟淋巴结，引起化脓性淋巴结炎和慢性淋巴肉芽肿。对女性多侵犯会阴、肛门、直肠，导致肠–皮肤瘘管或出现会阴–肛门–直肠组织狭窄与梗阻。

5. 婴幼儿肺炎 主要由沙眼生物型 D~K 血清型引起。

（二）肺炎衣原体与鹦鹉热衣原体

引起呼吸道感染，经呼吸道飞沫传播。肺炎衣原体引起急性呼吸道感染，以肺炎多见，也可致气管炎、咽炎等。鹦鹉热衣原体可导致非典型性肺炎。

衣原体感染后的免疫以细胞免疫为主，但保护性不强，为时短暂，因此衣原体的感染常表现为持续性感染、反复感染或隐性感染。

三、微生物学检查

根据不同的疾病采集相应的标本，包涵体结膜炎及性病淋巴肉芽肿也可从病变部位取材涂片，用 Giemsa 染色直接镜检或免疫荧光检查。也可将标本接种于鸡胚卵黄囊进行分离培养检查，还可用核酸探针或 PCR 技术做快速诊断。

四、防治原则

无特异性预防方法。加强个人卫生，改善卫生状况，尽量不用公共毛巾、洗漱用具，避免接触传染。泌尿生殖道感染的预防同其他性传播疾病。

治疗应早期使用利福平、诺氟沙星及红霉素等抗生素。

第四节　螺　旋　体

螺旋体（spirochete）是一类细长、柔软、弯曲呈螺旋状、运动活泼的原核细胞型微生物。对人致病的主要有3个属：钩端螺旋体属（*Leptospira*）、密螺旋体属（*Treponema*）、包柔螺旋体属（*Borrelia*）（又名疏螺旋体属）。

一、钩端螺旋体

钩端螺旋体简称钩体，能引起人及动物的钩端螺旋体病，简称钩体病，属于自然疫源性疾病。该病呈世界性分布，我国主要以南方各省最为严重。

（一）生物学性状

钩端螺旋体螺旋细密而规则，一端或两端弯曲呈钩状，常为C、S或8字形。常用Fontana镀银染色法染成棕褐色（图14-5），在暗视野显微镜下反光的钩体像一串发亮的链状小珠。营养要求复杂，是致病性螺旋体中唯一能人工培养的。常用柯氏（Korthof）培养基进行培养。对热、干燥、日光、酸及常用消毒剂抵抗力弱，56℃10分钟即被杀死。但夏季在湿土或中性水中可存活数周至数月，对本病的传播有重要意义。对青霉素、庆大霉素敏感，但磺胺类药除外。

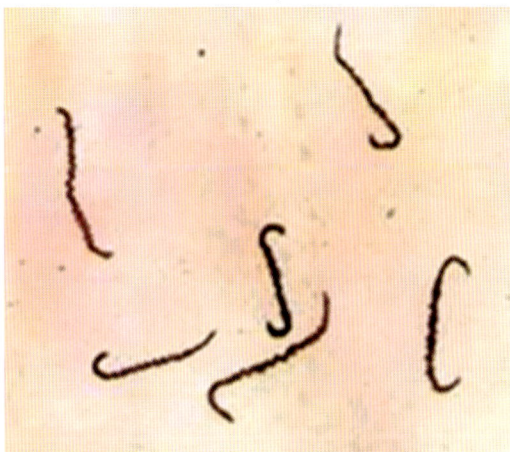

图14-5　钩端螺旋体（Fontana镀银染色法）

（二）致病性与免疫性

钩端螺旋体引发人畜共患的钩体病。钩体病在野生动物和家畜中广泛流行，其中以鼠类和猪为主要的传染源和储存宿主。动物感染后大多不发病，可通过尿液排出污染环境。人与污染的水或泥土接触，钩体经皮肤黏膜侵入机体，也可随被污染的食物或饮水经消化道进入人体。此外，钩体还可经胎盘或吸血昆虫传播。

钩体病临床表现多样，根据损伤脏器的不同分为流感伤寒型、黄疸出血型、肺出血型、肾衰竭型和脑膜脑炎型等，其中以肺出血型死亡率最高。

隐性感染或病后可获得对同型钩体的持久免疫力，以体液免疫为主。

（三）微生物学检查

发病10天内取血液，第1周后可取尿液，有脑膜刺激征者取脑脊液。可直接涂片镜检，亦可分离培养后进行血清学鉴定。分子生物学方法可用于快速诊断。

（四）防治原则

注意防鼠、灭鼠，加强对带菌家畜的管理。保护好水源，避免或减少与被污染水和土壤的接触。对易感人群进行多价死疫苗接种，疫苗必须是当地流行的血清型，以提高免疫效果。

治疗首选青霉素，对过敏者可选用庆大霉素或多西环素。

知识链接

夏季预防钩体病

在夏季，不少乡村地区钩体病流行，南方为稻田型，北方为洪水型。早期类似感冒症状，如寒战、酸痛、全身乏力"三症"和眼红、腓肠肌疼痛、淋巴结肿大"三征"。该病发展快，只要曾经接触田水和洪水，又有上述感冒样症状者，应及早诊断、及早治疗，以防发展为肺大出血型。钩体病的预防应以灭鼠、猪圈养来控制和消灭传染源。疫区下田农民每年应接种钩体病疫苗，一般注射1个月后即有免疫效果。青霉素对本病疗效较好，常做首选药。另外，中成药（千里光片）在收割稻子的前1天服用，每天3次，每次5片，连服3天停2天，直到收割完为止。中草药鱼腥草、穿心莲等也有效果。

扫码"看一看"

二、梅毒螺旋体

梅毒螺旋体（*Treponema pallidum*）是人类梅毒的病原体，梅毒属于性传播疾病。

（一）生物学性状

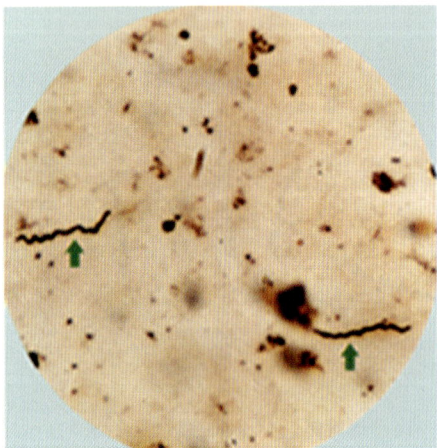

图14-6　梅毒螺旋体（Fontana 镀银染色法）

梅毒螺旋体形似细密的弹簧，螺旋弯曲规则，两端尖直，运动活泼。Fontana 镀银染色法将菌体染成棕褐色且变粗（图14-6）。新鲜标本在暗视野显微镜下可观察到其形态和运动方式。抵抗力极弱，对温度和干燥特别敏感，故冷藏3天以上的血液无传染梅毒的危险。对常用消毒剂敏感，对青霉素、四环素、红霉素及砷制剂敏感。但在-78 ℃以下可保持活性甚久。

（二）致病性与免疫性

人是梅毒螺旋体的唯一传染源。由于感染方式不同，可分先天性梅毒和后天性（获得性）梅毒，前者通过胎盘传给胎儿，后者通过性接触或血液传播。

1. 先天性梅毒　亦称胎传梅毒，是孕妇感染后经胎盘传给胎儿，易导致流产、早产、死产或先天畸形。胎儿出生后被称为梅毒儿，常呈锯齿形牙、间质性角膜炎、马鞍形鼻、先天性耳聋等特殊体征。

2. 后天性梅毒　后天性梅毒分三期（图14-7），有反复、潜伏和再发等特点。一期梅毒表现为外生殖器出现无痛性硬结及溃疡，称硬下疳。硬下疳常可自然愈合，经2~3个月无症状潜伏期后进入第二期。二期梅毒表现为全身皮肤黏膜出现梅毒疹，淋巴结肿大，有时亦累及骨、关节、眼及其他器官。不经治疗症状一般可在3周至3个月后自然消退，但常发生复发性二期梅毒。少数潜伏期状态的病例，经过2年或更久时间，进入三期梅毒。一、二期梅毒传染性极强。三期梅毒又称晚期梅毒，主要表现为皮肤黏膜的溃疡性坏死，并可损害内脏器官或组织，表现为肉芽肿样病变（梅毒瘤），可危及生命。此期的病灶中螺旋体很少，不易检出，传染性小。

梅毒病后的免疫属于传染性免疫，以细胞免疫为主。

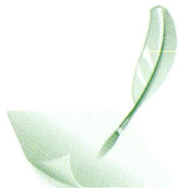

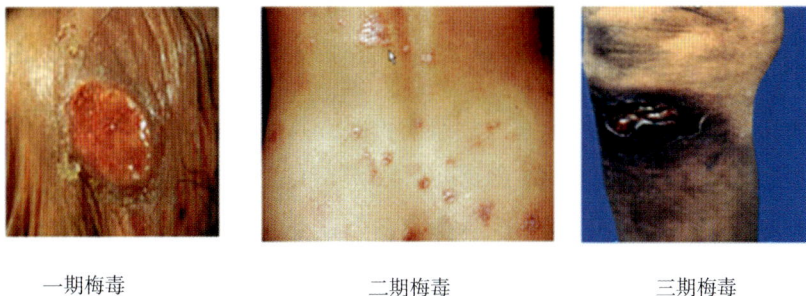

| 一期梅毒 | 二期梅毒 | 三期梅毒 |

图 14 – 7　后天性梅毒的三期表现

（三）微生物学检查

取一期梅毒硬下疳渗出液、二期梅毒疹渗出液或局部淋巴结抽出液，直接在暗视野显微镜下观察螺旋体的动力和形态。亦可与荧光标记的相应抗体结合后用荧光显微镜检查。目前使用较多的为血清学试验，如非特异性的不加热血清反应（USR）、快速血浆反应素试验（RPR）以及特异性的荧光密螺旋体抗体吸附试验（FTA – ABS）、梅毒螺旋体血凝试验（TPHA）等。

知识链接

奋森疏螺旋体

奋森疏螺旋体属于疏螺旋体属，正常情况下，寄居于人类口腔、齿龈及咽部，为人体正常菌群。当机体免疫力下降时，与梭形梭杆菌一起，导致樊尚（奋森）咽峡炎、牙龈炎、口腔坏疽等。

（四）防治原则

梅毒是一种性病，主要预防措施是加强性卫生教育和严格社会管理，对患者要尽早确诊，彻底治疗，取缔娼妓，减少传染源。

治疗首选青霉素，但剂量要足、疗程要够。

第五节　放线菌属与诺卡菌属

放线菌（actinomycete）是原核细胞型微生物的一个类群，以分裂方式繁殖，常形成分枝状无隔营养菌丝。广泛分布于自然界，大多数不致病，70% 抗生素由各种放线菌所产生。对人致病的主要是放线菌属（*Actinomyces*）和诺卡菌属（*Nocardia*）。

一、放线菌属

革兰染色阳性，厌氧或微需氧。培养较困难，初次分离加 5% CO_2 可促进其生长。生长缓慢，4~6 天长出灰白色、粗糙的微小菌落。

衣氏放线菌主要存在于人或动物的口腔、齿龈等部位。当机体免疫力下降或黏膜受损时，引起内源性感染，导致面部、颈部、肺部等组织的慢性化脓性炎症。在病灶组织和脓样物质中形成肉眼可见的黄色小颗粒，称为"硫黄样颗粒"，也可能侵入胸腹部引起脓肿、脓胸及胃肠道放线菌病，还可累及肝、泌尿器官、骨髓等。

预防措施是注意口腔卫生、早治疗牙病等。对脓肿、瘘管应及时外科清创处理，并用大剂量青霉素较长时间治疗，也可用磺胺类药、红霉素、林可霉素、四环素等治疗。

二、诺卡菌属

诺卡菌属又名原放线菌属，形态与放线菌相似，但菌丝末端不膨大。专性需氧，营养要求不高，生长缓慢，一般需1周才出现可见菌落。

星形诺卡菌感染为外源性感染，在免疫力低下者可引起原发性、化脓性肺部感染，巴西诺卡菌可侵入皮下组织引起慢性化脓性肉芽肿，感染好发于腿部和足，称足菌肿（足分枝菌病）。

治疗主要为手术清创，切除坏死组织。同时配合药物治疗，使用抗生素或磺胺类药物治疗，一般治疗时间不少于6周。

练习题

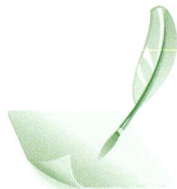

扫码"练一练"

一、A₁型题

1. 下列微生物可引起非淋菌性尿道炎，例外的是

    A. 人型支原体   B. 生殖支原体   C. 解脲脲原体

    D. 肺炎支原体   E. 穿透支原体

2. 沙眼由以下哪种微生物引起

    A. 螺旋体   B. 立克次体   C. 支原体

    D. 衣原体   E. 病毒

3. 关于梅毒，下述哪项是错误的

    A. 病原体是螺旋体

    B. 病后可获得终身免疫

    C. 可通过性接触或垂直传播

    D. 人是唯一传染源

    E. 治疗不及时易成慢性

4. 关于钩端螺旋体，下述哪项是错误的

    A. 鼠类和猪是主要传染源

    B. 病后可获得对同型钩体牢固的免疫力

    C. 血中钩体消失后，肾内可存留较长时间

    D. 钩体有较强的侵袭力，可通过正常或破损皮肤黏膜侵入机体

    E. 发病1周内可取尿液作为实验室检查的标本

二、简答题

1. 简述沙眼的传播途径及防治原则。

2. 简述钩端螺旋体的致病性。

3. 简述后天性梅毒的病程。

（钟晓艳）

病毒概述

扫码"学一学"

要点导航

学习要点

1. 掌握：病毒的概念及特点、感染方式与途径、致病机制，持续性感染的类型。

2. 熟悉：病毒的形态结构、增殖方式、理化因素对病毒的影响，病毒感染的类型，干扰素的概念、种类、作用机制及作用特点，病毒性疾病的防治原则。

3. 了解：病毒的遗传与变异，机体抗病毒免疫的特点，病毒的微生物学检查方法，病毒的分类。

技能要点

1. 能说出病毒的基本特点、危害性及防治原则。

2. 能根据病毒的基本特征预防病毒感染，并具有促进人体抗病毒免疫力的一定能力。

病毒（virus）是一类体积微小、结构简单、只含一种核酸（RNA 或 DNA）、只能在活的易感细胞内以复制方式进行增殖的非细胞型微生物，借助于电子显微镜放大几万到几十万倍后方可观察。

病毒与人类疾病关系极为密切，人类传染病 75% 由病毒引起。病毒性疾病具有流行广泛、传播途径多、传染性强、易发生并发症、后遗症严重、死亡率高等特点。有的病毒与自身免疫病、肿瘤和畸胎的发生有关。

随着科学技术的发展，病毒的检测措施不断改进，新病毒也不断被人类发现。包括人类免疫缺陷病毒、类病毒、SARS 病毒、高致病性禽流感病毒等。因此，病毒已成为多学科关注和研究的热点。

知识链接

烟草花叶病毒

在病毒大家庭中，有一种病毒有着特殊的地位，这就是烟草花叶病毒。

1886 年，在荷兰工作的德国人麦尔把患有花叶病的烟草植株的叶片加水研碎，取其汁液注射到健康烟草的叶脉中，发现能引起花叶病，麦尔指出烟草花叶病是由细菌引起的。1892 年，俄国的伊万诺夫斯基重复了麦尔的试验，而且进一步发现，患病烟草植株的叶片汁液，通过滤菌器后，还能引发健康的烟草植株发生花叶病。这种现象说明了致病的病原体不是细菌，但伊万诺夫斯基将其解释为是由细菌产生的毒素引起的。

1898 年，荷兰细菌学家贝杰林克通过一系列深入的实验，总结出引起烟草花叶病的致病因子有三个特点：①能通过滤菌器；②仅能在感染的细胞内繁殖；③在体外非生命物质中不能生长。根据这几个特点他提出这种因子不是细菌，而是一种新的物质，称为"有感染性的活的流质"，并取名为病毒，拉丁名叫"Virus"。神奇的病毒"诞生"了！

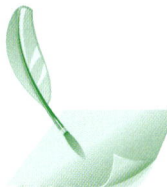

第一节　病毒的基本性状

一、病毒的大小与形态

完整的成熟病毒颗粒称为病毒体（virion），是病毒在细胞外的形式，具有典型的形态结构，并有感染性。病毒体极微小，以纳米（nm）为测量单位。病毒大小的测量方法主要有电镜测量法、超滤法和超速离心法等，其中以电镜测量法最为准确，可直接观察病毒颗粒，测量其大小并计算病毒颗粒的直径或长宽。

各种病毒体大小差别悬殊，大型病毒直径为 200～300 nm，如痘病毒；小型病毒为20～30 nm，如脊髓灰质炎病毒、鼻病毒等；大多数病毒体为中型病毒，为 80～150 nm，如流行性感冒病毒、腺病毒、疱疹病毒等。

大多数病毒为球形或类球形，少数为砖形、杆状、丝状、子弹状及蝌蚪状等。病毒体形态与大小比较见图 15－1。

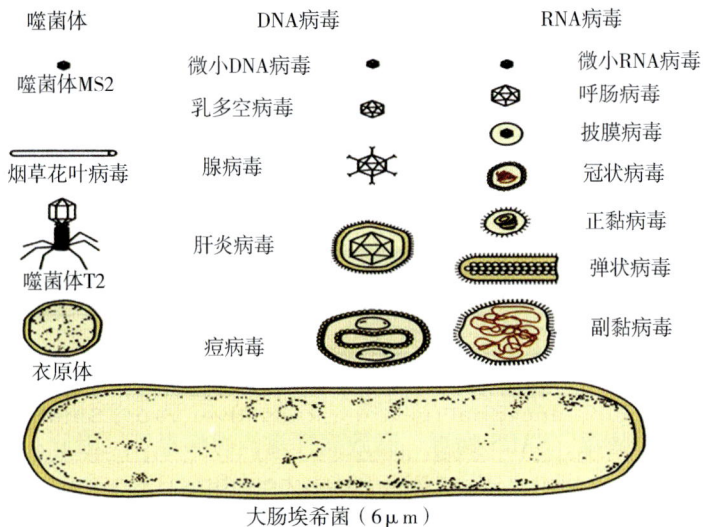

图 15－1　病毒的形态与大小

二、病毒的结构与化学组成

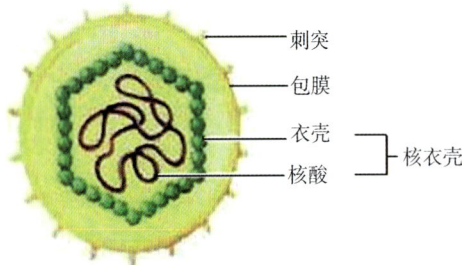

图 15－2　病毒体结构模式图

病毒体的结构很简单，主要由核酸和蛋白质组成。核酸构成病毒的核心，其外面包绕一层由蛋白质组成的衣壳，两者构成核衣壳。有些病毒在核衣壳外面还有一层包膜（图 15－2）。有包膜的病毒称为包膜病毒，无包膜的病毒称为裸病毒。

（一）核心

核心位于病毒体中央，其化学本质为核酸。一种病毒只含有一种类型的核酸，即 DNA 或 RNA，据此可将病毒分为 DNA 病毒和 RNA 病毒两大类。核酸构成病毒的基因组，是决定病毒遗传、变异的物质基础。

（二）衣壳

衣壳为包绕在核心外的一层蛋白质，由许多壳粒组成，每个壳粒又由一个或多个多肽组成。根据壳粒排列方式分为三种类型（图15-3）。

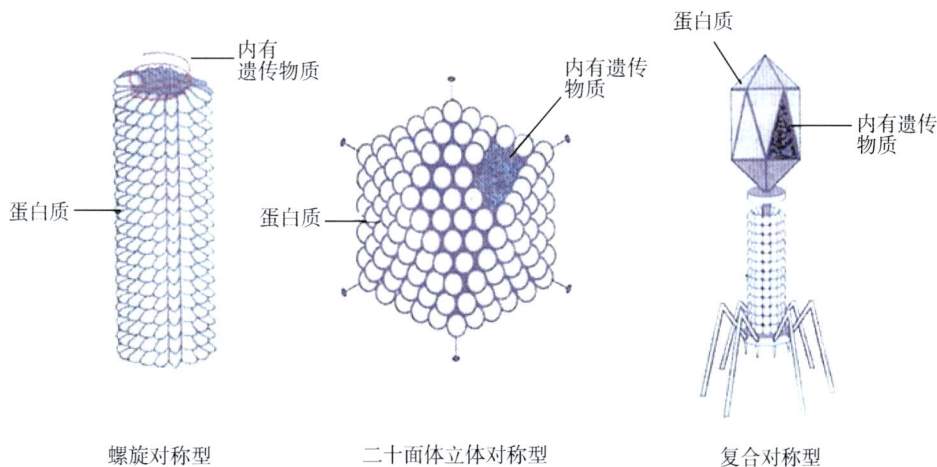

图 15-3 病毒体的三种衣壳类型

1. 螺旋对称型 壳粒沿螺旋形的病毒核酸链对称排列，如流感病毒。

2. 二十面体立体对称型 核酸浓集在一起呈球形或类球形，衣壳包绕在核心外呈二十面体对称型，如脊髓灰质炎病毒。

3. 复合对称型 同一病毒壳粒的排列既有螺旋对称又有二十面体立体对称，如噬菌体。

衣壳具有黏附作用，能与易感宿主细胞表面的受体结合，介导病毒进入细胞内，决定病毒对宿主细胞的异嗜性；能保护核酸免受核酸酶及其他理化因素的破坏；衣壳还具抗原性。

（三）包膜

包膜包围在病毒核衣壳外面的一层脂质双层膜。是病毒以出芽方式从宿主细胞向外释放时所获得的，含宿主细胞膜成分，包括脂类、蛋白及多糖。有的包膜表面有突起，称为包膜子粒或刺突。包膜的主要功能有：①保护病毒的核衣壳，维持病毒的形态结构。②介导病毒体吸附、融合、穿入易感细胞内。③刺突构成病毒的表面抗原，具有免疫原性，可激发机体的免疫应答。

三、病毒的增殖

病毒的结构简单，缺乏完善的酶系统和细胞器，只能在易感的活细胞内，借助于宿主细胞提供的原料、能量和场所，以复制的方式增殖。病毒从侵入宿主细胞，经复制成子代病毒并释放到细胞外的过程，称为一个复制周期，包括吸附、穿入、脱壳、生物合成、组装成熟与释放五个阶段（图15-4）。

> **考点提示**
>
> 病毒的概念、结构。

（一）病毒的复制周期

1. 吸附 吸附是指病毒表面的吸附蛋白与宿主表面的受体特异性结合的过程。它是感染的第一步，也是病毒感染的先决条件。不同病毒附着的部位和细胞是不同的，吸附具有

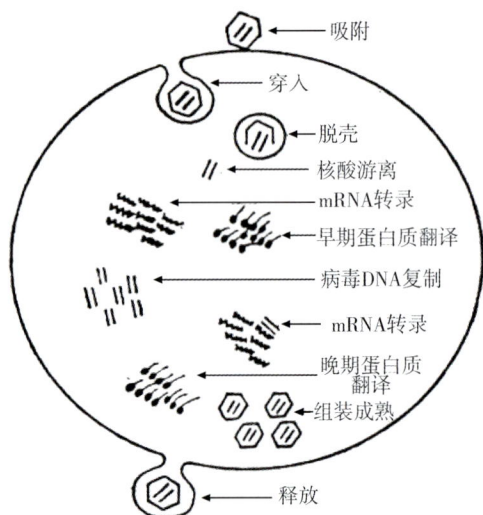

图 15-4　双链 DNA 病毒的复制周期

特异性，决定了病毒的嗜细胞性。

2. 穿入　穿入是指病毒吸附于易感细胞表面后，通过一定的方式进入细胞内的过程。主要有两种方式：①融合：是指病毒脂质包膜与宿主细胞膜融合，然后将核衣壳释放至宿主细胞质内。有包膜的病毒多以此途径进入宿主细胞，如疱疹病毒、副黏病毒等。②药饮：是病毒与细胞表面结合后内凹入细胞，病毒进入细胞内，细胞内陷形式类似吞噬泡。裸病毒多以此种方式进入宿主细胞内，如腺病毒、呼肠病毒等。

3. 脱壳　脱壳即病毒脱去蛋白质衣壳释放核酸的过程。大多数病毒在溶酶体作用下脱去衣壳，少数病毒需要自身编码产生的脱壳酶才能完成。

4. 生物合成　生物合成指病毒核酸经脱壳释放后利用宿主细胞提供的原料、能量和场所，大量合成子代病毒核酸和蛋白质的过程。在此阶段不能从宿主细胞内检测出有感染性的病毒颗粒，故称隐蔽期。病毒生物合成的方式因核酸类型不同而异。多数 DNA 病毒在细胞核内合成 DNA，在胞质内合成蛋白质；绝大部分 RNA 病毒全部组分均在细胞质内合成。下面以双链 DNA 病毒为例，介绍病毒的生物合成过程。

（1）以病毒 DNA 为模板，依靠宿主细胞提供的依赖 DNA 的 RNA 聚合酶转录出早期的 mRNA，翻译出早期蛋白，即功能蛋白，是合成子代病毒所需的酶类，如病毒编码的依赖 DNA 的 DNA 聚合酶等。

（2）以病毒核酸为模版，以半保留复制的方式，在早期蛋白的作用下，复制出子代病毒的核酸（DNA）。

（3）以子代病毒核酸（DNA）为模板转录出晚期的 mRNA，翻译出晚期蛋白，即结构蛋白，主要为病毒的衣壳。

5. 组装、成熟与释放　组装是指病毒核酸与蛋白质在宿主细胞质或细胞核内组合成子代病毒颗粒的过程。子代病毒组装后，以不同的方式从细胞中释放出来。最常见的两种方式如下。

（1）**破胞释放**　无包膜病毒在宿主细胞内可增殖数百至数千个子代病毒，致使细胞破裂，一次性将子代病毒全部释放到胞外，如脊髓灰质炎病毒。

（2）**出芽释放**　有包膜的病毒以出芽方式逐个释放，宿主细胞一般并不死亡，且可照常分裂增殖。

（二）病毒的干扰现象

当两种病毒同时或先后感染同一宿主细胞时，可发生一种病毒抑制另一种病毒增殖的现象，称为病毒的干扰现象（interference）。干扰现象可发生在不同病毒之间，也可在同种、同型甚至同株病毒间发生。通常是死病毒干扰活病毒，先入的病毒干扰后来的病毒，缺损病毒干扰完整病毒。

干扰现象能阻止、中断感染，导致宿主康复。但在预防接种时应注意接种的时间和疫苗之间的搭配，避免干扰现象的发生。有时病毒疫苗也可被宿主体内存在的病毒所干扰，故患病毒性疾病者应暂缓接种，如脊髓灰质炎疫苗一般选择在冬季接种，避免夏季肠道病毒的干扰。

（三）病毒的异常增殖

1. 顿挫感染 因细胞条件不适合，病毒虽然进入了细胞内但是不能复制的感染过程，称为顿挫感染（abortive infection）。顿挫感染主要是因为宿主细胞缺乏病毒复制所需的酶或能量等必要条件，致使病毒在其中不能进行生物合成，或虽合成病毒核酸和蛋白质成分却不能组装成完整的病毒体。这种不能为病毒复制提供必要条件的细胞称为非容纳细胞，反之称为容纳细胞。如人腺病毒感染人肾细胞能正常复制，但若感染喉肾细胞则形成顿挫感染。

2. 缺陷病毒 病毒基因组不完整或发生改变，不能复制出完整的具有感染性的病毒颗粒，此种病毒称为缺陷病毒（defective virus）。但当它与另一种病毒共同培养时，若后者能为其提供所缺乏的物质，则能使缺陷病毒完成正常增殖，产生具有感染性的子代病毒。此类具有辅助性的病毒称为辅助病毒，如丁型肝炎病毒是一种缺陷病毒，乙型肝炎病毒是它的辅助病毒。

四、外界因素对病毒的影响

病毒受外界物理、化学因素的作用后，失去感染性，称为病毒的灭活。灭活的病毒丧失了感染性，仍能保留免疫原性等特性。病毒对理化因素抵抗力的强弱因病毒种类而异。

（一）物理因素

1. 温度 病毒大多数耐冷不耐热，加热 $50 \sim 60$℃ 30 分钟或 100℃ 数秒即可被灭活。有些病毒例外，如乙型肝炎病毒可耐受 100℃ 10 分钟。在 0℃ 以下，尤其是干冰温度（ -70℃）和液氮温度（ -196℃）下病毒可长期保持感染性，但反复冻融可使病毒失活。

2. pH 多数病毒在 pH $5 \sim 9$ 的范围内比较稳定，而在 pH 5.0 以下或 pH 9.0 以上则可迅速被灭活，但也因病毒种类而异。在 pH $3 \sim 5$ 时肠道病毒稳定，而鼻病毒很快被灭活。

3. 紫外线与电离辐射等 X 线、γ 射线和紫外线等均能灭活病毒，但所需剂量大于细菌。有些病毒经紫外线照射后，再用可见光照射，可使灭活的病毒复活，因此不宜用紫外线来制备灭活病毒疫苗。

（二）化学因素

病毒对化学因素的抵抗力一般比细菌强，可能是病毒缺乏酶的缘故。

1. 脂溶剂 乙醚、氯仿、去氧胆盐等脂溶剂因能溶解包膜中的脂质，对多数包膜病毒有灭活作用。乙醚灭活试验可鉴别病毒有无包膜。

2. 酚类和醛类 酚及其衍生物是蛋白质变性剂，能除去病毒的衣壳蛋白，或破坏包膜病毒的脂蛋白膜，可作为消毒剂，如 $1\% \sim 5\%$ 的苯酚。甲醛能破坏病毒的感染性，但对其免疫原性影响不大，因此常用于灭活疫苗的制备。

3. 氧化剂、卤素及其化合物 高锰酸钾、过氧化氢、含氯石灰（漂白粉）、碘酊等都能有效地杀灭病毒，如 70% 甲醇和乙醇可使大多数病毒灭活。但饮用水中的漂白粉浓度不能杀灭一些抵抗力强的病毒，如乙型肝炎病毒、脊髓灰质炎病毒等。

4. 抗生素 病毒对抗生素不敏感。目前现有的抗生素对病毒无抑制作用，却可以抑制

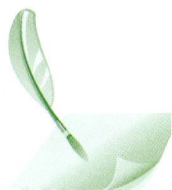

待检标本中的细菌，有利于分离病毒。

5. 中草药　某些中草药具有一定的抗病毒作用，如板蓝根、大青叶等。

五、病毒的遗传与变异

病毒的遗传是指病毒在复制过程中，其子代保持与亲代病毒性状的相对稳定性。病毒的变异是指病毒在复制过程中出现某些性状的改变。病毒的变异有遗传型变异与非遗传型变异之分。常见的病毒变异包括毒力变异、耐药性变异、抗原性变异等。病毒遗传型变异的机制有两个方面，即基因突变和基因重组。

（一）基因突变

基因突变是由于碱基的置换、缺失或插入而使病毒基因发生的改变。病毒在复制时可发生自发突变，其突变率为 $10^{-11} \sim 10^{-3}$。也可用物理因素或化学因素诱发突变，诱发突变可将病毒的突变率提高。

（二）基因重组

两种或两种以上的病毒感染同一细胞时，发生遗传物质的交换，称为基因重组。基因重组不仅可以发生在两种活病毒之间，也可发生在一种活病毒与一种灭活病毒之间，甚至可发生在两种灭活病毒之间。

（三）病毒的遗传变异在医学中的意义

了解病毒遗传与变异的目的不仅在于解释病毒的发病机制及流行病学，更重要的是运用到病毒性疾病的诊断与防治中去。利用病毒的变异株（减毒株）、基因工程疫苗等特异性疫苗是预防病毒感染性疾病的最有效措施，如预防脊髓灰质炎运用的就是减毒活疫苗。

六、病毒的分类

（一）病毒的分类方法

病毒的分类方法很多，根据病毒核酸类型的不同，可分为 DNA 病毒、RNA 病毒、DNA 与 RNA 逆转录病毒；根据病毒感染途径和与宿主的关系及临床特征分为呼吸道病毒、肠道病毒、肝炎病毒、出血热病毒、皮肤黏膜感染病毒及肿瘤病毒等；根据寄生的宿主不同可分为植物病毒、人和脊椎动物病毒、昆虫病毒、细菌病毒等。

知识链接

第一个发现肿瘤病毒的人——弗朗西斯·佩顿·劳斯

弗朗西斯·佩顿·劳斯（Francis Peyton Rous）1879 年 10 月 5 日出生于美国，是纽约市洛克菲勒研究所的内科医生和病毒学家。劳斯医生毕业于马里兰州巴尔的摩市约翰·霍普金斯大学。1911 年 1 月 21 日，弗朗西斯·佩顿·劳斯发表了一份报告：癌性肿瘤是病毒所致。这一提法在医学史上是首次。因为目前还没有证据表明癌症对人或动物有传染性。劳斯也成为发现这种"肿瘤病毒"的第一人，因为这种病毒最先是在那只被劳斯接诊的鸡身上发现的，所以病毒被命名为"劳斯鸡肉瘤病毒"。1966 年，已经 87 岁高龄的劳斯在距离发现这种病毒 55 年之后，获得了诺贝尔医学或生理学奖。

（二）亚病毒

亚病毒属于非典型病毒，比病毒更小、更简单。

1. 类病毒　类病毒是当今所知道的只含 RNA 一种核酸的最小的、专性细胞内寄生的生物，仅由 250～400 个核苷酸组成。类病毒与病毒不同，可以通过花粉和种子垂直传播。迄今发现的类病毒已有 18 种，其中多为植物类病毒，与动物和人类的关系尚不明确。

2. 朊粒 朊粒又称朊毒体或蛋白质侵染因子，无核酸，仅由蛋白质分子组成，具有传染性，其生物学地位尚未确定。

第二节 病毒的感染与免疫

一、病毒感染的传播方式

病毒的传播方式有水平传播和垂直传播。

（一）水平传播

病毒在人群不同个体间的传播方式称为水平传播，也包括从动物到动物再到人的传播。水平传播是绝大多数病毒的传播方式。常见的传播途径如下。

1. 经黏膜表面传播 多数病毒经呼吸道、消化道传播，还有少数病毒通过眼结膜、泌尿生殖道黏膜传播。如流感病毒、脊髓灰质炎病毒等。

2. 经皮肤传播 病毒经昆虫叮咬、动物咬伤、注射或机械性损伤等方式侵入机体内而导致感染。如狂犬咬伤可传播狂犬病病毒，蚊虫叮咬可传播流行性乙型脑炎病毒。

3. 医源性传播 有些病毒可通过输血、注射、手术、拔牙、器官移植等引起传播。如人类免疫缺陷病毒、乙型肝炎病毒等。

大多数病毒通过一种途径进入机体，也有少数病毒可经多途径感染，如人类免疫缺陷病毒。

（二）垂直传播

病毒从母体经胎盘或产道传播给胎儿或新生儿的方式称为垂直传播。这种传播方式是病毒感染的特点之一，其他微生物少见。目前已知的可垂直传播的病毒有十余种，如乙型肝炎病毒（HBV）、风疹病毒、巨细胞病毒、人类免疫缺陷病毒（HIV）等。

二、病毒的致病机制

（一）病毒感染对宿主细胞的致病作用

1. 杀细胞效应 病毒在宿主细胞内复制完毕后，在很短时间内一次释放大量子代病毒，造成细胞裂解死亡，称为杀细胞效应，主要见于无包膜、杀伤性强的病毒，如脊髓灰质炎病毒、腺病毒等。

2. 稳定状态感染 某些病毒，如流感病毒、疱疹病毒等，进入细胞后能复制，却不引起细胞立即死亡，称为稳定状态感染，常见于包膜病毒。这些病毒以出芽方式释放子代，过程缓慢，不会使细胞立即裂解死亡，但病毒会引起：①细胞融合：感染细胞与邻近细胞融合，形成多核巨细胞或合胞体，导致细胞功能障碍。②细胞膜上产生新抗原。

3. 包涵体形成 包涵体（inclusion body）是某些病毒感染宿主细胞后，在细胞内形成光学显微镜下可见的圆形或椭圆形的斑块。包涵体与病毒的增殖及存在有关，且具有本病毒的特征，故可作为病毒感染的诊断依据。如狂犬病病毒感染后形成的内基小体。

4. 细胞凋亡 细胞凋亡是一种由基因控制的程序性细胞死亡，属正常的生物学现象。

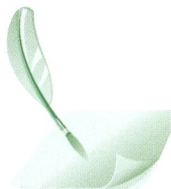

但当正常细胞受到病毒感染后，可激活细胞凋亡基因，从而导致细胞膜鼓泡、细胞核浓缩并可形成凋亡小体。

5. 基因整合与细胞转化　病毒的遗传物质核酸插入到宿主细胞染色体 DNA 中，称为基因整合。整合可引起细胞某些遗传性状的改变，称为细胞转化。转化细胞的生长、分裂若失去控制，可导致细胞癌变。

（二）病毒感染的免疫病理损伤

1. 体液免疫的损伤作用

（1）许多病毒能诱发细胞表面出现新抗原，当特异性抗体与这些抗原结合后，在补体参与下引起细胞破坏，导致宿主细胞破坏，属 Ⅱ 型超敏反应。例如，登革病毒在体内与相应抗体在红细胞和血小板表面结合，激活补体，导致红细胞和血小板破坏，出现出血和休克综合征。

（2）有些病毒抗原与相应抗体特异性结合形成免疫复合物，在一定条件下可沉积在血管壁或肾小球基膜等处，激活补体，引起 Ⅲ 型超敏反应，如乙型肝炎病毒感染所致的肾小球肾炎。

2. 细胞免疫的损伤作用　细胞免疫在病毒感染过程中，一方面对病毒感染的恢复起着重要的作用，但同时也是造成病毒感染损伤的机制之一。主要通过效应性细胞毒性 T 细胞和 Th1 细胞发挥作用。

3. 病毒直接损伤淋巴细胞或淋巴器官　有些病毒入侵免疫细胞，可造成免疫细胞的损伤或抑制免疫细胞的功能，使免疫系统受损，机体的免疫功能降低。如 HIV 可直接杀伤 $CD4^+T$ 细胞，导致获得性免疫缺陷综合征（AIDS）。

三、病毒感染的类型

（一）隐性感染

隐性感染是指病毒进入机体不引起临床症状的感染，又称亚临床感染。隐性感染时虽不出现临床症状，但机体常可获得免疫力而终止感染。部分隐性感染者可成为病毒携带者，是重要的传染源。

（二）显性感染

显性感染是指机体在感染病毒后因组织细胞受损严重而出现明显临床症状的感染。根据病毒在体内滞留时间的长短，显性感染又可分为急性感染和持续性感染。

1. 急性感染　一般潜伏期短，发病急，病程数日至数周，恢复后机体内不再存在病毒，也称为病原消灭型感染。如流行性感冒、乙型脑炎。

2. 持续性感染　病毒在机体内持续数月至数年，甚至数十年，可出现症状，也可不出现症状而长期带毒，成为重要的传染源。持续性感染包括：①慢性感染：病毒在显性或隐性感染后并未完全清除，而是持续存在于血液或组织中并不断排出体外，患者有轻微或无明显临床症状，常反复发作，迁延不愈，病程可长达数月至数十年，如乙型肝炎、丙型肝炎。②潜伏感染：显性或隐性感染后，病毒基因潜伏存在于细胞中，不产生感染性病毒，不出现症状，也不能查出病毒。在某些条件下（如免疫力下降、生理周期变化、气候变化）病毒被激活而致急性发作，在急性发作期可检测出病毒的存在。如单纯疱疹病毒感染和水痘带状疱疹病毒感染等。③慢发病毒感染：又称迟发病毒感染，病毒感染后的潜伏期可达

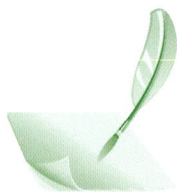

数月、数年甚至数十年，在症状出现后，呈亚急性进行性加重，最终导致死亡。如 HIV 导致的艾滋病、麻疹病毒引起的亚急性硬化性全脑炎（subacute sclerosing panencephalitis，SSPE）、狂犬病等。

四、抗病毒免疫

（一）非特异性免疫

机体抗病毒的非特异性免疫包括：皮肤黏膜的屏障作用，吞噬细胞、NK 细胞、补体、干扰素的作用等。其中 NK 细胞和干扰素的作用最为突出。

1. NK 细胞　NK 细胞能杀伤受病毒感染的细胞，这种作用是非特异性的，对所有病毒感染的细胞均有杀伤作用。

2. 干扰素　干扰素（interferon，IFN）是病毒或其他干扰素诱生剂诱导人或动物细胞产生的一类糖蛋白，具有抗病毒、抗肿瘤和免疫调节等多种生物学活性。

（1）种类与性质　干扰素有三种类型：α、β 和 γ。IFN - α 由人白细胞产生，IFN - β 由人成纤维细胞产生，它们属于Ⅰ型干扰素，抗病毒作用比免疫调节作用强；IFN - γ 来自于人 T 细胞，属于Ⅱ型干扰素，其免疫调节作用比抗病毒作用强，也称免疫干扰素。

（2）生物学活性

①抗病毒：干扰素不能直接作用于病毒，而是通过诱导受染细胞合成抗病毒蛋白来发挥效应（图 15 - 5）。干扰素抗病毒具有广谱性、种属特异性、间接性的特点。既能中断病毒感染细胞中的病毒复制，又能抑制病毒扩散。但现在发现许多病毒有对抗或逃避干扰素作用的能力，所以正确使用干扰素的亚型和让它在适宜浓度下迅速释放是正确有效的抗病毒治疗方法。

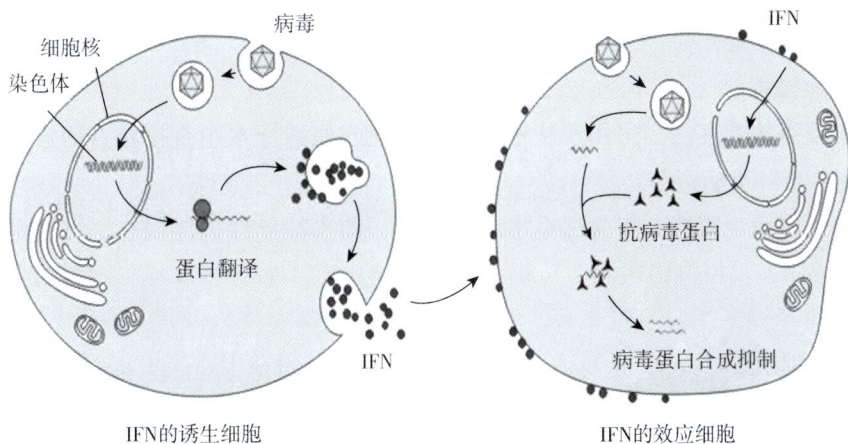

图 15 - 5　IFN 的诱生及效应示意图

②免疫调节：干扰素能增强 NK 细胞、细胞毒性 T 细胞等活性，增强吞噬细胞的吞噬与抗原加工提呈作用，促进细胞的主要组织相容性复合体抗原的表达。

③抗肿瘤：γ 干扰素能调节癌基因的表达，抑制肿瘤细胞的分裂增殖，可用于某些肿瘤的治疗。

（二）特异性免疫

获得性免疫的抗病毒过程主要是通过抗体发挥的体液免疫和效应性 T 细胞发挥的细胞

免疫实现的。抗体可清除细胞外的病毒，并能有效抑制病毒血症形成后导致的病毒向靶器官的扩散。IgG、IgM、IgA 均能中和病毒，也能通过补体介导的细胞毒作用或抗体依赖细胞介导的细胞毒性效应杀伤病毒感染细胞。对进入细胞内的病毒的清除，细胞免疫发挥了重要作用。其效应细胞包括 CD8$^+$细胞毒性 T 细胞和 CD4$^+$Th1 细胞。细胞毒性 T 细胞通过穿孔素/颗粒酶及 Fas/FasL 途径杀伤靶细胞。CD4$^+$Th$_1$ 细胞通过分泌 IFN－γ、TNF 等细胞因子，通过激活区巨噬细胞和 NK 细胞，诱导炎症反应发生，促进 CTL 的增殖分化等，对抗病毒感染发挥了主要作用。

一般情况下，若病毒能引起全身感染并伴有明显的病毒血症，病后免疫力较为牢固和持久，如甲型肝炎病毒；若病毒感染仅局限于局部或黏膜表面，无病毒血症，或抗原容易发生变异，则病后免疫力短暂，如流感病毒。

第三节 病毒感染的检查方法与防治原则

一、病毒感染的检查方法

（一）标本的采集与送检

首先应及早采集标本。根据病毒感染部位采集不同的标本，如呼吸道感染一般采集鼻咽分泌液或痰液，肠道感染一般采集粪便，病毒血症取血液等。标本应立即送检，若标本需较长时间运送，应在采集和运送过程中注意冷藏，如将标本置入冰瓶内送检；病变组织可放在 50% 甘油中保存。

（二）形态学检查

1. 光学显微镜 痘病毒可以直接在光学显微镜下进行观察，某些病毒形成的包涵体，经染色后光学显微镜可见。

2. 电子显微镜

（1）电镜直接观察法 可用于从疱疹液、粪便或血清标本中直接检查疱疹病毒、甲型肝炎病毒或乙型肝炎病毒等。

（2）免疫电镜观察法 将病毒标本制成悬液，加入特异性抗体混合，可使标本中的病毒颗粒凝聚成团，再用电镜观察，可提高病毒的检出率。如对鼻病毒、冠状病毒、肝炎病毒的检查。

（三）分离培养

病毒必须在易感的活细胞内增殖，可用动物接种、鸡胚培养和组织（细胞）培养等方法进行培养。最常用的分离培养方法是组织（细胞）培养法。

（四）血清学诊断与核酸检测

病毒的血清学诊断方法包括中和试验、血凝抑制试验、补体结合试验等，可用于病毒感染的辅助诊断及人群免疫情况的调查。还可使用酶免疫测定（enzyme immunoassay，EIA）、荧光免疫测定（fluorescent immunoassay，FIA）等免疫标记技术检测标本中的病毒抗原。病毒核酸检测常用的方法有 PCR 技术、核酸杂交技术、基因芯片技术等。

二、病毒感染的防治原则

目前病毒性疾病尚缺乏可靠的特效药物治疗，因此，提高人群的免疫力，对预防和控

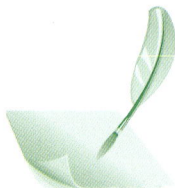

制病毒性疾病具有十分重要的意义。

（一）病毒感染的预防

1. 人工主动免疫 给机体接种疫苗，刺激机体产生抗病毒免疫力，是预防病毒感染最重要的方法。目前常用的有减毒活疫苗（如麻疹疫苗、脊髓灰质炎疫苗）和灭活疫苗（狂犬病疫苗、乙脑疫苗等），此外，还有亚单位疫苗、基因工程疫苗等。

2. 人工被动免疫 常用含有特异性抗体的免疫血清、胎盘球蛋白等对病毒感染性疾病进行治疗或紧急预防，如免疫球蛋白可用于麻疹、腮腺炎、水痘等的紧急预防；应用含有高滴度的特异性乙肝免疫球蛋白预防乙型肝炎的母婴传播。

（二）病毒感染的治疗

目前常用的抗病毒化学制剂包括核苷类药物，如阿昔洛韦、阿糖胞苷、拉米夫定等；非核苷类逆转录酶抑制剂；蛋白酶抑制剂，如奈非那韦、茚地那韦等；以及金刚烷胺等。近年来由于有基因工程干扰素的供应，干扰素及干扰素诱生剂正逐步广泛应用于某些病毒性疾病（如肝炎病毒感染等）；另外，免疫治疗剂如抗病毒血清、转移因子以及中草药如板蓝根、大青叶、金银花等对某些病毒性疾病也有一定的作用。

练习题

扫码"练一练"

一、A₁ 型题

1. 最简单的病毒形式是

 A. 衣壳   B. 壳微粒   C. 核衣壳

 D. 核酸   E. 包膜

2. 病毒的测量单位是

 A. cm   B. μm   C. mm

 D. nm   E. pm

3. 对于病毒的抵抗力，下列哪一项不正确

 A. 对抗生素敏感   B. 耐冷不耐热

 C. 对干扰素敏感   D. 对甘油盐水耐受性强

 E. 对 γ 射线敏感

4. 对于干扰素的描述，错误的是

 A. 由白细胞、T 细胞及成纤维细胞产生

 B. 化学成分是糖蛋白

 C. 可干扰病毒和细菌在细胞内的增殖

 D. 对宿主细胞有保护作用

 E. 具有抗肿瘤作用

5. 干扰素的作用机制是

 A. 干扰病毒的吸附作用

 B. 干扰病毒的穿入作用

 C. 诱导宿主细胞产生抗病毒蛋白

 D. 直接干扰病毒核酸的复制

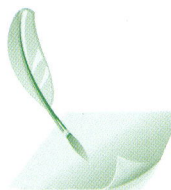

E. 直接灭活病毒

6. 下列关于病毒标本的采集与送检，错误的做法是

    A. 及早采集

    B. 注意保暖

    C. 迅速送检

    D. 暂时不能送检的标本置低温冰箱保存

    E. 标本应严格无菌操作

7. 人类传染病多由哪类微生物引起

    A. 细菌   B. 螺旋体   C. 病毒

    D. 支原体   E. 真菌

8. 潜伏感染是指

    A. 不出现临床症状的感染

    B. 潜伏期长的感染

    C. 病毒在体内持续存在，症状时好时坏

    D. 病毒基因在体内持续存在，激活后复制引起临床症状

    E. 不出现临床症状，但时常从体内排出病毒

9. 病毒的主要化学成分主要是

    A. 核酸和蛋白质   B. 核酸和多糖   C. 核酸和脂类

    D. 脂类和蛋白质   E. 多糖和蛋白质

10. 在病毒增殖周期中不存在的一个环节是

    A. 吸附与穿入   B. 脱壳   C. 核酸复制

    D. 衣壳蛋白合成   E. 孢子释放与形成

二、简答题

1. 简述病毒的感染途径与感染类型。

2. 什么是病毒的干扰现象？对临床有何指导意义？

3. 简述病毒的复制周期。

4. 病毒可通过哪些方面的作用导致宿主细胞损伤？

（汪晓燕）

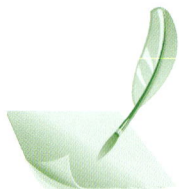

呼吸道病毒

扫码"学一学"

要点导航

学习要点

1. 掌握：流感病毒的分类、抗原变异与流行的关系。

2. 熟悉：流感病毒的形态、抗原构造与防治原则，SARS 冠状病毒的致病性，麻疹病毒、腮腺炎病毒、风疹病毒的致病特点与防治原则。

3. 了解：流感病毒的致病性，其他呼吸道病毒的生物学特性及致病性。

技能要点

1. 能说出呼吸道病毒的种类。

2. 能正确认识呼吸道病毒的致病性，并有一定的防治呼吸道病毒感染的能力。

呼吸道病毒是指由呼吸道入侵，在呼吸道黏膜上皮细胞中增殖，引起呼吸道或其他器官损害的病毒总称。据统计，急性呼吸道感染中，有 90% 以上由病毒引起。呼吸道病毒具有潜伏期短、传播快、传染性强、可反复感染等特点，常可造成大流行，甚至暴发流行。常见的呼吸道病毒有流行性感冒病毒、麻疹病毒、腮腺炎病毒、冠状病毒、风疹病毒、腺病毒等。

第一节　流行性感冒病毒

流行性感冒病毒简称流感病毒，是唯一的正黏病毒，分为甲、乙、丙三型，可引起人和动物流行性感冒（简称流感）。其中甲型流感病毒最易发生变异，常引起世界大流行，如1918—1919 年的流感大流行，当时全球约有一半人被感染，死亡人数超过了 2000 万。

一、生物学性状

（一）形态与结构

流感病毒为有包膜的单股 RNA 病毒，多呈球形，直径 80～120nm，但新分离病毒株以丝状多见。其结构从内到外分为三部分。内层是病毒的核心，为病毒的核衣壳，由病毒核酸、核蛋白（nucleoprotein，NP）及 RNA 聚合酶组成。病毒核酸为分节段的单股负链RNA，与核蛋白组成核糖核蛋白（RNP），其外附着有 RNA 聚合酶。甲型和乙型流感病毒RNA 有 8 个节段，丙型有 7 个节段。流感病毒的 RNP 无感染性。中层是一种膜结构，称为基质蛋白（matrix protein，MP）。最外层为脂蛋白，它们共同构成病毒的包膜。包膜上镶嵌有血凝素（hemagglutinin，HA）和神经氨酸酶（neuraminidase，NA）两种刺突，具有抗原性，其中 HA 刺激机体产生的特异性抗体为保护性抗体（图 16－1）。

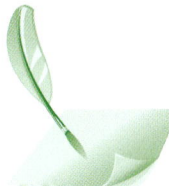

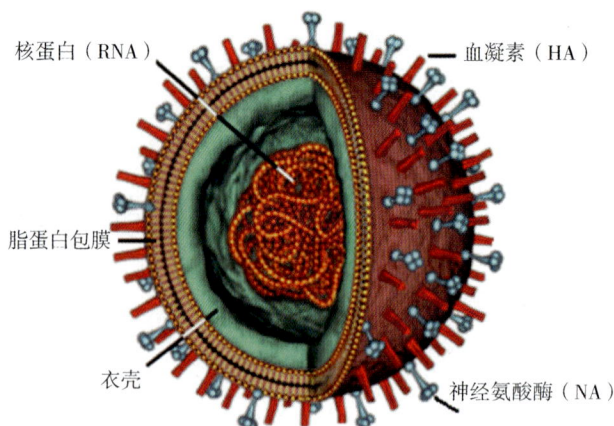

图 16-1　流感病毒结构示意图

（二）分型与变异性

根据 NP 和 MP 的抗原性不同将流感病毒分为甲、乙、丙三型，三型之间无交叉反应。甲型流感病毒根据存在于病毒表面的 HA 和 NA 的抗原不同分为若干亚型。乙、丙型流感病毒尚未发现亚型。

流感病毒的包膜抗原（HA 和 NA）易发生变异，尤以甲型流感病毒变异最为频繁。流感病毒变异有以下两种形式。

1. 抗原漂移　病毒基因发生点突变，变异幅度小，属于量变，每 2~5 年出现一次，常引起局部中、小型流行。

2. 抗原转换　若病毒基因变异幅度大，属于质变，常导致新亚型的出现。由于人群对新亚型无免疫力，因此，往往引起较大规模的流行，甚至是世界性大流行。

（三）培养特性与抵抗力

流感病毒可用鸡胚培养和细胞培养。其抵抗力较弱，不耐热，56℃ 30 分钟即被灭活，室温下感染性很快丧失，0~4℃ 可存活数周，-70℃ 以下可长期保存。对干燥、紫外线、甲醛、酸等敏感。

二、致病性与免疫性

（一）致病性

流感病毒所致疾病为流感。传染源主要为患者，其次为隐性感染者，发病初期 2~3 天内鼻咽分泌物中病毒最多。病毒由飞沫经呼吸道传播，传染性极强。潜伏期一般为 1~4 天，病毒侵入易感者呼吸道上皮细胞内增殖引起细胞变性、坏死、脱落及黏膜充血、水肿，患者出现鼻塞、流涕、咽痛、咳嗽、畏寒、发热、头痛、全身肌肉及关节酸痛等症状，有时还伴有呕吐、腹痛、腹泻等消化道症状。流感病毒一般不入血，病程大多为 5~7 天，但少数患者如年老体弱、婴幼儿等易继发细菌感染，使病程延长，导致肺炎等，重者可危及生命。

1997 年以来，多个国家和地区出现了禽流感病例，主要由 H5N1 型高致病性禽流感病毒所致。禽流感病毒不能直接在人群间传播，但重组后形成的新病毒可能引起人群流行，且 12 岁以下儿童发病率较高，病情较重。

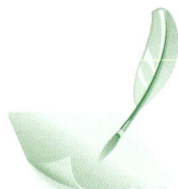

扫码"看一看"

（二）免疫性

病后机体可产生相应的抗体，如 IgG、IgM 或 SIgA，对同型病毒具有免疫力，但维持时间不长，一般 1~2 年，亚型之间无交叉免疫。

三、微生物学检查

（一）分离与培养

采取发病 3 天内患者的咽漱液或咽拭子，经抗生素处理后进行鸡胚接种或者细胞培养，然后采用血凝抑制试验，进行病毒型别鉴定。

（二）血清学诊断

采取患者急性期（5 天内）和恢复期（病程 2~4 周）的血清做血凝抑制实验，如恢复期血清抗体效价增高 4 倍以上，即可做出诊断。

（三）病毒核酸测定

可采用核酸杂交、PCR 或序列分析检测病毒核酸和进行病毒分型。

四、防治原则

流感病毒传染性强、传播迅速、易暴发流行，故严密检测流感病毒的变异，切实做好预防工作十分重要。流行期间，应避免人群聚集，公共场所如剧院、宿舍等应常通风换气，还可用乳酸蒸熏进行空气消毒。

接种疫苗是预防流感最有效的方法，但疫苗株必须与当前流行株抗原型别基本相同。目前较多使用灭活三价疫苗或流感病毒亚单位疫苗进行预防。

流感无特效疗法，奥司他韦（达菲）对早期患者有一定疗效。金刚烷胺及其衍生物可用于流感的预防，发病 24~48 小时内使用可减轻症状。此外，干扰素滴鼻及中药板蓝根、大青叶等有一定疗效。

> **考点提示**
>
> 流感病毒抗原变异与流感大流行的关系。

第二节 麻疹病毒

麻疹病毒是麻疹的病原体，属副黏病毒科。麻疹是一种儿童常见的急性呼吸道传染病，冬春季好发，传染性强，6 个月~5 岁儿童是最易感的人群，无免疫力者接触后发病率几乎达 100%。自普遍使用麻疹减毒活疫苗以来，发病率大大降低。

一、生物学性状

麻疹病毒是直径为 120~250nm 的球形颗粒，核酸为单股负链 RNA，衣壳呈螺旋对称型，外有包膜，包膜上有血凝素和溶血素两种刺突。麻疹病毒抗原性稳定，只有 1 个血清型。麻疹病毒对理化因素的抵抗力较弱，可于 56℃ 加热 30 分钟或用过氧乙酸等消毒剂灭活。

二、致病性与免疫性

人是麻疹病毒唯一的自然宿主。传染源为急性期患者，自潜伏期至出疹期均有传染性。

病毒主要经呼吸道飞沫传播，也可通过接触污染的用具等传播，冬春季节好发。潜伏期为9～12天，病毒在呼吸道上皮细胞内增殖后进入血流，形成第一次病毒血症，患者出现发热、咳嗽、流涕、眼结膜充血、畏光等症状，发病2天后，口颊黏膜可出现柯氏斑（Koplik斑，周围有红晕的灰白色斑），对本病具有早期诊断价值。随后病毒侵入全身淋巴组织大量增殖后再次入血，形成第二次病毒血症，患者全身皮肤相继出现特征性的米糠样红色斑丘疹，先颈部，然后是躯干，最后为四肢。皮疹出齐24小时后，体温逐渐下降，若无并发症，可自然痊愈。但免疫力低下人群常继发中耳炎、支气管炎、肺炎等细菌感染，严重者可致患者死亡。有极个别患者，即（0.6～2.2）/10万在其恢复后多年（平均7年），出现亚急性硬化性全脑炎（SSPE），预后不良。

麻疹在病愈后可获得终身免疫，包括体液免疫和细胞免疫。抗体有中和病毒的作用，且能预防再感染。细胞免疫是麻疹恢复的主要因素，细胞免疫低下的个体感染麻疹后后果极其严重。

三、微生物学检查

可采集发病2～3天患者的鼻咽拭子咽洗液与血标本，分离培养麻疹病毒。用特异性荧光抗体检测病毒抗原，可鉴定麻疹病毒。

麻疹的血清学诊断通常采用ELISA法、血凝抑制试验等方法，检测患者血清的特异性抗体及其效价。血清学诊断需要分别采集患者急性期与恢复期的双份血清标本，检测其中的特异性抗体效价。如果恢复期血清特异性抗体效价比急性期血清特异性抗体效价增高4倍或以上，可诊断为麻疹。

四、防治原则

预防麻疹的主要措施是对儿童进行主动免疫。对易感人群进行麻疹病毒减毒活疫苗的免疫接种是预防麻疹的最有效措施。国外常使用麻疹－腮腺炎－风疹三联疫苗（measles－mumps－rubella vaccine，MMR）进行预防。

对接触麻疹的易感儿童，采用人工被动免疫，在接触后5天内注射丙种球蛋白，可防止发病或减轻症状。

第三节 腮腺炎病毒

腮腺炎病毒是流行性腮腺炎的病原体，属于副黏病毒科。腮腺炎病毒呈球形，直径约150nm，核酸为单负链RNA，核衣壳呈螺旋对称型，有包膜，包膜上有血凝素－神经氨酸酶刺突（HN）及融合蛋白刺突（F）。腮腺炎病毒只有1个血清型，抵抗力较弱，56℃ 30分钟可被灭活，对紫外线及脂溶剂敏感。

流行性腮腺炎在世界各地均有流行，是儿童多发的一种常见呼吸道传染病。人是腮腺炎病毒的唯一宿主，传染病为患者和病毒携带者，病毒经飞沫传播，易感者为学龄前儿童，好发于冬春季节，潜伏期2～3周，主要临床表现有一侧或者双侧腮腺肿大、疼痛，伴发热、乏力、肌肉酸痛等，若无合并感染，1～2周后自愈。青春期感染者，男性易并发睾丸

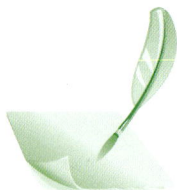

炎，女性易并发卵巢炎，甚至可致不育；也有少数患者并发无菌性脑膜炎。此外，腮腺炎病毒所致的病毒性脑炎亦常见。病后或隐性感染后，可获得牢固的免疫力。

及时隔离患者，减少传播机会。预防最有效的方法是接种 MMR 三联疫苗。

第四节　冠状病毒

冠状病毒为单股正链 RNA 病毒，核衣壳呈螺旋对称，有包膜，因包膜上有间隔较宽的突起，呈皇冠形，故称为冠状病毒。10% ~ 30% 的普通感冒由冠状病毒引起，各年龄组均可发病，婴幼儿为主，冬季为流行高峰期。病毒经飞沫传播，仅侵犯上呼吸道，引起轻度感染，但可使原有的呼吸道感染加重，甚至引起肺炎。此外，还可引起婴儿和新生儿急性胃肠炎，极少数情况下也引起神经系统综合征。病后免疫力不强，虽有抗体产生，但仍可再次发生感染。

目前，世界公认的一种变异的新的冠状病毒，称 SARS 冠状病毒（SARS－COV），感染后能引起一种具有明显传染性的、以急性肺部损伤为主的新的呼吸道急性传染病。2003 年4 月我国将此病正式列入法定传染病，称传染性非典型肺炎。WHO 将其命名为严重急性呼吸综合征（severe acute respiratory syndrome，SARS）。

现已知，SARS－COV 基因组由 5 个主要开放读码框（open reading frame，ORF）组成，分别编码RNA 聚合酶蛋白、S 蛋白、M 蛋白、E 蛋白和 N 蛋白（图 16－2）。其中，S 蛋白是病毒感染过程中吸附与穿入细胞的关键蛋白，也会引起宿主的免疫反应，是疫苗的理想靶位。

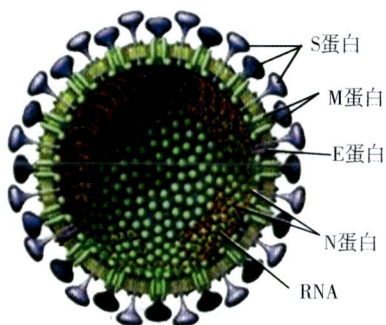
图 16－2　SARS 冠状病毒结构模式图

SARS－COV 的抵抗力较弱，对乙醚等脂溶剂敏感，0.2% ~ 0.5% 过氧乙酸、丙酮、10% 甲醛以及75% 乙醇等消毒剂均可灭活该病毒。75℃ 30 分钟、紫外线照射均可杀死该病毒。

SARS 的传染源主要是患者，以近距离飞沫传播为主，也可通过手接触呼吸道分泌物经口、鼻、眼传播，另有研究发现存在粪－口传播的可能。SARS 起病急，传播快，病死率高。症状主要表现为发热、咳嗽、头痛、全身酸痛及呼吸道感染症状，严重者常因进行性呼吸困难及多器官衰竭死亡。40 岁以上或有潜在疾病者（如冠心病、慢性肺病、糖尿病及哮喘）死亡率更高。病后免疫力不持久。

SARS 预防措施主要包括提高机体免疫力，严格隔离患者及疑似病例，切断传播途径。保持室内空气流通和良好的个人卫生习惯。流行期间，可用 1 000mg/L 含氯消毒剂对公共场所、可能受到污染的物品进行喷雾或擦拭消毒。用于 SARS 特异性预防的疫苗已进入试用阶段。目前尚无抗 SARS 冠状病毒的特效药，以综合性支持治疗为主，对症治疗为辅。

SARS 流行情况

　　SARS 的首发病例，也是全球首例，于 2002 年 11 月在我国广东佛山出现，并迅速形成流行态势。在短短几个月时间内，蔓延至世界 32 个国家和地区。一时之间，造成了大恐慌，SARS 被称为"21 世纪的黑死病"。SARS 具有显著的家庭和职业聚集特征，主要流行于人口密度集中的大城市。医务人员、患者家人、与患者有社会关系的人为高危人群。SARS 的主要传播模式：①医护人员通过诊疗、护理患者被感染。特别是气管插管、口腔检查时容易感染。②家庭成员通过探视、护理患者或共同生活被感染。③因与患者住同一病房被传染。④个别也有未明确直接接触患者而发病。2002 年 11 月至 2003 年 8 月 5 日，29 个国家报告临床诊断病例 8465 例，死亡 919 例。报告病例的平均死亡率为 11%。

第五节　风疹病毒

　　风疹病毒属披膜病毒科，是引起风疹的病原体。病毒呈球形，直径为 50～70nm，RNA 为单股正链。有包膜，包膜表面有微小刺突。只有一个血清型，能在细胞内增殖。对热、脂溶剂和紫外线敏感。

　　人是风疹病毒唯一的自然宿主。病毒经呼吸道感染，主要侵犯 15 岁以下儿童。病毒先在呼吸道局部细胞增殖，然后进入血流，扩散全身，引起风疹。潜伏期为 12～14 天。前驱症状有发热、不适、咽痛等，耳后和枕骨下淋巴结有明显压痛，继而在面部首先出现浅红色的斑丘疹，并迅速波及全身。

　　妇女妊娠早期感染风疹病毒，病毒可经胎盘感染胎儿，引起胎儿畸形或先天性风疹综合征，这是风疹最严重的危害。妊娠月龄越小（尤其是孕 20 周内），发生畸形的可能性越大，表现越严重。常见畸形有先天性心脏病、耳聋、智力发育不全等，有的引起流产或出生后死亡。病后或隐性感染可获得免疫力。

　　预防可接种风疹减毒活疫苗，常用 MMR 三联疫苗，接种重点人群应为非孕期未患风疹的育龄妇女及学龄前儿童，免疫效果良好。风疹病毒抗体阴性的孕妇，如接触风疹患者应立即大剂量注射丙种球蛋白紧急预防。

考点提示

各种呼吸道病毒的结构特点、传播途径、致病性。

扫码"练一练"

练习题

一、A₁ 型题

1. 对于流感病毒的叙述，下列错误的是
    A. 呈球形或丝形
    B. 其结构由内向外分为内、中、外三层
    C. 分甲、乙两型
    D. 包膜上有 HA 和 NA 两种刺突
    E. 室温下感染性很快消失

2. 对于麻疹病毒叙述正确的是

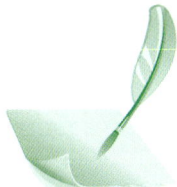

　　A. 只有 1 个血清型

　　B. 核酸为单股正链 RNA

　　C. 任何年龄均易感染

　　D. 以蚊虫作为媒介

　　E. 多在夏秋季引起流行

3. 风疹病毒减毒活疫苗接种的对象是

　　A. 青少年　　　　　　　　　B. 老年人

　　C. 抗体阴性的育龄妇女　　　D. 妊娠期妇女

　　E. 所有人

4. 甲型流感病毒分亚型的依据是下列哪一项

　　A. 核蛋白　　　　　　　　　B. M 蛋白　　　　　　　　C. RNA

　　D. DNA　　　　　　　　　　E. NA 和 HA

5. 关于流感病毒的抵抗力，下列叙述不正确的是

　　A. –70℃ 以下或冷冻真空干燥可长期保存

　　B. 56℃ 30 分钟灭活

　　C. 对干燥、紫外线及乙醚等化学试剂敏感

　　D. 对青霉素敏感

　　E. 0～4℃ 可存活数周

6. 经垂直感染导致畸胎的病毒是

　　A. 麻疹病毒　　　　　　　　B. 风疹病毒　　　　　　　C. 流感病毒

　　D. 乙脑病毒　　　　　　　　E. 甲肝病毒

7. 流感病毒的核酸类型是

　　A. 单股负链 RNA　　　　　　B. 双股 RNA　　　　　　　C. 单股 DNA

　　D. 双股 DNA　　　　　　　　E. 单股正链 RNA

8. 关于 SARS 冠状病毒，下列叙述错误的是

　　A. 属冠状病毒科

　　B. 呈球形

　　C. 在碱性环境中能很快灭活 SARS 冠状病毒

　　D. 病毒感染多发生于冬春季节

　　E. 通过飞沫侵入呼吸道黏膜而传播

二、简答题

1. 试举例说出呼吸系统常见的病毒有哪些。

2. 试述流感病毒抗原变异与流感流行的关系。

3. 请联系实际，谈谈如何预防流行性感冒。

（汪晓艳）

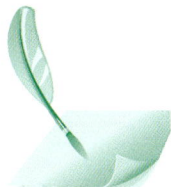

第十七单元

肠道感染病毒

扫码"学一学"

要点导航

学习要点

熟悉：脊髓灰质炎病毒、柯萨奇病毒、埃可病毒、轮状病毒的生物学性状及致病性，脊髓灰质炎的预防。

了解：急性胃肠炎病毒的种类及致病性。

技能要点

1. 能说出肠道病毒的种类及共同特征。

2. 能正确认识各种肠道病毒的感染与危害，并与临床护理工作结合起来。

第一节　肠　道　病　毒

肠道病毒是一类经消化道感染和传播，能在肠道内复制并引起人类相关疾病的胃肠道感染病毒。属于小 RNA 病毒科。本属病毒会在人类消化道细胞中繁殖，通过血液侵犯其他器官，引起各种临床综合征。肠道病毒包括脊髓灰质炎病毒、柯萨奇病毒、埃可病毒及新型肠道病毒。肠道病毒的共同特性如下。

1. 呈球形，体积小，直径为 24~30nm；衣壳呈二十面体立体对称，无包膜。

2. 基因组为正单链 RNA，具有 mRNA 的功能。

3. 在宿主细胞内增殖，迅速产生细胞病变。

4. 耐酸，耐乙醚等脂溶剂，在 pH 3~5 时稳定；在污水和粪便中能存活 4~6 个月；对热、干燥、紫外线敏感。

5. 主要经粪 - 口途径传播，并可引起病毒血症，侵犯多种脏器，临床表现多样化（表17-1）。

表 17-1　常见的肠道病毒型别与临床表现

病毒种类	血清型	临床表现
脊髓灰质炎病毒	Ⅰ~Ⅲ型	麻痹症、无菌性脑膜炎、发热
柯萨奇病毒	A 组 1~24 型	麻痹症、无菌性脑膜炎、疱疹性咽峡炎、手足口病、皮疹、流行性胸痛、心肌炎、心包炎、急性结膜炎、感冒、肺炎、腹泻、肝炎
	B 组 1~6 型	麻痹症、无菌性脑膜炎、无菌性脑炎、流行性胸痛、心肌炎、心包炎、感冒、肺炎、肝炎、发热、新生儿全身感染、糖尿病、病毒感染后疲劳综合征
埃可病毒	1~34 型	麻痹症、无菌性脑膜炎、无菌性脑炎、皮疹、流行性胸痛、心肌炎、心包炎、感冒、腹泻、肝炎、新生儿全身感染
新型肠道病毒	68 型	肺炎
	70 型	麻痹症、无菌性脑膜炎、无菌性脑炎、急性出血性结膜炎
	71 型	麻痹症、无菌性脑膜炎、无菌性脑炎、手足口病

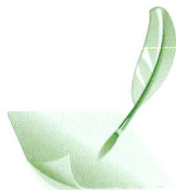

一、脊髓灰质炎病毒

脊髓灰质炎病毒是脊髓灰质炎的病原体。病毒侵犯脊髓前角运动神经细胞，导致肢体弛缓性麻痹，因多发于儿童，又称"小儿麻痹症"。

（一）生物学性状

脊髓灰质炎病毒直径为 20～30nm，内含单正链 RNA，无包膜（图 17-1）。在电子显微镜下呈圆形颗粒状。大量存在于患者的脊髓和脑部，在鼻咽部、肠道黏膜与淋巴结内亦可查到，按其抗原性不同，可分为 I、II、III 三个血清型，各型间很少有交叉免疫。

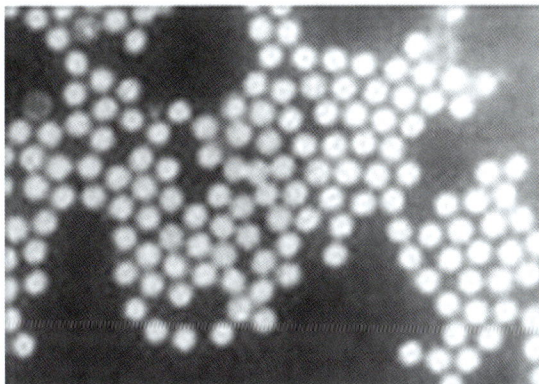

图 17-1　脊髓灰质炎病毒

脊髓灰质炎病毒耐寒，-70℃ 可保存活力达 8 年之久，在水、粪便和牛奶中生存数月，在 4℃ 冰箱中可保存数周，但对干燥很敏感。不耐热，56℃ 30 分钟可使之灭活，煮沸和紫外线照射可迅速将其杀死。对高锰酸钾、含氯石灰（漂白粉）等敏感。酸性环境中稳定，不易被胃酸和胆汁灭活。

（二）致病性与免疫性

人是脊髓灰质炎病毒的唯一宿主。患者、无症状携带者及隐性感染者是脊髓灰质炎病毒的传染源，经粪-口途径传播，易感者为 15 岁以下尤其是 5 岁以下的儿童。潜伏期一般 7～14 天。

脊髓灰质炎病毒感染后，先在咽、扁桃体等淋巴组织和肠集合淋巴结增殖，释放入血，形成第一次病毒血症，扩散至全身易感细胞中再次增殖，导致第二次病毒血症。机体的免疫力对其感染结局有显著影响。90% 的感染者表现为隐性或轻症感染等，患者只出现发热、乏力、咽痛和呕吐等非特异症状，并迅速恢复；1%～2% 的患者因病毒入侵中枢神经系统，产生非麻痹型脊髓灰质炎或无菌性脑膜炎；只有 0.1%～0.2% 的患者产生最严重的后果，可发生暂时性肢体麻痹或永久性弛缓性肢体麻痹，极少数患者发展为延髓麻痹，导致呼吸、循环衰竭而死亡。

脊髓灰质炎病毒感染后，机体可获得对同型病毒的牢固免疫力。

（三）防治原则

脊髓灰质炎的一般预防措施包括隔离患者、消毒排泄物以及加强饮食卫生管理、保护水源等。用脊髓灰质炎灭活疫苗（inactivated poliovirus vaccine，IPV）或减毒活疫苗（oral polio vaccine，OPV）进行人工主动免疫是预防本病的最佳措施。我国采用口服脊髓灰质炎减毒活疫苗（oral polio vaccine，OPV）糖丸进行计划免疫，2 月龄开始，连续 3 次，每次间

扫码"看一看"

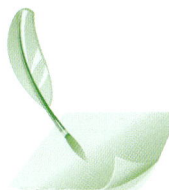

隔 1 个月, 4 岁时加强一次, 可保持永久免疫。

知识链接

脊髓灰质炎

1988 年, 世界卫生大会确立了全球根除脊髓灰质炎的目标。在通过决议时, 有 125 个国家存在脊髓灰质炎病毒的流行。经过 15 年的努力, 至 2003 年, 只有 6 个国家存在脊髓灰质炎病毒的流行, 他们是尼日利亚、印度、巴基斯坦、尼日尔、阿富汗和埃及。然而, 在 2002—2005 年期间, 有 21 个无脊髓灰质炎国家出现脊髓灰质炎野生病毒株 1 型 (WPV) 的重新输入 (主要来源于尼日利亚)。其中, 有 4 个国家 (印尼、索马里、苏丹、也门) 的感染人数超过 100 例。至 2005 年底, 除索马里外, 其余 20 个输入性感染的国家已经有效地控制了脊髓灰质炎病毒的传播。

二、柯萨奇病毒、埃可病毒与新型肠道病毒

柯萨奇病毒、埃可病毒与新型肠道病毒与脊髓灰质炎病毒在形态、生物学性状、致病与免疫性等方面具有相似性。其致病特点是, 病毒在肠道内增殖却很少引起肠道疾病; 同一种病毒可以引起不同的临床表现, 而不同的病毒也可以导致相同的临床综合征。

(一) 柯萨奇病毒

柯萨奇病毒是 1948 年在美国纽约州柯萨奇镇, 从两名脊髓灰质炎患者的粪便中用接种乳鼠的方法首次分离的, 因而得名。

柯萨奇病毒型别多、分布广, 人类感染的机会较多, 主要经粪–口途径, 亦可由呼吸道传播。病毒在体内的扩散方式与脊髓灰质炎病毒相似, 但因可侵犯呼吸道、胃肠道、肌肉、关节、皮肤、心脏或中枢神经系统等多种组织器官, 可引起人类多种综合征, 导致临床症状多样化。

知识链接

手足口病

手足口病 (hand–foot–mouth disease) 是一种儿童传染病, 又名发疹性水疱性口腔炎。多发生于 5 岁以下儿童, 可引起手、足、口腔等部位的疱疹, 少数患儿可引起心肌炎、肺水肿、无菌性脑膜脑炎等并发症。个别重症患儿如果病情发展快, 可导致死亡。该病以手、足和口腔黏膜疱疹或破溃后形成溃疡为主要临床症状。手足口病是由肠道病毒引起的传染病, 引发手足口病的肠道病毒有二十多种 (型), 其中以柯萨奇病毒 A16 型 (Cox A16) 和肠道病毒 71 型 (EV 71) 最为常见。我国目前已将手足口病归属于法定丙类传染病。

人体感染柯萨奇病毒后, 血清中较早出现特异性中和抗体, 对同型病毒有持久免疫力。目前, 尚无特异的防治方法。

(二) 埃可病毒

埃可病毒 (艾柯病毒) 是 1951 年在脊髓灰质炎流行期间, 偶从健康儿童的粪便中分离出来的。

埃可病毒的传播途径以接触、呼吸道和消化道传播为主, 亦可存在于健康人的咽喉和肠道内。这对判断由埃可病毒引起的感染造成困难, 仅从临床

> **考点提示**
>
> 各种呼吸道病毒的结构特点、传播途径、致病性。

症状不能对个别病例诊断为埃可病毒的感染。但在下列流行情形时必须考虑埃可病毒感染：①无菌性脑膜炎在夏季流行时；②有红疹的发热病（尤其是幼儿）夏季流行时；③暴发性婴幼儿腹泻，但不能发现致病性肠道菌时。

（三）新型肠道病毒

新型肠道病毒为 1969 年以来分离并鉴定的肠道病毒，包括 68～71 型。

第二节　急性胃肠炎病毒

一、轮状病毒

轮状病毒属于呼肠病毒科轮状病毒属，是引起婴幼儿腹泻的重要病原体。

病毒为直径 70～75nm 的球形颗粒，无包膜，具有内、外双层衣壳结构，放射状排列，电镜下呈"车轮状"，因而称之为轮状病毒。病毒基因组由 11 个节段的双股 RNA 组成。

根据病毒内衣壳抗原性的不同，可将轮状病毒分为 A～G 7 个组。轮状病毒 A～C 组可以引起人类和动物腹泻，而 D～G 组仅引起动物腹泻。其中，A 组轮状病毒感染呈世界性分布，主要引起 6 个月～2 岁婴幼儿严重腹泻；B 组轮状病毒引起成人腹泻，仅见于我国，以 15～45 岁青壮年为主，多为自限性感染，病死率低；C 组轮状病毒感染的发病率低，偶见暴发流行。轮状病毒腹泻的发生具有一定的季节性，以秋冬寒冷季节多见。

患者和无症状携带者是传染源，主要通过粪－口途径传播。潜伏期为 24～48 小时，并伴有发热、腹痛和腹水等症状。免疫力健全的患者通常为自限性感染，但免疫缺陷的儿童则出现严重腹泻、脱水或慢性腹泻等。

轮状病毒感染后可获得持久免疫力。目前，采用 ELISA 法检测粪便标本中的病毒抗原，简便、快速、特异性高。

对轮状病毒引起的急性胃肠炎预防以控制传染源和切断传播途径为主。目前尚无特异性治疗手段，以对症治疗为主。通过及时补充水和电解质，纠正酸中毒，有助于降低病死率。

二、杯状病毒与肠道腺病毒

（一）杯状病毒

杯状病毒为一类具有典型杯状形态、无包膜的 RNA 病毒。引起人类急性病毒性胃肠炎的人杯状病毒（HCV）主要包括两个属，即诺如病毒属和沙波病毒属。

杯状病毒感染呈世界性流行，常见于学龄儿童和成人。患者、隐性感染者及健康携带病毒者均可为传染源，通过粪－口途径传播。该病毒传染性强，人群普遍易感。临床表现以低热、恶心、呕吐、腹痛和水样腹泻为主。

目前，尚无特异性疫苗和有效的抗病毒疗法。

（二）肠道腺病毒

肠道腺病毒基因组为双链 DNA，衣壳为二十面体立体对称型，无包膜。肠道腺病毒已证实是引起婴幼儿病毒性腹泻的第二位病原体。因腹泻而住院治疗的患者中，约 15% 由肠道腺病毒引起。该病毒归属于人类腺病毒 F 组。

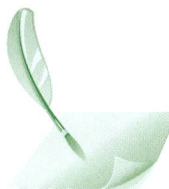

世界各地均有小儿肠道腺病毒急性胃肠炎的报告。病毒主要经粪－口途径传播，也可经呼吸道传播，一年四季均可发病，以夏季多见，可引起暴发；主要侵犯5岁以下小儿，引起水样腹泻，可伴有咽炎、咳嗽等呼吸道症状，发热及呕吐较轻。目前尚无有效疫苗和抗病毒治疗方法，主要采取对症治疗。

练习题

扫码"练一练"

A₁型题

1. 关于肠道病毒的共同特点，下列叙述正确的是
   - A. 有包膜
   - B. 多由粪－口途径进入机体
   - C. 仅引起肠道症状
   - D. 核心是双股 DNA
   - E. 对紫外线、干燥等不敏感

2. 下列不属于肠道病毒的是
   - A. 乙脑病毒
   - B. 柯萨奇病毒
   - C. 脊髓灰质炎病毒
   - D. 埃可病毒
   - E. 新型肠道病毒

3. 有关脊髓灰质炎的正确说法是
   - A. 患者是唯一的传染源
   - B. 通过蚊虫叮咬传播
   - C. 易被胃酸和胆汁灭活
   - D. 病毒主要在脊髓灰质炎前角运动神经细胞内增殖
   - E. 受染者大多出现肢体麻痹症状

4. 关于脊髓灰质炎疫苗，正确的是
   - A. 减毒活疫苗口服后可在肠道增殖
   - B. 皮下注射要比口服的效果好
   - C. 疫苗安排在夏秋季服用
   - D. 耐热
   - E. 只需服用1次

5. 口服脊髓灰质炎减毒活疫苗的初服年龄是
   - A. 新生儿
   - B. 1个月
   - C. 2个月
   - D. 6个月
   - E. 12个月

6. 下列哪一项是急性胃肠炎病毒
   - A. 腮腺炎病毒
   - B. 埃可病毒
   - C. 轮状病毒
   - D. 脊髓灰质炎病毒
   - E. 麻疹病毒

7. 下列条件不能灭活肠道病毒的是
   - A. 紫外线
   - B. 脂溶剂
   - C. 干燥
   - D. 56℃ 30分钟
   - E. 0.3% 甲醛

（汪晓艳）

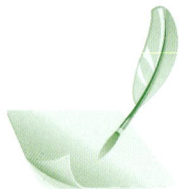

肝炎病毒 ◀●●

扫码"学一学"

要点导航

学习要点

1. 掌握：乙肝病毒的生物学性状、感染途径、致病机制及对人体的危害，乙肝病毒"两对半"抗原抗体检测与乙型肝炎诊断的关系。

2. 熟悉：肝炎病毒的种类，乙肝病毒感染的预防方法，甲肝病毒的感染途径、致病特点、免疫性及防治原则。

3. 了解：丙、丁、戊型肝炎病毒的生物学特性、致病性及微生物学检查。

技能要点

能解释肝炎病毒的致病机制及检查方法，并有一定的预防肝炎的能力。

肝炎病毒（hepatitis virus）是指引起病毒性肝炎的病原体。目前已经公认的人类病毒性肝炎的病原体至少有 5 种类型，包括甲型肝炎病毒（HAV）、乙型肝炎病毒（HBV）、丙型肝炎病毒（HCV）、丁型肝炎病毒（HDV）和戊型肝炎病毒（HEV），分别引起甲、乙、丙、丁、戊型 5 种病毒性肝炎，其中甲型肝炎病毒和戊型肝炎病毒经消化道途径传播，可引起急性肝炎，不转化为慢性肝炎或慢性携带者。乙型肝炎病毒、丙型肝炎病毒主要经血源性途径传播，除引起急性肝炎外，还可发展为慢性肝炎，并与肝硬化和肝癌密切相关。丁型肝炎病毒为一种缺陷病毒，必须在乙型肝炎病毒辅助下才能复制，故其传播途径与乙型肝炎病毒相同。近年来又发现了一些肝炎相关的病毒，如己型肝炎病毒、庚型肝炎病毒（HGV）和 TT 病毒，但尚未确认。

第一节　甲型肝炎病毒

甲型肝炎病毒（hepatitis A virus，HAV）是引起甲型肝炎的病原体，是 Feinstone 于 1973 年采用免疫电镜技术首先在急性期肝炎患者的粪便中发现的。

HAV 原属于新型肠道病毒 72 型，在 1993 年，国际病毒分类委员会将其归属于嗜肝小 RNA 病毒科。

一、生物学性状

HAV 归属于小 RNA 病毒科的嗜肝病毒属。病毒直径约为 27nm，呈球形，无包膜，衣壳为二十面体立体对称型。病毒基因为单股正链 RNA，由 7478 个核苷酸组成（图 18-1）。HAV 抗原性稳定，仅发现 1 个血清型。HAV 在自然界存活能力强，比其他肠道病毒更耐热，60 ℃ 1 小时不被灭活，在 25℃ 干燥条件下至少存活 1 个月，4℃可存活数月，在水、

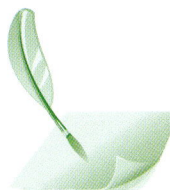

泥沙和毛蚶中存活数天至数月，对乙醚及有机溶剂均有抵抗力。100 ℃加热 5 分钟、紫外线照射 1 小时可破坏其传染性。

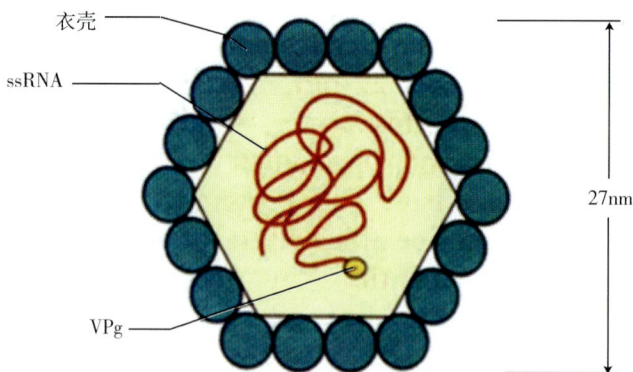

图 18-1　甲型肝炎病毒结构模式图

二、致病性与免疫性

HAV 的传染源为患者或隐性感染者，通过粪－口途径传播，主要侵犯儿童和青少年。病毒随粪便污染水源或食物、用具等，可造成散发或大流行。1988 年上海曾发生因食用 HAV 污染的毛蚶而导致的甲型肝炎暴发流行，患者多达 30 万人。

HAV 的潜伏期为 15～50 天（平均为 30 天），在潜伏期末大量病毒随粪便排出，传染性很强。病毒经消化道侵入人体后，先在肠黏膜和局部淋巴结中增殖，然后侵入血流形成病毒血症，最终侵入肝细胞而引起肝炎。感染后大多数表现为隐性感染，不出现症状或体征，但因粪便中排出病毒，所以是甲型肝炎重要的传染源。少数患者出现发热、疲乏、食欲缺乏、肝大、肝区压痛和肝功能受损等临床表现，部分患者可出现黄疸。

显性或隐性感染后，机体可产生特异性 IgM 和 IgG 抗体。前者在急性期和恢复期出现；后者在恢复后期出现，可维持多年，对同型病毒的再感染有免疫力。

三、微生物学检查

目前对甲型肝炎的微生物学检查以检测 HAV 的抗原和抗体为主。抗－HAV IgM 具有出现早、消失快的特点，故成为 HAV 新近感染的标志，可作为早期诊断最可靠的血清学指标。

四、防治原则

加强卫生宣教工作和饮食安全管理，加强粪便管理，保护水源是预防甲型肝炎的关键措施。应早期发现并隔离患者和隐性感染者。特异性预防使用减毒活疫苗和灭活疫苗接种，目前我国研制出的减毒活疫苗 H2 株和 L－A－1 株，接种后可获得持久免疫。对与甲型肝炎患者密切接触者，可注射丙种球蛋白及胎盘球蛋白，能预防或减轻症状。

> **考点提示**
>
> 甲型肝炎病毒的致病特点及预防措施。

第二节　乙型肝炎病毒

乙型肝炎病毒（hepatitis B virus，HBV）引起乙型肝炎。该病毒传播广泛，据统计全世界 HBV 携带者达 3.5 亿人，我国人群 HBV 携带者约为 1.2 亿。HBV 感染后临床表现可多样性，可表现为重症肝炎、急性肝炎、慢性肝炎或无症状携带者，其中部分慢性肝炎可演变为肝硬化或肝癌。

一、生物学性状

（一）形态与结构

患者血清中存在三种形态的乙型肝炎病毒颗粒，即大球形颗粒、小球形颗粒和管形颗粒（图 18-2）。

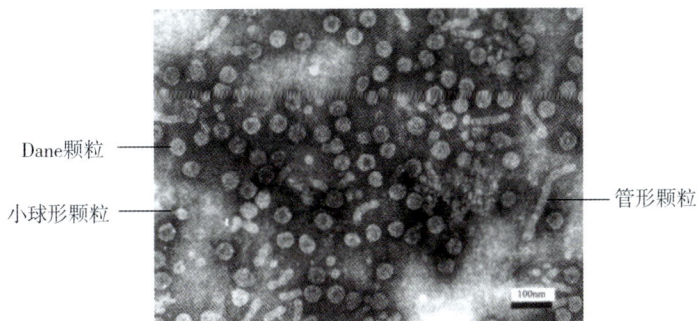

图 18-2　HBV 电镜图

1. 大球形颗粒　因 Dane（1970 年）首先在乙型肝炎感染者的血清中发现，故又称为 Dane 颗粒。大球形颗粒是有感染性的完整的 HBV 颗粒，呈球形，直径为 42nm，具有双层衣壳（图 18-3）。其外衣壳相当于一般病毒的包膜，由脂质双层与包膜蛋白组成，包膜蛋白由 HBV 的表面抗原（HBsAg）、前 S1 抗原（Pre-S1）与前 S2 抗原（Pre-S2）组成。用去垢剂去除病毒的外衣壳，可暴露电子密度较大的核心结构，为病毒的核衣壳，直径约 27nm。其表面组成为内衣壳的衣壳蛋白，是 HBV 核心抗原（HBcAg）。HBV 病毒的核心含有病毒的双链 DNA 分子和 DNA 聚合酶。

2. 小球形颗粒　直径为 22nm，为中空的颗粒，其成分为 HBsAg，是由 HBV 感染肝细胞时产生的过剩的病毒衣壳装配而成的。不含病毒核酸 DNA 及 DNA 聚合酶，无感染性。

3. 管形颗粒　成分与小球形颗粒相同，长 100 ~500nm，直径 22nm，亦存在于血液中。这种颗粒是由小球形颗粒"串联而成"的，内无核酸，具有与 HBsAg 相同的抗原性。

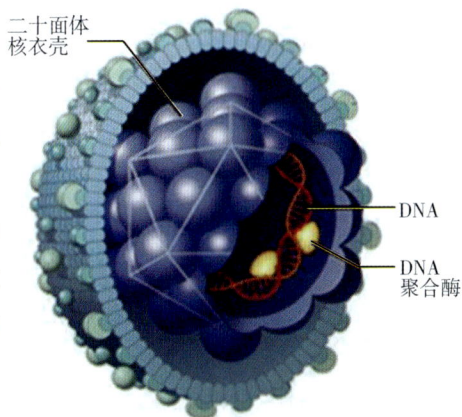

图 18-3　HBV Dane 颗粒结构示意图

（二）基因结构

HBV 基因结构为不完全双链环状 DNA，长链约含 3200 个核苷酸，有固定长度，为负链；短链为正链，长度为负链的50%～100%。正、负链的5′末端相互配对，构成黏性末端，其两侧分别有11个核苷酸组成的直接重复序列（DR1区和DR2区），是病毒成环和复制的关键序列。

HBV负链DNA上含有4个开放读码框（ORF），互相重叠，分别称为S、C、P和X区（图18-4）。S区有S基因、前S1（Pre-S1）基因、前S2（Pre-S2）基因，分别编码HBV的HBsAg、Pre-S1和Pre-S2抗原。C区有C基因和前C基因，分别编码HBcAg和Pre-C蛋白。Pre-C蛋白是HBeAg的前体蛋白，经切割加工后形成HBeAg释放入血。P区最长，编码DNA聚合酶。X区编码的蛋白称为HBxAg，可反式激活细胞内的原癌基因和病毒基因，与肝癌的发生有关。

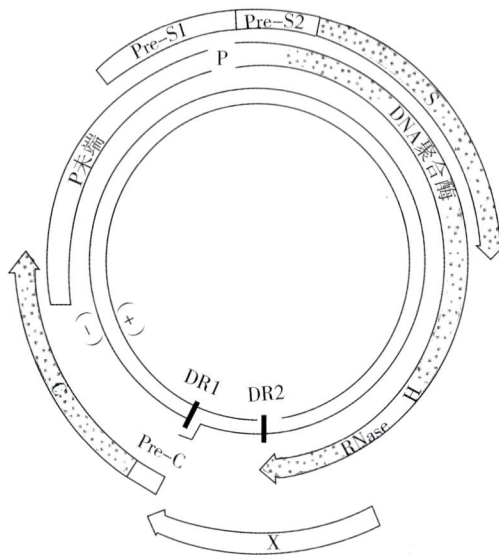

图18-4 HBV基因结构模式图

（三）抗原组成

1. 表面抗原（HBsAg） HBsAg存在于三种颗粒的表面，化学成分为糖蛋白。HBsAg有4个基本亚型，即adr、adw、ayr、ayw。HBsAg亚型的分布有明显的地区差异，我国汉族以adr多见，少数民族多为ayw。

因HBsAg大量存在于感染者血中，故是HBV感染的主要标志。HBsAg具有抗原性，可刺激机体产生特异性抗-HBs，是制备乙型肝炎疫苗最主要的成分。抗-HBs为保护性抗体，具有防御HBV感染的作用。因HBsAg各亚型有共同抗原a，故亚型间有交叉免疫保护作用。

Pre-S1及Pre-S2抗原性强，可刺激机体产生相应的抗体，抗Pre-S1在血循环中存在时间较长，抗Pre-S2主要存在于急性期患者的血清中，持续时间较短。抗Pre-S1和抗Pre-S2能阻断HBV与肝细胞结合，发挥抗病毒作用。

2. 核心抗原（HBcAg） 存在于Dane颗粒核心结构的表面，为衣壳蛋白，存在于受染肝细胞内，其外被HBsAg所覆盖，故不易在血循环中检出。HBcAg的抗原性强，能刺激机体产生抗-HBc及细胞免疫应答，但这种抗体为非保护性抗体，抗-HBc IgM的存在常提示HBV处于复制状态，具有强传染性。

3. e抗原（HBeAg） HBeAg为可溶性蛋白质，是Pre-C蛋白翻译加工后的产物，一般不出现在 HBV 颗粒中，而是游离于血循环中，其消长与病毒体及 DNA 聚合酶的消长基本一致，故可作为 HBV 复制及具有强传染性的一个指标。HBeAg 可刺激机体产生抗 – HBe，抗 – HBe 对清除 HBV 有一定的作用。

（四）抵抗力

HBV 对外界环境的抵抗力较强，对低温、干燥、紫外线均有耐受性，也不被70%乙醇灭活。高压蒸汽灭菌法、100℃加热 10 分钟和环氧乙烷等均可灭活 HBV，0.5% 过氧乙酸、3% 漂白粉溶液、5% 次氯酸钠亦可用于消毒，使 HBV 失去传染性，但仍可保留 HBsAg 的免疫原性。

二、致病性与免疫性

（一）传染源

HBV 的传染源主要是患者和无症状携带者，尤其是无症状携带者因无症状，不易被察觉，是重要的传染源。

（二）传播途径

1. 血液、血制品等传播　HBV 传染性极强，只需要极微量病毒通过微小的伤口即可感染。输血、血制品、注射、外科或牙科手术、针刺、共用剃须刀及牙刷和皮肤黏膜的微小损伤等均可引起传播。医院内污染的器械可导致医院内感染。

2. 母婴垂直传播　主要是孕期和围生期感染。有些婴儿在母体子宫内已被感染，出生时 HBsAg 已呈阳性；也可分娩经产道感染。哺乳也是传播 HBV 的途径。

3. 性接触与密切接触传播　HBV 感染者的阴道分泌物和精液中可检出 HBV，故可经性接触传播。在我国这种方式较少见，但在低流行地区，如西方国家较多见。另外，密切接触也可传播 HBV。

（三）致病机制

HBV 潜伏期为 60～160 天，平均为 90 天，临床表现多样，可由无症状带病毒发展至急性肝炎、慢性肝炎、重症肝炎等。

一般认为，免疫病理反应以及病毒与宿主细胞之间的相互作用是引起肝细胞损伤的主要原因。

1. 细胞免疫介导的免疫病理损伤　HBV 在肝细胞增殖过程中，肝细胞表面表达病毒 HBsAg、HBcAg 或 HBeAg 抗原成分，病毒抗原致敏的细胞毒性 T 细胞（cytotoxic T cell，CTL）对病毒感染细胞（靶细胞）的直接杀伤作用是机体清除 HBV 最重要的方式。除此以外，CTL 还可以产生和分泌多种细胞因子发挥抗病毒效应，同时诱导肝细胞凋亡。但 CTL 的杀伤作用具有双重性，在清除病毒的同时又损伤了肝细胞。

扫码"看一看"

> **知识链接**
>
> #### 乙肝患者的禁忌
>
> 乙肝患者在日常生活中除了定期复查外，还应注意有些禁忌一定不要触犯。若是不重视自我保健，不注意禁忌，就会使病情快速恶化。乙肝患者在日常生活中需做到以下禁忌：①忌乱用药物。②忌酗酒。③忌过食，尤其是过多食肉和糖类。④忌大怒和忧郁。⑤忌体力和脑力劳动过多。⑥忌恣情纵欲。

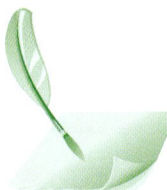

2. 体液免疫介导的免疫病理损伤 HBV 感染诱导机体产生的特异性抗体对病毒有中和作用，可直接清除血液中游离的病毒，阻断病毒对肝细胞的黏附。同时，血液中游离的 HBV 可与相应抗体形成免疫复合物，可沉积于肾小球基膜、关节滑膜等处，导致 III 型超敏反应的发生，引起肾小球肾炎、关节炎等肝外损害。若大量免疫复合物沉积在肝内，则引起肝毛细血管栓塞，导致急性重型肝炎，临床上表现为重症肝炎。

3. 自身免疫反应导致的病理损伤 HBV 感染的肝细胞表面自身抗原可发生改变，暴露出肝特异性蛋白（live-specific protein，LSP）抗原，诱导机体产生自身抗体，通过 II 型或 IV 型超敏反应导致肝细胞损伤。

细胞免疫应答的强弱与临床过程的轻重及转归有密切关系。当病毒感染波及的肝细胞数量不多、免疫应答处于正常范围时，特异性 CTL 可摧毁病毒感染的细胞，释放至细胞外的病毒可被抗体中和而清除，临床表现为急性肝炎，可痊愈恢复。但如果受染的肝细胞数目众多，机体的细胞免疫超过正常范围，引起大量的细胞坏死、肝衰竭时，表现为重症肝炎。当机体免疫功能低下时，病毒在感染细胞内复制，受到 CTL 的部分杀伤，病毒不断释放但无有效抗体中和而长期存在并继续感染其他肝细胞，则造成慢性肝炎。慢性肝炎造成的肝病变又可促进成纤维细胞增生，引起肝硬化。

（四）HBV 与原发性肝癌

HBV 感染与原发性肝癌的发生有密切关系。人群流行病学研究显示，乙型肝炎患者或 HBsAg 携带者的原发性肝癌的发生率明显高于无 HBV 感染的正常人群。肝癌组织检测发现患者肝细胞核内有整合的 HBV DNA，其中 50% 为 X 基因，它编码的 HBxAg 有反式激活作用，促进细胞转化，最终导致肝癌的发生。

（五）免疫性

病后痊愈可获得免疫力，起保护作用的主要是抗-HBs、抗 Pre-S1 和抗 Pre-S2。抗-HBs 可中和血液循环中的 HBV，阻止病毒与肝细胞结合，是清除细胞外病毒的主要因素。如病后长期不出现抗-HBs，急性肝炎可转为慢性。

> **考点提示**
>
> 乙型肝炎病毒的基本生物学特性与致病性。

三、微生物学检查

（一）乙型肝炎抗原、抗体检测

目前主要采用 ELISA 法检测患者血清中的 HBsAg、抗-HBs、HBeAg、抗-HBe、抗-HBc，俗称"两对半"，是临床上诊断乙型肝炎最常见的检测方法。HBV 抗原、抗体的血清学标志物与临床关系较为复杂，必须对几项指标同时分析，才能做出临床判断（表 18-1）。

表 18-1 HBV 抗原、抗体检测结果的临床分析对照表

HBsAg	抗-HBs	HBeAg	抗-HBe	抗-HBc	结果分析
+	−	−	−	−	HBV 感染或无症状携带者
+	−	+	−	−	急性或慢性乙型肝炎，或无症状携带者
+	−	+	−	+	急性或慢性乙型肝炎（俗称"大三阳"）
+	−	−	+	+	急性感染趋向恢复（俗称"小三阳"）

HBsAg	抗－HBs	HBeAg	抗－HBe	抗－HBc	结果分析
－	＋	－	－	－	既往感染或接种过疫苗
－	－	－	－	＋	既往感染
－	＋	－	＋	－	既往感染恢复期
－	＋	－	＋	＋	既往感染恢复期

1. HBsAg 是机体感染 HBV 的标志，是筛查献血员的必检指标。HBsAg 阳性见于急性肝炎、慢性肝炎或无症状携带者。

2. 抗－HBs 为保护性抗体，代表既往感染恢复或接种 HBV 疫苗后获得对乙型肝炎病毒的免疫力。

3. 抗－HBc 几乎出现在所有乙型肝炎急性期病例中。抗－HBc IgM 常出现在感染早期，表示 HBV 正在复制，血清具有很强的传染性。抗－HBc IgG 出现晚，在血液中持续时间较长，是感染过 HBV 的标志，滴度低代表既往感染，滴度高代表急性感染。

4. HBeAg 阳性表明病毒正在复制，血清具有较强的传染性。持续阳性表示有发展为慢性肝炎的可能，而阴转代表病毒停止复制。

5. 抗－HBe 阳性多见于急性肝炎恢复期，表示 HBV 复制能力减弱，传染性降低，但变异株例外。

（二）血清 HBV DNA 检测

近年来，临床上采用核酸杂交技术、聚合酶链反应（PCR）技术来检查 HBV DNA，是病毒存在和复制最可靠的指标。

考点提示

"两对半"的意义。

四、防治原则

（一）预防

严格筛查献血员。做好患者的分泌物及用过的食具、药杯、衣物等的消毒，使用一次性注射器具。加强育龄妇女 HBsAg 的检测，阻断母婴垂直传播。经常开展人群 HBsAg 普查，有利于乙型肝炎的防治。

接种乙型肝炎疫苗是最有效的预防方法。目前使用的主要是第二代基因工程疫苗。高效价的抗－HBs（HBIg）可用于紧急预防。紧急情况下注射 HBIg 0.08mg/kg，在 8 天内均有预防效果，2 个月后需重复注射一次。

（二）治疗

目前治疗乙型肝炎仍无特效药物。广谱抗病毒药物和具有调节免疫功能的药物同时使用，可达到较好的治疗效果。拉米夫定、泛昔洛韦、干扰素及清热解毒、活血化瘀的中草药，对部分病例有一定疗效。

考点提示

乙型肝炎的防治原则。

第三节　丙型肝炎病毒

丙型肝炎病毒（hepatitis C virus，HCV）是引起丙型肝炎的病原体。丙型肝炎的临床流行病学特点类似乙型肝炎，但临床症状较轻，易演变为慢性，部分患者可发展为肝癌。HCV 过去曾被称为肠道外传播的非甲非乙型肝炎病毒，1989 年被命名为丙型肝炎病毒，1991 年被归属于黄病毒科丙型肝炎病毒属。HCV 不能在体外培养，在血液中含量很少。

一、生物学性状

HCV 是一类具有包膜结构的单股正链 RNA 病毒。病毒体呈球形，直径为 30～60nm。HCV 基因容易发生变异，其编码的包膜蛋白抗原性改变而出现免疫逃避，使病毒在体内持续存在，感染易发生慢性化。

根据 HCV 毒株基因序列的差异，可将 HCV 分为 6 个基因型，11 个亚型。我国以 HCV1 和 HCV2 多见。

HCV 对高温敏感，加热 100 ℃ 5 分钟或 60℃ 10 小时可使其灭活；对脂溶剂、紫外线、甲醛等敏感，20% 次氯酸钠可消除其传染性。

二、致病性与免疫性

急、慢性患者和慢性 HCV 携带者为主要传染源，其传播途径与 HBV 相似。HCV 感染极易慢性化，多数丙型肝炎患者症状不明显，发病时已呈慢性过程。临床表现轻重不等，约 20% 可发展为肝硬化。HCV 是引起输血后慢性肝炎及肝硬化的主要原因之一，且与肝癌的发生密切相关。

HCV 感染人体后不能产生有效的免疫保护效应。机体可产生 IgM 和 IgG 型抗体，但无中和病毒作用，而细胞免疫可能参与肝细胞损伤。

三、微生物学检查

用 ELISA 法检测抗 – HCV，可快速筛查献血员，并用于初步诊断。采用 PCR 法可定量检测 HCV RNA。

四、防治原则

因 HCV 的免疫原性不强，且毒株易变异，疫苗的研制有一定的难度。目前尚无有效的丙肝疫苗，故献血员的严格筛查极为重要。治疗上目前首选 IFV – α 和利巴韦林（RBV）联合治疗。

第四节　丁型肝炎病毒

1977 年，意大利学者 Rizzetto 在用免疫荧光法检测乙型肝炎患者的肝组织切片时，发现肝细胞内除 HBcAg 外，还有一种新的抗原，当时称其为 δ 抗原。以后发现这种因子可引起实验动物感染。现已正式命名为丁型肝炎病毒（hepatitis D virus，HDV）。

HDV 为球形，直径 35～37nm，核心为单负链环状 RNA，有包膜，但包膜蛋白由 HBV

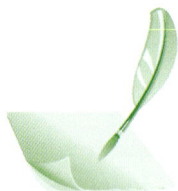

编码，是 HBV 的 HBsAg。HDV 为缺陷病毒，必须在 HBV 或其他嗜肝 DNA 病毒辅助下才能复制。

HDV 感染呈世界性分布，我国以四川等西南地区较多见。主要传染源是患者，传播途径与 HBV 相同。HDV 感染有两种方式：一是重叠感染，即在 HBV 感染的基础上再感染 HDV；二是联合感染，即 HBV 与 HDV 同时感染机体。重叠感染常可导致 HBV 感染者的症状加重与恶化。HDV 感染后机体可产生相应的抗体，但无保护作用。

用 RIA 或 ELISA 法检测患者血清中的抗 - HDV IgM 有早期诊断价值，亦可检测 HDV 基因。预防同乙型肝炎，因 HDV 为缺陷病毒，故接种 HBV 疫苗可预防 HDV 感染。

第五节　戊型肝炎病毒

戊型肝炎病毒（hepatitis E virus，HEV）是通过消化道传播，引起戊型肝炎的病原体。1955 年首次在印度地区发生戊型肝炎流行，约 12 万人发病，死亡七百余人，是迄今世界上最大的一次流行。

HEV 呈球形，直径 27 ~ 34 nm，无包膜，其基因组为单股正链 RNA。该病毒在细胞中培养尚未成功。对高盐、氯仿等敏感，但在液氮中比较稳定。

HEV 的传染源为患者和亚临床感染者，主要通过粪 - 口途径传播，潜伏期为 10 ~ 60 天，平均 40 天。人感染后可表现为临床型和亚临床型，病毒随粪便排出，污染水源、食物和周围环境而导致传播，潜伏期末和急性期初机体排病毒量最大，传染性最强，是戊型肝炎的主要传染源。临床上表现为急性戊型肝炎、重症肝炎以及胆汁淤积性肝炎。该病呈自限性，常于发病后 4 ~ 6 周内好转并痊愈，不发展为慢性肝炎。孕妇感染 HEV 后，常引起流产或死胎，病死率高达 10% ~ 20%。

> **考点提示**
>
> 五种肝炎病毒的传播途径及致病性。

微生物学检查注意与甲型肝炎的鉴别。目前常用的方法是用 ELISA 法检测血清中的抗 - HEV IgM 或 IgG。防治原则与甲型肝炎相似。

练习题

一、A₁ 型题

1. 可传播乙肝病毒的途径有
   A. 分娩和哺乳
   B. 输血及血液制品
   C. 共用牙刷、剃须刀等
   D. 性接触
   E. 以上均可

2. 可导致慢性乙肝或肝硬化的病毒为
   A. HAV、HBV 和 HCV
   B. HBV、HCV 和 HDV
   C. HCV、HDV 和 HAV
   D. HDV、HEV 和 HAV

扫码"练一练"

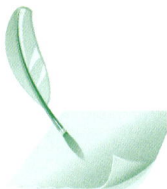

E. HEV、HAV 和 HBV

3. 下列哪一种病毒是缺陷病毒
    A. HAV   B. HBV
    C. HCV   D. HDV
    E. HEV

4. 主要通过粪 – 口途径传播的肝炎病毒是
    A. HAV 和 HBV   B. HBV 和 HCV
    C. HAV 和 HCV   D. HBV 和 HDV
    E. HAV 和 HEV

5. 人类感染乙肝病毒后，很难在其血液中查出的成分是下列哪一项
    A. HBsAg   B. HBcAg
    C. HBeAg   D. 以上均不是
    E. 以上均是

6. 可高度传染乙肝病毒的血液中含有
    A. HBsAg、HBcAg、HBeAg
    B. HBsAg、抗 – HBe、抗 – HBc
    C. HBsAg、抗 – HBs、HBeAg
    D. HBsAg、HBeAg、抗 – HBc
    E. 抗 – HBs、抗 – HBe、抗 – HBc

7. 目前检测甲型肝炎近期感染的标志是
    A. 患者体内的 HAV   B. 患者肝功能
    C. 根据患者的肝炎症状   D. 患者体内的抗 – HAV 的 IgM
    E. 以上均不是

8. 对于 HBsAg，下列哪一项叙述错误
    A. 在肝细胞质内合成
    B. 仅 Dane 颗粒具有此抗原
    C. 可刺激机体产生相应抗体
    D. 有不同的亚型
    E. 血清中检出 HBsAg，是机体受 HBV 感染的标志

二、简答题

1. 简述肝炎病毒的分型，以及各型的传播途径。

2. HBV 抗原与抗体系统检测的临床意义如何？试列表比较之。

3. 试述免疫因素在乙型肝炎发病机制中的作用。

（谢文美）

第十九单元

逆转录病毒

扫码　学一学

要点导航

学习要点

1. 掌握：HIV 的致病性和免疫性、AIDS 的防治原则。

2. 熟悉：HIV 的实验室检查和治疗。

3. 了解：HIV 的生物学特性。

技能要点

能用所学知识分析 HIV 的传播方式并能在护理实践中预防其感染。

逆转录病毒是一组含逆转录酶的 RNA 病毒。根据其致病作用分为 2 个亚科，正逆转录病毒亚科和泡沫逆转录病毒亚科。对人致病的主要是正逆转录病毒亚科中慢病毒属的人类免疫缺陷病毒和 δ 逆转录病毒属的人类嗜 T 细胞病毒。

逆转录病毒具有以下共同特性：具有包膜，呈球形，表面有刺突，直径 80 ~ 120nm；病毒基因组由两条相同的正链 RNA 组成，在 5′端通过部分碱基互补配对形成二聚体；病毒核心中有 RNA 依赖的 DNA 聚合酶，复制过程中通过 DNA 中间体，病毒基因能与宿主细胞整合。

第一节　人类免疫缺陷病毒

案例　患者，男，39 岁，因"肺炎"入院。主诉发热 1 周，不明原因乏力伴腹泻 8 个月。1 个月前曾因肺炎入院，治疗后好转出院。查体：精神萎靡，体型消瘦，体温 39℃，全身淋巴结肿大，左眼失明，背部疑似有 Kaposi 肉瘤。实验室检查：$CD4^+T$ 细胞数量明显减少，$CD4^+/CD8^+$ 为 0.5（正常值为 1.8 ~ 2.2），抗 – HIV（+）。患者 5 年前在非洲工作半年，有不洁性行为史，无吸毒史。

问题与思考：

1. 指出该患者可能患有哪种疾病？

2. 说出其病原体及传播途径。

人类免疫缺陷病毒（human immunodeficiency virus，HIV）是获得性免疫缺陷综合征（acquired immunodeficiency syndrome，AIDS）即艾滋病的病原体。HIV 包括 HIV – 1 和 HIV – 2 两个型别。两型病毒的核苷酸序列相差超过 40%。世界上的 AIDS 大多由 HIV – 1 所致，HIV – 2 在西非呈地方性流行。

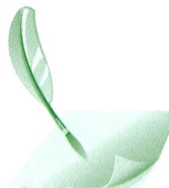

一、生物学性状

（一）形态与结构

HIV 病毒体呈球形，直径 100～120nm。病毒核衣壳为圆锥体，内含两条相同的单股正链 RNA，包裹在其外的是核蛋白 p7 和衣壳蛋白 p24，并携带有逆转录酶、整合酶和蛋白酶。中间一层为内膜蛋白，最外层为脂蛋白包膜，其中嵌有 gp120 和 gp41 两种病毒特异性糖蛋白构成的三聚体刺突。gp120 能与 CD4 分子结合，决定了病毒的嗜细胞性。gp41 为跨膜蛋白，能介导病毒包膜与宿主细胞膜的融合（图 19-1）。高度变异性是 HIV 最重要的特点之一，由于病毒基因容易发生突变，导致其编码的 gp120 抗原变异，有利于病毒进行免疫逃避，也使得 HIV 的疫苗研制变得十分困难。

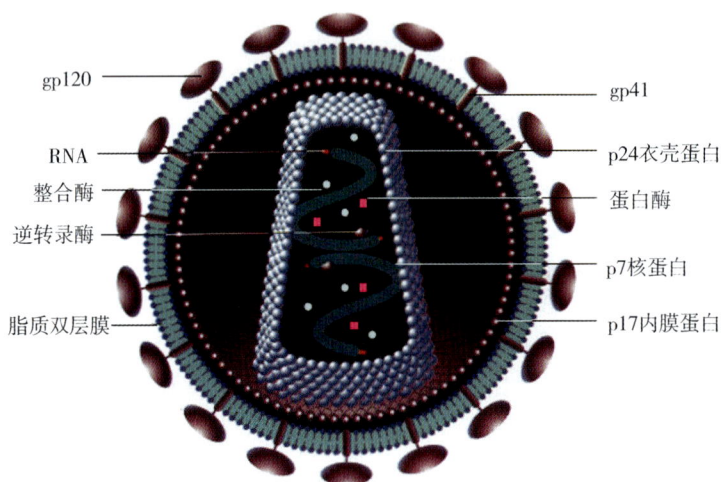

图 19-1　HIV 结构模式图

（二）培养特性

HIV 感染的宿主范围比较窄，只感染 CD4$^+$ 的 T 细胞和单核－巨噬细胞。恒河猴及黑猩猩可作为 HIV 感染的动物模型，但其感染过程及产生的症状与人类不同。实验室中常用新分离的正常人 T 细胞或患者自身分离的 T 细胞培养 HIV。

知识链接

世界艾滋病日

世界卫生组织将每年的 12 月 1 日定为世界艾滋病日，是因为第一例艾滋病病例是在 1981 年 12 月 1 日诊断的，世界艾滋病日的标志是红丝带。

自 1981 年世界第一例艾滋病病毒感染者被发现至今，艾滋病在全球肆虐流行，已成为重大的公共卫生问题和社会问题，引起世界卫生组织及各国政府的高度重视。为号召全世界人民行动起来，团结一致共同对抗艾滋病，1988 年 1 月，世界卫生组织在伦敦召开了一百多个国家参加的"全球预防艾滋病"部长级会议，会上宣布每年的 12 月 1 日为"世界艾滋病日"，从此，这个概念被全球各国政府、国际组织和慈善机构采纳。1996 年 1 月，联合国艾滋病规划署在日内瓦成立，1997 年联合国艾滋病规划署将"世界艾滋病日"更名为"世界艾滋病防治宣传运动日"。

（三）抵抗力

HIV 对理化因素的抵抗力较弱，对加热及常用消毒剂敏感。高压蒸汽灭菌或 100℃煮沸 20 分钟、0.5% 次氯酸钠、0.1% 含氯石灰（漂白粉）、70% 乙醇、2% 戊二醛、0.3% H_2O_2 或 0.5% 甲酚处理 10 ~ 30 分钟，均可灭活病毒。但病毒在 37℃可存活 10 ~ 15 天，在冷冻血制品中需加热 68℃ 72 小时才能被灭活并丧失感染性。

二、致病性与免疫性

（一）传染源与传播途径

艾滋病的传染源是 HIV 无症状携带者和艾滋病患者。在 HIV 感染者和艾滋病患者的血液、精液、阴道分泌物、乳汁、唾液、泪液、脑脊液、骨髓、皮肤及中枢神经组织等标本中，均可分离出 HIV。传播方式主要有三种：①性传播：同性或异性间的性行为是 HIV 的主要传播方式。②血液传播：输入带有 HIV 的血液或血制品、接受器官或骨髓移植、人工授精、静脉药瘾者、共用污染的注射器及针头等均可造成 HIV 感染。③垂直传播：包括经胎盘、产道或经哺乳等方式传播。

（二）致病机制

HIV 侵入人体后，能选择性地侵犯表达 HIV 受体 CD4$^+$分子及 HIV 的辅助受体 CCR5 和 CXCR4 趋化因子的细胞，主要是 CD4$^+$T 细胞，其次还有单核巨噬细胞。CD4$^+$T 细胞为 HIV 感染的主要细胞，其分子表面表达大量的 CD4$^+$分子和 CXCR4 趋化因子，受感染后发生溶解破坏，T 细胞数量进行性减少，同时功能丧失，导致以 CD4$^+$T 细胞缺损和功能障碍为主的严重免疫缺陷。其损伤机制包括：①导致 CD4$^+$T 细胞融合，形成多核巨细胞，导致细胞溶解；②诱导 T 细胞凋亡，抑制细胞正常的生物合成，直接损伤 CD4$^+$T 细胞；③特异性 CTL 对 CD4$^+$T 细胞的直接杀伤作用以及抗体依赖细胞介导的细胞毒性作用引起的免疫病理损害；④HIV 可作为超抗原激活大量的 CD4$^+$T 细胞，导致细胞死亡和免疫缺损。

HIV 还可侵犯 CD4$^+$分子低表达的细胞，如单核－巨噬细胞，其辅助受体为 CCR5 趋化因子。HIV 亦可侵犯 B 细胞、树突细胞、神经胶质细胞、神经元细胞等。在感染早期，单核－巨噬细胞是 HIV 感染的主要细胞。感染后单核－巨噬细胞丧失吞噬和诱导免疫应答的能力，但可长期携带 HIV，并随自身的游走导致病毒在肺、脑等组织中播散；以后才逐渐转为以感染 CD4$^+$T 细胞为主。HIV 感染导致 B 细胞多克隆活化，出现高丙种球蛋白血症，循环血中自身抗体及免疫复合物含量增高。若 HIV 侵入脑组织，引起神经细胞损害，可引起痴呆等神经系统症状。

（三）临床表现

HIV 感染后潜伏期较长，整个感染过程可分为 4 个时期。

1. 原发感染急性期　HIV 初次感染人体后大量增殖复制，引起病毒血症。患者可出现发热、咽炎、皮疹和黏膜溃疡等非特异性症状，一般 2 ~ 3 周后，症状自行消失，进入 HIV 感染无症状潜伏期。此期从血清中可查到 HIV 抗原 p24，但抗体通常要在感染后 4 ~ 8 周才能检出。

2. 无症状潜伏期　此期时间较长，可持续长达 5 ~ 15 年。一般无临床症状，少数患者出现无痛性淋巴结肿大。病毒持续在体内进行低水平复制，此时外周血中不易检测到 HIV 抗原，但 HIV 抗体检测为阳性。

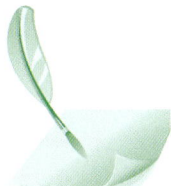

3. AIDS 相关综合征期 随着感染时间的延长，机体受到各种因素的激发使 HIV 重新大量增殖，导致机体免疫系统进行性损伤，机体表现为艾滋病相关综合征（AIDS – related complex，ARC）。患者出现发热、盗汗、全身倦怠、体重下降、皮疹、慢性腹泻及全身淋巴结肿大、舌上白斑等症状，并持续加重。

4. 典型 AIDS 期 患者血液中 $CD4^+T$ 细胞的数量明显下降（计数 $< 200/mm^3$），引起严重免疫缺陷。合并各种机会致病菌感染和恶性肿瘤。常见的机会致病病原体包括：①细菌：如结核分枝杆菌、李斯特菌等；②病毒：如巨细胞病毒、单纯疱疹病毒等；③真菌：如白假丝酵母菌和肺孢子菌等；④原虫：如刚地弓形虫、隐孢子虫等。HIV 引起的恶性肿瘤以 Kaposi 肉瘤和恶性淋巴瘤多见。也有许多患者出现神经系统疾病，如 AIDS 痴呆综合征等。

（四）免疫性

HIV 感染后，细胞免疫是清除细胞内病毒的主要方式。$CD4^+$ 和 $CD8^+T$ 细胞可部分抑制病毒增殖，限制病毒感染，但不能完全清除病毒。大多数感染者体内可产生多种抗 HIV 的中和抗体，具有一定的保护作用，能在急性感染期降低血清中的病毒抗原量，但不能清除体内的病毒。因此，HIV 一旦感染便终身携带病毒。

三、微生物学检查

用 ELISA 法检测血中的 HIV 抗体是筛查感染者最常用的方法。一般 HIV 感染 4～8 周（少数人需 6 个月）即可检出。阳性者必须进行确认试验。目前常用的确认试验是蛋白印迹试验（Western blot，WB）及免疫荧光染色法。急性感染期因无 HIV 抗体出现，故可使用 ELISA 法检测血浆中的 HIV p24 抗原作为早期诊断的标志。用 PCR 法检测 HIV 核酸可以监测疾病进展和评价抗病毒治疗的效果，具有快速、高效、敏感性和特异性强的优点。

四、防治原则

（一）综合防治措施

①开展广泛的宣传教育，普及预防 AIDS 的相关知识，认识艾滋病的传播方式及其严重危害性，杜绝吸毒和性滥交。②建立 HIV 感染的监测系统，掌握 AIDS 流行动态。③加强国境检疫，严防由国外传入。④对献血员进行抗 – HIV 检查，确保输血和血液制品的安全性。

目前对艾滋病的特异性预防尚缺乏理想的疫苗。基因工程亚单位疫苗、合成寡肽疫苗、重组病毒载体疫苗正在研制中。

扫码"看一看"

（二）药物治疗

临床上用于治疗艾滋病的抗病毒药物有 4 类：①核苷类逆转录酶抑制剂（nucleoside analogue reverse transcriptase inhibitors，NRTIs），如去羟肌苷（ddT）、齐多夫定（AZT）等；②非核苷类逆转录酶抑制剂（non – nucleoside reverse transcriptase inhibitors，NNRTIs），如奈韦拉平（Nevirapine）；③蛋白酶抑制剂（protease inhibitors，PIs），如沙奎那韦（Saquinavir）、茚地那韦（Indinavir）等；④融合抑制剂（FI），以 gp41 为作用靶点。目前使用最多的治疗方案是高效抗逆转录病毒治疗（highly active antiretroviral therapy，HAART），即同时使用多种抗病毒药物。常用的是 2 种 NRTIs 和 1 种 NNRTIs（或 PIs）组成的三联疗法，俗称"鸡尾酒"疗

> **考点提示**
>
> HIV 的致病性及实验室检查。

法，可较长期抑制病毒复制，延长患者寿命，防止耐药性产生。但药物目前不能治愈 AIDS。

第二节　人类嗜 T 细胞病毒

人类嗜 T 细胞病毒（human T – cell lymphotropic virus，HTLV）是人类 T 细胞白血病及淋巴瘤的病原体，又称人类 T 细胞白血病病毒（human T – cell leukemia virus，HTLV），包括 HTLV – Ⅰ 和 HTLV – Ⅱ 两型。

HTLV – Ⅰ 通过输血、共用注射器或性接触等方式传播，亦可经胎盘、产道或哺乳等途径将病毒传给婴儿。HTLV – Ⅰ 主要感染 CD4 $^+$ T 细胞，引起成人 T 细胞白血病（adult T – cell leukemia，ATL），亦可引起热带痉挛性下肢轻瘫和 B 细胞淋巴瘤。HTLV – Ⅱ 主要引起多毛细胞白血病。

实验室诊断主要依靠病毒特异性抗体的检测，亦可检测病毒抗原或病毒基因组，但一般不作病毒的分离鉴定。目前尚无 HTLV 感染的特异性预防措施。可采用 IFN – α、齐多夫定等药物进行综合治疗。

练习题

扫码"练一练"

一、A₁ 型题

1. HIV 感染的细胞是

　A. CD3 $^+$ T 细胞　　　B. CD4 $^+$ T 细胞　　　C. CD8 $^+$ T 细胞

　D. B 细胞　　　E. NK 细胞

2. 关于人类免疫缺陷病毒的传播途径，错误的是

　A. 性行为　　　B. 血制品　　　C. 母婴垂直

　D. 粪 – 口途径　　　E. 密切接触

3. 预防 AIDS 的方法不包括

　A. 加强卫生宣传，普及健康知识　　　B. 接种 HIV 疫苗

　C. 避免性滥交和吸毒　　　D. 加强血液和血制品管理

　E. 加强国境检疫

二、简答题

1. HIV 的传播途径如何？

2. 如何防治 AIDS？

（谢文美）

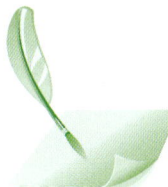

疱疹病毒

要点导航

学习要点

1. 掌握：疱疹病毒的种类、致病性及感染方式。

2. 熟悉：疱疹病毒的防治原则。

3. 了解：疱疹病毒的形态结构特征。

技能要点

认识各种疱疹病毒，并能预防其感染。

疱疹病毒是一类中等大小、结构相似、有包膜的 DNA 病毒。现已发现一百多种，广泛分布于自然界各种动物体内。引起人类疾病的疱疹病毒称为人疱疹病毒（human herpes virus，HHV），主要包括单纯疱疹病毒、水痘带状疱疹病毒、EB 病毒、巨细胞病毒等。其共同特点有：①病毒呈球形，核心为线性双链 DNA，衣壳呈二十面体立体对称，有包膜；②除 EB 病毒外，均能在二倍体细胞中复制，产生明显的致细胞病变效应，形成核内嗜酸性包涵体，能引起细胞融合，形成多核巨细胞；③HHV 能编码多种蛋白和酶，参与病毒增殖，同时这些蛋白和酶也是抗病毒药物作用的靶位；④感染类型包括溶细胞感染、潜伏感染、垂直感染及细胞永生化（EB 病毒）。

第一节　单纯疱疹病毒

一、生物学性状

单纯疱疹病毒（herpes simplex virus，HSV）呈球形，直径 120～150nm，其核心为双链 DNA，衣壳为二十面体立体对称，有包膜。病毒有两种血清型：HSV－1 和 HSV－2，两型病毒的 DNA 有 50% 同源性。

二、致病性与免疫性

人是 HSV 的自然宿主，感染较为普遍。传染源是患者和病毒携带者，传播途径为密切接触和性接触，孕妇还可以通过分娩传给胎儿。感染后 80%～90% 表现为隐性感染，少数为显性感染。

（一）原发感染

主要表现为黏膜与皮肤的局部疱疹。HSV－1 以腰部以上感染为主，常引起龈口炎、唇疱疹、疱疹性角膜结膜炎、皮肤疱疹性湿疹或疱疹性脑炎。HSV－2 以腰部以下及生殖器感

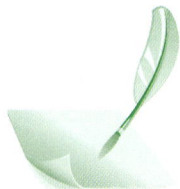

染为主，主要引起生殖器疱疹。新生儿经产道感染引起新生儿疱疹，严重者表现为全身症状或脑炎。若孕妇经胎盘感染胎儿，表现为流产、早产、死胎或先天畸形。亦有人认为HSV-2可能与宫颈癌的发生有关系。

（二）潜伏感染与复发感染

原发感染后，若机体并未完全清除病毒，HSV可长期以非活化状态潜伏于神经细胞内。HSV-1潜伏于三叉神经节和颈上神经节，HSV-2潜伏于骶神经节。潜伏病毒并不复制增殖。当机体受到各种非特异性刺激，如月经、感染、发热、情绪紧张等，导致短暂的免疫功能降低时，病毒基因被激活，病毒沿着神经纤维轴突移行至神经末梢支配的上皮细胞内增殖，再次产生疱疹，称为复发感染。复发感染病程短，损伤轻，且感染更为局限化。

三、微生物学检查

采取水疱液、唾液、角膜刮取物、宫颈黏膜、脑脊液等接种于兔肾、人胚肾等易感细胞分离培养。快速诊断方法包括免疫荧光技术、酶标记抗体染色检查病毒特异性抗原；Giemsa染色镜检查找细胞核内嗜酸性包涵体及多核巨细胞；核酸杂交或PCR法检测病毒特异性核酸等。抗体检测主要用于流行病学调查。

四、防治原则

目前尚无特异性预防方法，疫苗正在研究中。应注意避免与患者密切接触，如果孕妇产道发生HSV-2感染，剖宫产是预防新生儿疱疹感染的有效方法之一。常用的抗病毒药物包括阿昔洛韦（无环鸟苷，ACV）、阿糖腺苷、碘苷等，但不能清除潜伏感染的病毒，也不能防止潜伏病毒的复发。

第二节 水痘带状疱疹病毒

一、生物学性状

水痘带状疱疹病毒（varicella-zoster virus，VZV）即为HHV-3，其生物学性状与HSV相似，只有1个血清型。只能在人或猴成纤维细胞中增殖。

二、致病性与免疫性

人是VZV的唯一自然宿主，传染源主要是患者。病毒借呼吸道飞沫传播，也可通过密切接触传播。侵犯的靶器官主要是皮肤，传染性极强，常在冬春季流行。原发感染为水痘，为儿童常见传染病；复发感染表现为带状疱疹。

（一）原发感染

病毒经呼吸道侵入体内，经两次病毒血症大量复制播散至全身皮肤，出现斑丘疹、水疱疹，皮疹向心性分布，以躯干较多，可发展为脓疱疹，常伴有发热。无继发感染者水痘消退后不留疤痕，病情较轻，偶可并发间质性肺炎和感染后脑炎。成人初次感染症状较重，常伴发弥散性结节性肺炎，病死率高达10%~40%。在细胞免疫缺陷的患者体内容易引起致死性感染。

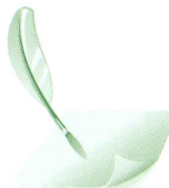

（二）复发感染

原发感染后，病毒长期潜伏于脊髓后根神经节或脑神经的感觉神经节中。当中年以后，机体免疫力下降，或受到冷、热、药物及机械压迫等因素的刺激，潜伏的病毒被激活，病毒沿神经轴突到达所支配的皮肤细胞内增殖，形成水疱，伴有明显的疼痛感。水疱一般分布于单侧躯干，沿感觉神经支配的皮肤分布，排列呈带状，故称带状疱疹。

水痘病愈后，机体可产生持久的免疫力，极少再患水痘。但体内产生的中和抗体不能有效清除神经节中的病毒，故不能阻止带状疱疹的发生。

三、微生物学检查与防治原则

根据临床症状和典型皮损可确诊。必要时可在疱疹病损基底部取材涂片染色，检查细胞核内包涵体和多核巨细胞。快速诊断可使用直接荧光抗体法检测相应抗原，亦可检测病毒核酸。

接种 VZV 减毒活疫苗可以有效预防病毒感染和流行。紧急预防可使用含特异性病毒抗体的人免疫球蛋白，尤其对免疫力低下的儿童使用非常必要。治疗可选用阿糖胞苷、阿昔洛韦及大剂量的干扰素。

第三节　EB 病 毒

EB 病毒（EBV）也称为 HHV-4，是 1964 年 Epstein 和 Barr 从非洲儿童恶性淋巴瘤体外培养的淋巴瘤细胞系中发现的一种新的疱疹病毒。EB 病毒是传染性单核细胞增多症的病原体，与 Burkitt 淋巴瘤及鼻咽癌（nasopharyngeal carcinoma，NPC）的发生有密切关系。

一、生物学性状

EBV 属于嗜 B 细胞病毒，形态结构与其他疱疹病毒相似。核心为线型双链 DNA，衣壳呈二十面体立体对称，包膜表面有糖蛋白刺突。B 细胞和鼻咽部上皮细胞表面分布的 C3d 补体受体（CD2 或 CR2）是 EB 病毒的受体，病毒糖蛋白与受体结合可诱发 EBV 的感染。

二、致病性与免疫性

EBV 在人群中感染非常普遍。我国 3~5 岁儿童的 EBV 抗体阳性率达 90% 以上。主要通过唾液传播，偶可通过输血传播。病毒首先侵入口咽部，在黏膜上皮细胞内增殖，释放出的病毒感染黏膜局部淋巴组织中的 B 细胞，B 细胞入血导致全身性感染。EBV 亦可长期潜伏于人体淋巴组织中，当机体免疫力下降时，潜伏的病毒被激活形成复发感染。与 EBV 感染有关的疾病主要有：①传染性单核细胞增多症：常发生于青春期初次感染较大量 EBV 后，属于急性全身性淋巴细胞增生性疾病。典型表现为发热、咽炎、颈淋巴结炎、脾大、肝功能紊乱及非典型淋巴细胞明显增多。如无并发症，预后良好。②伯基特淋巴瘤（Burkitt lymphoma，非洲儿童恶性淋巴瘤）：多见于 6~7 岁儿童，好发于颜面和额部。③鼻咽癌：多发生于 40 岁以上的中老年人。④淋巴组织增生性疾病：常见于进行器官或骨髓移植的患者。

三、微生物学检查与防治原则

EBV 分离培养较困难，一般用血清学方法检测 EBV 特异性抗体或异嗜性抗体作为辅助

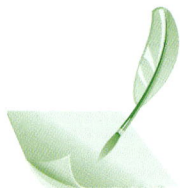

诊断；亦可用原位核酸杂交法检测标本中的 EBV DNA。

预防用 EBV 疫苗正在研制过程中。测定 EBV 抗体可早期诊断鼻咽癌，有利于肿瘤的治疗。治疗上目前无疗效肯定的药物。

第四节　巨细胞病毒

一、生物学性状

巨细胞病毒（cytomegalovirus，CMV）即 HHV－5，具有典型的疱疹病毒的形态结构，与 HSV 极为相似。因不能感染其他动物，故又称为人巨细胞病毒（HCMV）。病毒增殖缓慢，复制周期长，感染 CMV 的细胞表现为细胞变圆、肿胀、核增大，形成巨大细胞，核内和细胞质内均可形成周围绕有晕轮的大型嗜酸性包涵体，宛如"猫头鹰眼"状。

二、致病性与免疫性

人群中 CMV 感染极为普遍，初次感染大多在 2 岁以下，常呈隐性感染。无论有无抗体，多数人可长期携带病毒。病毒潜伏于唾液腺、乳腺、肾、白细胞以及其他腺体，长期或间歇地从尿、唾液、泪液、乳汁、精液、宫颈及阴道分泌物中排出。传染源为患者及隐性感染者，通过密切接触，如口－口或手－口途径；垂直感染；性接触；输血及器官移植等多途径传播。常见感染类型有：①先天性感染：CMV 是引起胎儿宫内感染的主要病毒之一，也是引起先天畸形的主要病毒之一。先天性感染的新生儿中有 5%～10% 出现临床症状，称为巨细胞病毒感染，即巨细胞包涵体病（cytomegalic inclusion disease，CID）。②围生期感染：隐性感染的孕妇，妊娠后期病毒被激活可经宫颈排出，分娩时胎儿经产道感染。母乳喂养或护理人员排出的病毒亦能导致新生儿感染。由于有母源性抗体的保护，绝大多数表现为隐性感染。③儿童与成人原发感染：通常表现为隐性感染，可长期或间歇性排出病毒。仅少数人出现巨细胞病毒单核细胞增多症。④免疫功能低下者感染：器官移植、AIDS、白血病、淋巴瘤等患者，由于机体免疫功能低下，或长期的免疫抑制治疗，除原发感染外，可激活潜伏病毒，易发生肺炎、视网膜炎、食管炎、结肠炎和脑膜脑炎等严重感染。

感染后机体可产生相应的细胞免疫和体液免疫。但体液免疫的保护作用不强，对 CMV 的感染，主要依靠 NK 细胞和细胞免疫。

三、微生物学检查与防治原则

微生物学检查可采集相应标本涂片染色镜检观察巨大细胞和典型包涵体，可辅助诊断，但阳性率不高。目前常用的是 ELISA 法检测 CMV IgM，可帮助诊断 CMV 的近期感染。若新生儿血清中检测出 CMV IgM，提示宫内感染。

考点提示

疱疹病毒的致病性。

目前尚无有效疫苗。治疗严重感染可使用高滴度抗 CMV 免疫球蛋白及更昔洛韦等药物。

扫码"练一练"

练习题

一、A₁型题

1. 易发生潜伏感染的病毒是
   - A. 流感病毒
   - B. 甲肝病毒
   - C. 水痘带状疱疹病毒
   - D. 出血热病毒
   - E. 森林脑炎病毒

2. HSV-1在体内的潜伏部位是
   - A. 疱疹复发部位的神经末梢细胞
   - B. 局部淋巴结
   - C. 口腔黏膜毛细血管内皮细胞
   - D. 三叉神经节
   - E. 感觉神经节

3. 对疱疹病毒潜伏感染的正确叙述是
   - A. 原发感染大多是显性感染
   - B. 多由 dsRNA 病毒引起
   - C. 体内始终能检出病毒
   - D. 病毒通过逆转录方式转化细胞
   - E. 妊娠可激活潜伏病毒，感染并危及胎儿

4. 与鼻咽癌有关的病毒是
   - A. 鼻病毒
   - B. EB 病毒
   - C. 巨细胞病毒
   - D. 流感病毒
   - E. 艾滋病病毒

5. 巨细胞病毒引起的疾病有
   - A. 结肠炎
   - B. 先天畸形
   - C. 间质性肺炎
   - D. 输血后单核细胞增多症
   - E. 以上都是

二、简答题

1. 疱疹病毒有哪些共同特征？
2. 简述疱疹病毒的种类、潜伏部位和所致疾病。

（谢文美）

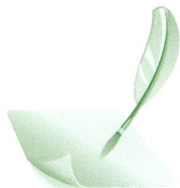

其他病毒与朊粒

扫码"学一学"

要点导航

学习要点

1. 掌握：疱疹病毒的种类、致病性及感染方式。
2. 熟悉：疱疹病毒的防治原则。
3. 了解：疱疹病毒的形态结构特征。

技能要点

认识各种疱疹病毒，并能预防其感染。

第一节　虫　媒　病　毒

虫媒病毒（arbovirus）是一大类通过吸血节肢动物叮咬易感脊椎动物而传播相应疾病的病毒。节肢动物既是病毒的储存宿主，又是传播媒介。虫媒病毒属于生态学名称，是根据其传播方式归纳在一起的一大类病毒，在病毒分类学上分属于不同病毒科的不同病毒属，引起不同的疾病。其种类繁多，已发现五百多种，其中对人具有致病性的有一百多种。大多数虫媒病毒感染属自然疫源性疾病，引起人畜共患病，在流行上具有明显的季节性和地方性。在我国流行的虫媒病毒主要是黄病毒属的流行性乙型脑炎病毒、登革病毒和森林脑炎病毒等。

一、流行性乙型脑炎病毒

流行性乙型脑炎病毒（epidemic B encephalitis virus）简称乙脑病毒，引起流行性乙型脑炎（简称乙脑）。

（一）生物学性状

乙脑病毒呈球形，直径为 $35\sim50nm$，核衣壳为二十面立体对称，有包膜。只有 1 个血清型，很少变异，故疫苗接种后可得到较好的免疫保护效应。包膜表面有血凝素，能凝集雏鸡、鸽和鹅的红细胞，其相应抗体能抑制血凝并有中和病毒的作用。乙脑病毒对酸、一般消毒剂、乙醚和氯仿等脂溶剂敏感，不耐热，100℃ 2 分钟即可灭活。

（二）致病性与免疫性

乙脑病毒的主要传播媒介是库蚊，其流行与蚊密度的高峰期一致，多发生于夏秋季。蚊虫是病毒的长期储存宿主，可携带病毒越冬且能经卵传代。家禽、家畜，特别是幼猪等动物被带病毒蚊虫叮咬后，出现病毒血症，并成为乙脑的重要传染源。蚊吸食了有病毒血症动物的血液后再次叮咬人体时便将病毒传播给人。

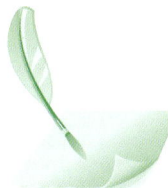

病毒进入人体后侵入血液形成第一次病毒血症。病毒随血流至肝、脾等处的单核 - 巨噬细胞中继续大量增殖，并再次入血，引起第二次病毒血症。多数患者有发热、寒冷、头痛等症状。大多数人为隐性感染，数日后可自愈。极少数患者（主要为 10 岁以下的儿童，尤其以 2 ~ 9 岁者多见）因机体免疫力低下，病毒可穿过血 - 脑屏障进入脑组织细胞中增殖，损伤脑实质和脑膜。患者有高热、剧烈头痛、频繁呕吐、颈项强直、惊厥或昏迷等严重的中枢神经系统症状。若治疗不及时可因中枢性呼吸衰竭或脑疝而死亡，死亡率高达 10% ~ 40%。部分患者恢复后可有痴呆、偏瘫、失语、智力减退等后遗症。乙脑病愈后或隐性感染后可获得牢固免疫力。

考点提示

乙脑病毒的致病性及感染特点。

（三）防治原则

防蚊、灭蚊为预防的关键。给幼猪进行预防注射也降低人群的发病率。给易感人群接种乙脑病毒灭活疫苗或减毒活疫苗能起到良好的预防效果。

二、登革病毒与森林脑炎病毒

（一）登革病毒

登革病毒通过伊蚊传播，是引起登革热的病原体。登革热（dengue fever，DF）是一种急性传染病，在东南亚、西太平洋和中南美洲地区流行较为广泛。患病后有发热、肌肉及关节剧痛等症状，故俗称断骨热。

登革病毒的形态结构似乙脑病毒，但体积较小，直径 17 ~ 25nm。有 4 个血清型，各型病毒间有交叉抗原。登革病毒可储存于人或猴体内，患者和隐性感染者为主要传染源，伊蚊为其传播媒介。登革病毒进入人体后在毛细血管内皮细胞和单核细胞系统增殖，经血流播散，引起登革热和登革出血热/登革休克综合征（DHF/DSS）。DF 症状较轻，具有自限性，表现为发热、头痛、肌肉和关节酸痛、淋巴结肿大及皮疹等。DHF/DSS 病情较重，初期有典型登革热表现，随后病情发展迅速，出现严重皮肤及消化道出血等，继而休克，病死率高。

目前无良好的预防方法，以防蚊灭蚊为主。

（二）森林脑炎病毒

森林脑炎病毒引起森林脑炎。蜱为传播媒介和长期宿主。在自然情况下，带病毒的蜱传播给森林中的兽类和鸟类，易感人群进入林区被蜱叮咬而感染。大多数人为隐性感染，少数感染者经 1 ~ 2 周潜伏期后发生脑炎，出现高热、头痛、肌肉麻痹及萎缩、昏迷致死，病死率约 30%。病后免疫力持久。预防主要是防蜱叮咬或接种灭活疫苗。

第二节　出血热病毒

出血热属一类疾病的统称，以发热、出血为特征。引起出血热的病毒很多，我国主要有汉坦病毒、登革病毒和克里米亚 - 刚果出血热病毒。

一、汉坦病毒

汉坦病毒（Hantavirus）又称肾综合征出血热（hemorrhagic fever with renal syndrome，

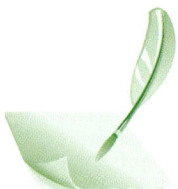

HFRS）病毒，是肾综合征出血热（流行性出血热）的病原体，该病在我国流行范围广、危害严重。病毒呈圆形或卵圆形，平均直径约122nm，核酸为单股RNA，有包膜，其上有血凝素刺突。汉坦病毒抵抗力不强，对酸、脂溶剂、加热以及紫外线都很敏感。

传染源为带病毒的动物，主要是黑线姬鼠、褐家鼠大林姬鼠等啮齿动物。病毒在宿主动物体内增殖，随唾液、粪便、尿等排出，污染食物、水源、空气等，人可经呼吸道、消化道、破损皮肤而感染，也可经胎盘或虫媒传播。病毒进入人体后，经1～2周的潜伏期发病，典型表现为发热、出血和肾损害三大主症；临床经过分为发热期、低血压（休克）期、少尿期、多尿期和恢复期，病死率3%～20%，病后可获持久免疫力。发病1～2天可出现特异性抗体IgM，检测该抗体可作为早期诊断方法。

防鼠、灭鼠为主要预防措施，对易感人群可接种疫苗。目前无特效疗法，主要是对症和支持治疗。利巴韦林、免疫球蛋白的早期应用有一定疗效。

二、其他出血热病毒

（一）克里米亚-刚果出血热病毒

克里米亚-刚果出血热病毒（Crimean-Congo hemorrhagic fever virus）在我国因首先在新疆流行，曾被称为新疆出血热病毒，后证实是克里米亚-刚果出血热病毒在新疆地区的流行。

羊、牛和马是主要储存宿主，硬蜱是传播媒介，病毒在蜱体内增殖并能经卵传给后代。人被带病毒的蜱叮咬后，经5～7天潜伏期而发病，以发热、全身疼痛、中毒症状和出血为特征，一般无明显的肾功能损害。病后可获持久的免疫力。

（二）埃博拉病毒

埃博拉病毒是一种有包膜的单股负链RNA病毒，直径为80nm，长度差异大，800～1400nm不等。抵抗力不强，对紫外线、脂溶剂、酚类、加热等均很敏感。

埃博拉病毒主要在猴群中传播，通过猴-人-人的途径在人群间传播，导致埃博拉出血热。病毒通过皮肤黏膜侵入宿主后，主要在肝内增殖，也可在血管内皮细胞、单核-巨噬细胞和肾上腺皮质细胞等增殖，导致血管内皮细胞损伤，出现严重的病毒血症，组织细胞溶解，器官坏死。

潜伏期一般为5～10天，初始为流感样症状，病情进展迅速，出现恶心、呕吐、腹痛、腹泻和出血等症状。发病后1～2周常因休克和多器官衰竭而死亡，病死率高达50%～90%。由于埃博拉病毒致病性强，临床在采集标本时必须严格安全防御措施，仔细收集和处理。

目前无有效的疫苗，治疗亦很困难，常采取综合性措施，加强消毒和隔离。

第三节　狂犬病病毒

狂犬病病毒（rabies virus）是狂犬病的病原体，属弹状病毒科是一种嗜神经性病毒。主要在野生动物及家畜中传播，人被动物咬伤而感染。目前尚无有效的治疗方法，是迄今人类病死率最高的急性传染病，一旦发病，死亡率近乎100%。

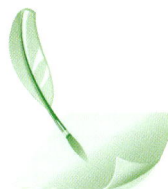

型别与宫颈癌的发生密切相关，最常见的是 HPV 16、18 型。

预防 HPV 感染最好的方法是避免与感染组织的直接接触。治疗可采用冷冻、电灼、激光或手术等方法。接种疫苗对预防宫颈癌有一定效果。

第五节 朊 粒

朊粒（prion）是一种由正常宿主细胞基因编码但构象异常的朊蛋白（prion protein，PrP）。

朊粒不含核酸及脂类，是一种疏水性糖蛋白，具有传染性和极强抵抗力。室温下用 1mol/L NaOH 或者 2.5% NaClO 溶液处理 1 小时后，再经高压蒸汽灭菌 134℃、≥2 小时可灭活朊粒。

朊粒经消化道、血液、神经及医源性等多种途径传播，导致人和动物慢性退行性、致死性中枢神经系统疾病，即传染性海绵状脑病（transmissible spongiform encephalopathy，TSE）。其潜伏期长，一旦发病呈慢性、进行性发展，脑皮质神经元出现空泡变性、死亡，星形胶质细胞增生，脑皮质疏松呈海绵状，患者出现痴呆、共济失调、震颤等中枢神经系统症状，致死率达 100%。朊粒引起的疾病分为传染性、散发性和遗传性三种类型，常见的动物 TSE 有疯牛病和羊瘙痒症，人类 TSE 有库鲁病（Kuru disease）、克 – 雅病（Creutzfeldt – Jakob disease，CJD）及克雅病变种（与疯牛病密切相关）。

练习题

扫码"练一练"

一、A₁ 型题

1. 经病兽咬伤后感染的病原体是

    A. 水痘带状疱疹病毒   B. 腺病毒   C. EB 病毒

    D. 人类免疫缺陷病毒   E. 狂犬病病毒

2. 目前使用的狂犬病疫苗属于

    A. 减毒活疫苗   B. 类毒素疫苗   C. 重组疫苗

    D. 内毒素疫苗   E. 灭活疫苗

3. 内基小体是

    A. 麻疹病毒包涵体   B. 腺病毒包涵体

    C. 疱疹病毒包涵体   D. 狂犬病病毒包涵体

    E. 虫媒病毒包涵体

4. 被狂犬咬伤后，最正确的处理措施是

    A. 注射狂犬病病毒免疫血清 + 抗病毒药物

    B. 清创 + 抗生素

    C. 注射大剂量丙种球蛋白 + 抗病毒药物

    D. 清创 + 注射狂犬病病毒血清

    E. 清创 + 注射狂犬病病毒免疫血清 + 接种疫苗

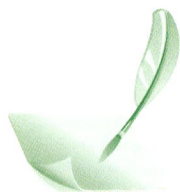

二、A₂ 型题

患者，女，50 岁。因反复出现头痛、鼻塞、鼻涕带血、耳鸣就诊。查体：患者眼球突出，活动受限，有复视、视物障碍。鼻咽镜、CT 见鼻咽部肿物。实验室检查：EBV 抗体效价增高。引起该患者疾病最可能的病毒是

A. VZV   B. EBV   C. CMV

D. HSV   E. 以上都不是

（谢文美）

真菌概述

扫码"学一学"

真菌（fungus）是一类无根、茎、叶的分化和不含叶绿素的真核细胞型微生物。有典型的细胞核和完善的细胞器。少数为单细胞，大多数为多细胞。在自然界分布广泛，种类繁多，有十万多种，多数对人类有益无害，如用于酿酒，生产抗生素、维生素、酶类制剂等。能引起人类真菌性疾病的有三百余种，包括致病性真菌、条件致病性真菌、产毒性以及致癌性真菌。近年来，真菌感染性疾病明显增多，这与滥用抗生素引起的菌群失调，长期使用激素、免疫抑制剂、抗癌药物导致免疫功能低下有关，应引起高度关注。

第一节　生物学性状

一、形态与结构

真菌按形态分为两大类：单细胞真菌和多细胞真菌。单细胞真菌呈圆形或卵圆形，有些可见假菌丝等结构，多以生芽方式繁殖，如酵母菌、白假丝酵母菌等；多细胞真菌又称霉菌或丝状菌，由菌丝和孢子组成，常见的有孢子丝菌、皮肤癣菌等。由于不同种类的真菌其菌丝和孢子形态各异，可作为鉴别真菌的主要依据。

（一）菌丝

扫码"看一看"

真菌的孢子以出芽的形式繁殖，在环境适宜的情况下长出芽管，逐渐延长呈丝状，称菌丝。菌丝继续长出许多分枝，交织成团称菌丝体（mycelium）。菌丝按其功能不同分为三类：向下伸入培养基中吸取营养的菌丝称为营养菌丝；向上生长暴露在空气中的菌丝为气生菌丝；能产生孢子的菌丝称生殖菌丝。菌丝按其结构可分为无隔菌丝与有隔菌丝，致病性真菌多为有隔菌丝。菌丝还可按其形态分类，如螺旋状、结节状、球拍状、鹿角状和丝状等，有助于鉴别真菌（图22-1）。

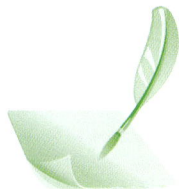

螺旋状菌丝　　　　鹿角状菌丝　　　　结节状菌丝

球拍状菌丝　　　　梳状菌丝

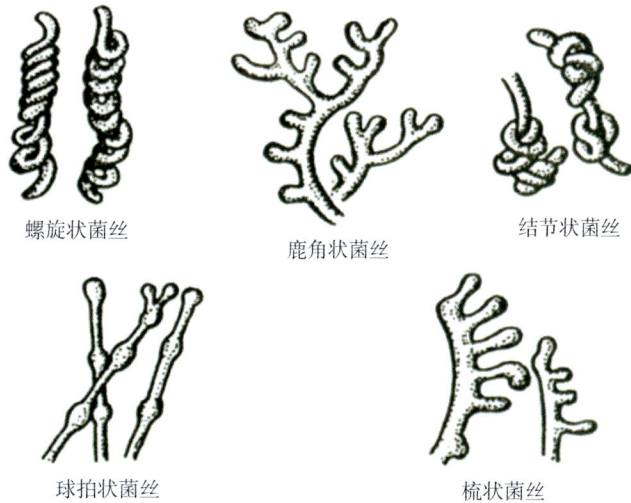

图 22 - 1　真菌菌丝形态示意图

(二) 孢子

孢子是真菌的繁殖结构，真菌孢子分有性孢子与无性孢子两种，致病性真菌大多形成无性孢子。无性孢子根据形态分为 3 种：分生孢子、孢囊孢子（sporangiospore）、叶状孢子（图 22 - 2）。

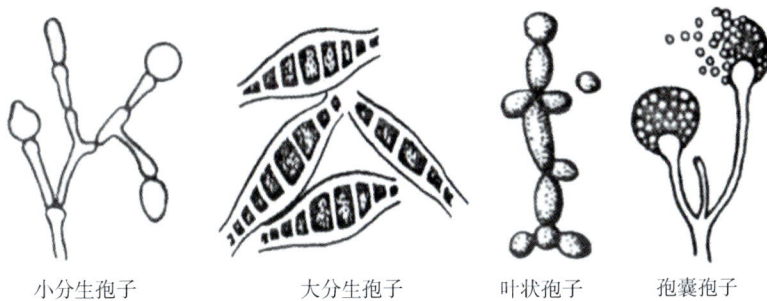

小分生孢子　　　　大分生孢子　　　　叶状孢子　　　　孢囊孢子

图 22 - 2　真菌孢子形态示意图

二、培养特性

真菌的营养要求不高，在一般的细菌培养基上均能生长，常用沙保培养基（Sabouraud's medium），最适 pH 为 4 ~ 6，最适温度为 22 ~ 28℃，深部感染真菌为 37℃。真菌生长需要高湿高氧环境。多数致病性真菌生长缓慢，需在沙保培养基中培养 1 ~ 4 周后，单细胞真菌形成酵母型菌落或类酵母型菌落，多细胞真菌形成丝状菌落。

三、抵抗力

真菌对干燥、日光、紫外线以及一般消毒剂均有较强的抵抗力。但不耐热，60℃经 1 小时即可杀灭。对 1% ~ 3% 苯酚、2.5% 碘酊、0.1% 氯化汞及 10% 甲醛溶液等均较敏感。对常用抗生素如青霉素等不敏感。对抗真菌药，如两性霉素 B、制霉菌素、酮康唑、伊曲康唑等较敏感。

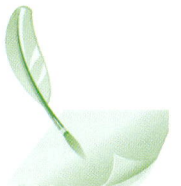

第二节　致病性与免疫性

一、致病性

（一）真菌性感染

1. 致病性真菌感染　主要是外源性真菌感染。可引起皮肤、皮下组织及全身性感染。如各种癣菌。

2. 条件致病性真菌感染　主要由内源性真菌感染，如白假丝酵母菌等。当机体免疫功能降低或菌群失调时引起感染。

（二）真菌超敏反应性疾病

过敏体质者在接触、吸入或食入某些真菌的孢子或代谢产物时引起各种类型超敏反应，如荨麻疹、接触性皮炎、哮喘和过敏性鼻炎等。

（三）真菌毒素中毒与肿瘤

有些真菌在粮食或饲料上生长，人、畜食后导致急、慢性中毒，称为真菌中毒症。病变多样，常见的有肝、肾损害，也可引起血液系统和神经系统损害等。某些真菌毒素与肿瘤的发生有关，如黄曲霉毒素可诱发肝癌。

二、免疫性

（一）非特异性免疫

皮肤黏膜屏障对预防真菌感染有重要作用。如人皮肤皮脂腺分泌的不饱和脂肪酸具有杀真菌作用，而学龄前儿童皮脂腺发育尚未完善，易患头癣。另外，正常菌群的拮抗作用和吞噬细胞的吞噬作用均在抗真菌中发挥重要作用。

（二）特异性免疫

真菌感染后刺激机体产生细胞免疫和体液免疫，但细胞免疫在抗真菌感染中起重要作用。

第三节　微生物学检查

浅部真菌感染可取病变部位皮屑、毛发、指（趾）甲屑等标本进行检查，一般滴加 10% KOH，放置在载玻片上用火焰微微加热透明软化标本即可在显微镜下观察。深部真菌感染依据病情取痰、脑脊液进行直接镜检或沙保培养基直接培养，根据菌落特征、孢子和菌丝特征及生化反应等鉴定，血清学检查也可辅助诊断。

第四节　防　治　原　则

预防皮肤癣菌感染主要是注意清洁卫生，保持鞋袜干燥，不共用鞋袜，避免直接或间接与患者接触。预防深部真菌感染，首先要除去诱发因素，提高机体免疫力，对应用免疫抑制剂、肿瘤、年老体

> **考点提示**
> 真菌的致病性及防治原则。

弱者更应注意防止并发真菌感染。

　　浅部真菌感染可用复方达克宁霜剂、咪康唑霜、克霉唑软膏和0.5%聚维酮碘（碘伏）治疗，深部真菌感染常用两性霉素B、制霉菌素、酮康唑、氟康唑、伊曲康唑等治疗。

练习题

扫码"练一练"

A₁ 型题

1. 培养真菌常用的培养基是

    A. 营养培养基　　　　　B. 厌氧培养基　　　　　C. 碱性琼脂培养基

    D. 沙保培养基　　　　　E. 以上均不是

2. 灰指甲的检查方法是取病变组织在玻片上

    A. 直接涂片　　　　　　B. 染色　　　　　　　　C. 加10%氢氧化钾溶液

    D. 70%～75%乙醇　　　 E. 以上均不是

3. 浅部真菌的最适温度是

    A. 22～28℃　　　　　　B. 30～32℃　　　　　　C. 32～35℃

    D. 37℃　　　　　　　　E. 以上均不妥

（曾祥琼）

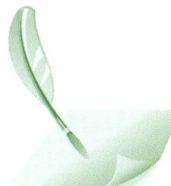

常见病原性真菌

扫码"学一学"

要点导航

学习要点

1. 熟悉：皮肤癣菌和条件致病性真菌的常见种类及所致疾病。

2. 了解：其他病原性真菌的致病性。

技能要点

具有一定防治相关真菌性疾病的能力。

第一节　皮　肤　癣　菌

皮肤癣菌主要引起皮肤浅部感染。由于其能产生角质蛋白酶，具有嗜角质蛋白的特性，侵犯部位仅限于角化的表皮、毛发和指（趾）甲，引起各种癣病。如头癣、手癣、足癣等，尤其以手、足癣最为常见。其病理变化是由真菌的增殖及其代谢产物刺激机体引起的反应。皮肤癣菌分为毛癣菌属、表皮癣菌属、小孢子癣菌属三个属。目前已知皮肤癣菌约有45种，对人致病的有二十多种。

皮肤癣菌感染属外源性感染，通过直接或间接接触传播。一种癣病可引起机体不同部位的感染，而同一部位的病变可由不同癣菌引起。目前，对皮肤癣菌感染的治疗无特效药物，重在预防。

第二节　皮下组织感染真菌

案例　患者，男，40岁。双脚脚趾间痒、疼痛、有水疱、流黄液一个月余。查体：双脚第3、4、5趾间有水疱、糜烂、渗出液，浸渍呈白色，周围皮肤红肿，伴有异味。

问题与思考：

1. 患者患有什么病？

2. 如何进一步诊断？

3. 怎样治疗？

引起皮下组织感染的真菌主要有着色真菌与申克孢子丝菌。一般由外伤引起感染，在局部皮下组织繁殖，并缓慢向周围组织扩散或经淋巴、血液向全身扩散。

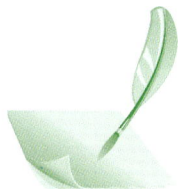

一、着色真菌

着色真菌广泛存在于土壤、木材上，种类繁多，因在分类上接近，临床症状基本相似，故统称为着色真菌。感染多发生在肢体暴露部位，病损的皮肤变黑，故称着色真菌病。着色真菌主要侵犯机体的皮肤。其潜伏期为1个月~1年。病程可长达几十年，早期皮肤患处发生丘疹，丘疹增大形成结节，结节融合成疣状或菜花状。随着病情继续发展，旧病灶结痂愈合，新病灶又在四周产生，日久瘢痕广泛，影响淋巴回流，形成肢体象皮肿。免疫功能低下时可侵犯中枢神经，或经血行扩散至全身。

二、申克孢子丝菌

申克孢子丝菌属于腐生性真菌，广泛分布于土壤、尘埃、植物中。经皮肤创口侵入，沿淋巴管分布，引起亚急性或慢性肉芽肿，使淋巴管成链状硬结，称孢子丝菌下疳。也可经口或呼吸道侵入，沿血行扩散至其他器官引起深部感染。此病在我国传播较广，全国各地均有本病报道，东北报道较多。

第三节　深部感染真菌

深部感染真菌是指侵袭机体深部组织和内脏的真菌。主要为机会致病性真菌感染，机体免疫力低下是其致病的重要条件。

一、白假丝酵母菌

白假丝酵母菌又称为白念珠菌，菌体圆形或卵圆形，直径3~6μm，革兰染色阳性，以芽生方式繁殖。在组织内易形成芽生孢子、假菌丝和厚膜孢子，为本菌的特征。在沙保多培养基上形成类酵母样菌落，在1%吐温-80玉米粉琼脂培养基上可形成丰富的假菌丝，同时也可产生真菌丝和厚膜孢子（图23-1）。

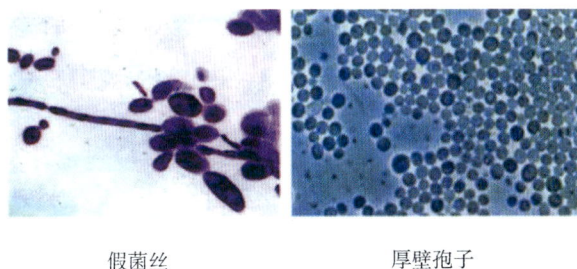

假菌丝　　　　　　　　厚壁孢子

图23-1　白假丝酵母菌的假菌丝及厚壁孢子

本菌为人体正常菌群，一般不致病。但近年来，随着广谱抗生素、激素和免疫制抑剂的应用，特别是抗生素广泛使用以来，白念珠菌感染日益增多，目前常见白念珠菌感染有以下几种类型：①皮肤黏膜感染：皮肤白念珠菌感染好发于皮肤皱褶处，如腋窝、腹股沟、乳房下、肛门周围、会阴部和指（趾）间等潮湿部位，应与湿疹鉴别。黏膜感染有鹅口疮、口角糜烂、外阴与阴道炎等，以鹅口疮最多，好发于初生婴儿。②内脏感染：有肺炎、支气管炎、食管炎、肠炎、膀胱炎和肾盂肾炎等，偶可引起败血症等。③中枢神经系统感染：主要有脑膜炎、脑脓肿等。

二、新型隐球菌

新型隐球菌又称新生隐球菌，广泛分布于自然界及动物体内，尤其是鸽子的肠道中，正常人体表、口腔、粪便有时也能查见此菌。本菌圆形或卵圆形，直径 4~20μm，外周有宽厚的荚膜，一般不易着色，用墨汁负染可见，故称隐球菌（图23-2）。本菌以出芽方式繁殖，常呈单芽，但不形成假菌丝。在沙保培养基上形成酵母型菌落。

新型隐球菌多为外源性感染，属条件致病性真菌。荚膜是其主要致病物质。主要传染源是鸽，经呼吸道侵入，多数人症状不明显，且能自愈，少数人可引起肺和脑的急性、亚急性和慢性感染。其中隐球菌性脑膜炎病情严重，病死率高。临床应与结核性脑膜炎鉴别。近年来，由于抗生素、激素和免疫抑制剂的广泛使用，该菌病例有增多的趋势。

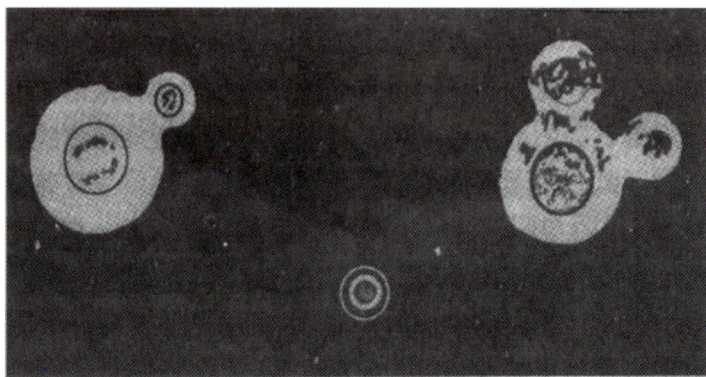

图23-2 新型隐球菌

三、卡氏肺孢子菌

卡氏肺孢子菌广泛分布于自然界，属于条件致病性真菌，经呼吸道传播。健康宿主感染后表现为隐性感染，但对先天免疫缺陷或免疫抑制的患者，可引起以弥散性间质性炎症为特征的卡氏肺孢子菌肺炎（pneumocystis pneumonia，PCP），严重者可随血流播散至全身各组织或脏器，引起肺外感染。PCP是艾滋病患者最常见最严重的并发症，病变发展迅速，未经治疗者病死率几乎为100%。

四、曲霉

广泛分布于自然界，生长迅速，在沙保培养基上形成丝状的菌落。开始为白色，随着分生孢子的产生而呈各种颜色。曲霉是条件致病性真菌，引起人类致病最多的为烟曲霉，主要由呼吸道侵入，引起支气管哮喘或肺部感染。严重病例可播散至心、脑、肾等器官。有的曲霉能产生毒素，引起食物中毒。黄曲霉毒素有致癌作用，与原发性肝癌的发生密切相关。

五、毛霉

广泛分布于自然界，该菌一般为面包、水果和土壤中的腐生菌。在沙保培养基上生长迅速，形成丝状菌落，开始为白色，后转变为灰黑色。特征是一般只有无隔菌丝，分枝呈直角，产生孢囊孢子。

考点提示

条件致病性真菌的致病条件及防治原则。

毛霉是条件致病菌，免疫力低下、医源性输液和污染的绷带等均可导致感染，大多数发展迅速，可累及脑、肺和胃肠道等多个器官。最易侵犯血管造成血管栓塞，死亡率极高。

练习题

扫码"练一练"

A₁ 型题

1. 关于皮肤癣菌，下述哪项是错误的
   A. 主要侵犯皮肤、毛发和指（趾）甲
   B. 通过直接接触或间接接触而感染
   C. 在沙保培养基即形成丝状菌落
   D. 一种皮肤丝状菌仅能引起一种癣症
   E. 可根据菌落、孢子及菌丝形态作出初步鉴定

2. 关于白假丝酵母菌，下述哪项是错误的
   A. 属于单细胞条件致病性真菌
   B. 在玉米粉培养基上可长出厚膜孢子
   C. 在沙保培养基上形成酵母样菌落
   D. 在营养丰富培养基上长出菌丝
   E. 是婴幼儿鹅口疮的病原体

3. 关于新型隐球菌，下列哪项是错误的
   A. 菌体圆形
   B. 营养丰富时可产生假菌丝
   C. 常引起慢性脑膜炎
   D. 在沙保培养基上形成酵母型菌落
   E. 标本可直接用墨汁负染后镜检

4. 容易引起肝癌的真菌是
   A. 皮肤癣病　　　　　　　B. 镰刀菌
   C. 白假丝酵母菌　　　　　D. 新型隐球菌
   E. 黄曲霉

（曾祥琼）

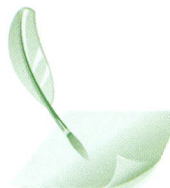

第二部分

人体寄生虫学

>>>

第二十四单元

人体寄生虫学总论 ◀••

扫码"学一学"

> **要点导航**
>
> **学习要点**
>
> 1. 掌握：寄生虫、宿主、生活史、感染阶段等基本概念，寄生虫对宿主的作用。
> 2. 熟悉：宿主对寄生虫的作用，寄生虫病流行的基本环节及流行特点。
> 3. 了解：寄生虫的分类，免疫逃避，寄生虫病的流行因素及防治原则。
>
> **技能要点**
>
> 能认识人体寄生虫的致病性以及机体对寄生虫免疫的特点。

人体寄生虫学是研究与人体健康有关的寄生虫形态、结构，生活史、致病和诊断规律及揭示寄生虫与人体及外界因素间相互关系的科学。人体寄生虫是引起人类疾病的病原生物之一，其种类繁多，按生物学分类，可分为医学蠕虫、医学原虫及医学节肢动物三大类。

第一节　寄生现象与生活史

一、寄生现象

在自然界进化过程中，某些生物逐渐形成了一些相互依存的生活现象。两种生物在一起生活的现象，为共生。根据它们之间的利害关系，又可分为共栖、互利共生、寄生 3 种类型。

1. 共栖　两种生物生活在一起，其中一方受益，另一方既不受益也不受害，称为共栖（commensalism）。如海洋中的鲫鱼吸附于大型鱼类身上的共栖生活。

2. 互利共生　两种生物生活在一起，双方互相依靠，彼此受益，称为互利共生（mutualism）。如白蚁与在其消化道内生活的鞭毛虫。

3. 寄生　两种生物生活在一起，一方受益，而另一方受害，且受害方为受益方提供营养物质和居住场所，称为寄生（parasitism）。在寄生生活中，受益的一方称为寄生物（parasite），受害的一方称为宿主（host）。

二、寄生虫的概念及其分类

（一）寄生虫概念

营寄生生活的多细胞无脊椎动物和单细胞原生生物，永久或暂时地生活在其他动物的体内或体表，获取营养，并对宿主造成损害的低等动物称寄生虫。

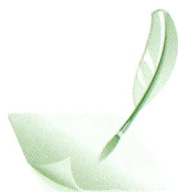

（二）寄生虫分类

1. 按寄生部位分类　可分为体内寄生虫和体外寄生虫。体内寄生虫是指在人体肠道、组织或细胞内寄生的寄生虫，如蛔虫、钩虫等；体外寄生虫主要是指吸血时与人体体表接触，饱食后离开人体的节肢动物，如蚊、虱等。

2. 按寄生性质分类　可分为专性寄生虫、兼性寄生虫、偶然寄生虫和机会致病性寄生虫。专性寄生虫是指生活史及各个时期或某个阶段必须营寄生生活的寄生虫，如疟原虫。兼性寄生虫是指主要营自生生活，但在某种情况下可侵入宿主营寄生生活的寄生虫，如粪类圆线虫。偶然寄生虫是指因偶然机会进入非正常宿主体内寄生的寄生虫，如蝇蛆。机会致病性寄生虫是指在免疫功能正常的宿主体内通常处于隐性感染状态，当宿主免疫功能下降时，其致病力增强，导致宿主出现临床症状的寄生虫，如刚地弓形虫、隐孢子虫等。

3. 按寄生时间分类　可分为长期寄生虫（如蛔虫）和暂时性寄生虫（如蚊）。

三、宿主的概念及其分类

被寄生虫寄生并遭其损害的人或者动物称为宿主。可分为以下几种类型。

（一）中间宿主

寄生虫的幼虫或无性生殖阶段所寄生的宿主称为中间宿主（intermediate host）。若有两个以上中间宿主，可按寄生先后分为第一、第二中间宿主。

（二）终宿主

寄生虫成虫或有性生殖阶段所寄生的宿主称为终宿主（definitive host）。

（三）储存宿主（保虫宿主）

某些寄生虫除寄生于人体外，还可寄生于某些脊椎动物体内，后者在一定条件下可将体内的寄生虫传播给人，该脊椎动物称为储存宿主或保虫宿主（reservior host）。如华支睾吸虫既可寄生于人体，也可寄生于狗和猫体内，狗和猫即为华支睾吸虫的保虫宿主。

（四）转续宿主

某些寄生虫的幼虫侵入非正常宿主，不能发育为成虫，长期保持幼虫状态，当有机会再进入正常终宿主体内后，才可继续发育为成虫，这种体内含有滞育阶段的寄生虫幼虫的非正常宿主称为转续宿主（paratenic host）。

四、寄生虫的生活史与感染阶段

寄生虫完成一代生长、发育、繁殖和所需的外界环境称寄生虫的生活史。不同种类的寄生虫生活史差异较大，有些简单，有些复杂。根据寄生虫完成生活史是否需要中间宿主可分为直接型和间接型两种。①直接型：指寄生虫完成生活史不需要中间宿主，如溶组织内阿米巴。②间接型：指寄生虫完

> **考点提示**
> 寄生虫的宿主、生活史及感染阶段。

成生活史需要中间宿主或需要在吸血昆虫体内发育至感染阶段才能感染人体，如丝虫。蠕虫中具有直接生活史的称为土源性蠕虫，具有间接生活史的称为生物源性蠕虫。寄生虫生活史中具有感染人体能力的发育阶段称为寄生虫的感染阶段，如丝状蚴是钩虫的感染阶段。

相应途径再传播给人，这类地区称为自然疫源地，这类疾病具有明显的自然疫源性。

四、寄生虫病流行的防治原则

1. 消灭或控制传染源 普查普治患者、带虫者及保虫宿主是控制传染源的重要措施。

2. 切断传播途径 加强粪便和水源的管理，搞好环境卫生和个人卫生，杀灭媒介节肢动物和中间宿主是切断寄生虫传播途径的重要手段。

考点提示

寄生虫病流行的基本因素与防治措施。

3. 保护易感人群 加强集体和个人防护工作，改变不良的饮食习惯，改进生产方法和生产条件，用驱避剂涂抹皮肤以防吸血节肢动物媒介的叮刺，对某些寄生虫病还可采取预防服药的措施。

练习题

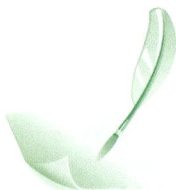

扫码"练一练"

一、A₁型题

1. 生活史中至少有部分必须营寄生生活的寄生虫，称作
   A. 专性寄生虫　　　　B. 兼性寄生虫
   C. 永久性寄生虫　　　D. 暂时性寄生虫
   E. 机会致病性寄生虫

2. 寄生虫幼虫或无性生殖阶段寄生的宿主叫
   A. 终宿主　　　　　　B. 保虫宿主
   C. 中间宿主　　　　　D. 延续宿主
   E. 以上都不是

3. 寄生虫病的流行特点有
   A. 仅有地方性　　　　B. 仅有季节性
   C. 无地方性　　　　　D. 无季节性
   E. 既有地方性，又有季节性

4. 带虫免疫是宿主感染寄生虫后产生的免疫力，它
   A. 能将寄生虫清除
   B. 不能清除寄生虫
   C. 虽不能将虫体全部清除，但对重复感染产生一定的免疫力
   D. 可使虫体寿命缩短或症状减轻
   E. 能将虫体全部清除，对重复感染也产生免疫力

5. 寄生虫病的防治原则为
   A. 控制和消灭传染源，切断传播途径和保护健康人群
   B. 仅预防接种
   C. 只抓住改善不良饮食习惯这一环节
   D. 宣传注意个人卫生就可控制寄生虫病的流行
   E. 所有寄生虫感染者的粪便均需无害化

6. 人体寄生虫的感染阶段是

A. 感染保虫宿主的阶段

B. 感染动物中间宿主的阶段

C. 感染动物延续宿主的阶段

D. 感染节肢动物的阶段

E. 感染人体的阶段

二、简答题

1. 寄生虫对宿主可造成哪些危害?

2. 举例说明宿主的类型及概念。

（徐玉莲）

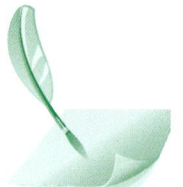

医学蠕虫

扫码"学一学"

要点导航

学习要点

1. 掌握：蛔虫、钩虫、丝虫的形态、生活史和致病性，日本血吸虫的形态、生活史、致病性和防治原则，猪带绦虫的形态、生活史和致病性。

2. 熟悉：医学蠕虫的概念、特点和分类，蛲虫、旋毛虫、肝吸虫、肺吸虫的形态、生活史和致病性，血吸虫病的流行情况与诊断。

3. 了解：鞭虫、姜片虫、牛带绦虫的致病性。

技能要点

能在显微镜下观察和分辨各种虫卵，认识各种医学蠕虫。

医学蠕虫是寄生于人体的多细胞无脊椎动物，借助身体肌肉收缩作蠕形运动。根据形态特征，医学蠕虫主要分为线虫、吸虫和绦虫，如表25-1。

表25-1　人体寄生蠕虫的类别及形态特点

区别点	线虫	吸虫	绦虫
体形	圆柱状或线状	背腹扁平有口、腹吸盘	背腹扁平，带状分节
体腔	原体腔	无	无
消化系统	较完整	不完整	无
生殖系统	雌雄异体	大多数为雌雄同体	雌雄同体

第一节　线　虫

一、似蚓蛔线虫

似蚓蛔线虫（*Ascaris lumbricoides*）简称蛔虫，分布广泛，感染率高，成虫寄生于小肠，可引起蛔虫病，是人体内最常见的寄生虫之一。

（一）形态

1. 成虫　虫体呈长圆柱形，头、尾两端略细，形似蚯蚓，为肠道寄生线虫中体型最大的。活体呈肉红色或微黄色，死后呈灰白色。虫体前部顶端有三个呈品字形排列的唇瓣。雌虫长 20～35cm。雌性生殖系统为双管型，阴门位于虫体前、中1/3交界处的腹面。雄虫长 15～31cm，尾端向腹面卷曲，有一对交合刺（图25-1）。

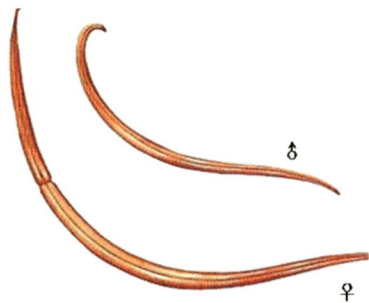

图25-1　蛔虫的成虫

2. 虫卵　蛔虫虫卵分受精卵和未受精卵两种（图 25 – 2）。

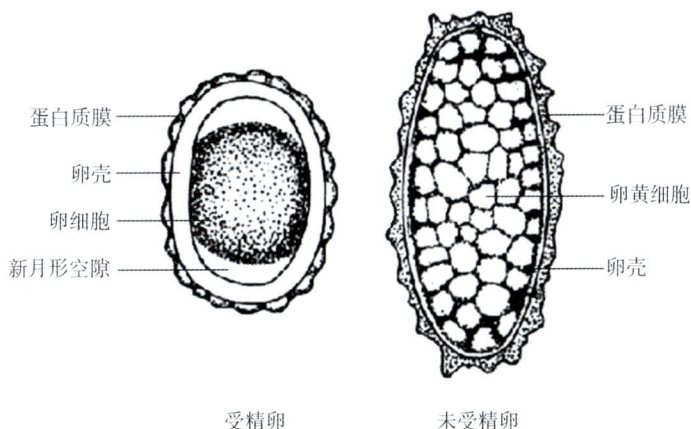

蛋白质膜
卵壳
卵细胞
新月形空隙

蛋白质膜
卵黄细胞
卵壳

受精卵　　　　　　未受精卵

图 25 – 2　蛔虫的两种虫卵形态示意图

（1）受精蛔虫卵　宽椭圆形，大小为（45～75）μm×（35～50）μm，卵壳厚，卵壳内有一个大而圆的细胞，卵细胞与卵壳间的两端各有 1 个新月形空隙。卵壳外有一层由虫体子宫分泌形成的凹凸不平的蛋白质膜，在肠道内被胆汁染成棕黄色。

（2）未受精蛔虫卵　长椭圆形，大小为（88～94）μm×（49～44）μm，棕黄色，卵层及其表面的蛋白质膜均较受精蛔虫卵薄，壳内含大小不等的折光性颗粒。

（二）生活史

包括外界土壤中的虫卵发育和人体内虫体发育两个阶段，不需要中间宿主，属直接发育型。蛔虫的成虫生活在人体小肠，以人的半消化食物为营养物质。雌、雄虫交配后，雌虫产卵，一条雌虫平均每日产卵 24 万个，虫卵随粪便排出体外。

1. 外界土壤发育　蛔虫受精卵在潮湿、荫蔽、氧气充足和温度适宜（21～30℃）的土壤条件下，约经 2 周，卵内细胞发育为幼虫，再经 1 周，卵内幼虫进行第 1 次蜕皮。此时的蛔虫卵称为感染期卵。

2. 在人体的发育　人误食感染期卵后，在小肠内卵破壳孵出幼虫。幼虫侵入小肠黏膜和黏膜下层，钻入肠壁小静脉或小淋巴管，经门静脉经肝入下腔静脉，或经胸导管经右心到肺，穿过肺毛细血管进入肺泡，约在感染后 14 天内，幼虫在此蜕皮 2 次。然后幼虫沿支气管、气管移行至咽，被吞咽入食管，经胃再回到小肠。在小肠内幼虫进行第 4 次蜕皮后发育为童虫，再经数周发育为成虫（图 25 – 3）。自人体感染到雌虫产卵 60～75 天，成虫寿命 1 年左右。

（三）致病性

1. 幼虫致病性　大量幼虫在肺移行过程中，引起细支气管上皮细胞脱落，肺出现点状出血，引起蛔蚴性肺炎、支气管哮喘或嗜酸性粒细胞增多症。患者表现为咳嗽、胸闷、喉痒、哮喘或荨麻疹等，偶可伴有发热、痰中带血或过敏性皮炎。一般 1～2 周内消失。

2. 成虫致病性

（1）掠夺营养　蛔虫不但掠夺营养，还损伤肠黏膜，造成食物的消化和吸收障碍，导致营养不良。患者表现为食欲缺乏、恶心、呕吐、间歇性脐周疼痛，可伴有神经精神症状，如惊厥、夜惊、磨牙等。重度感染的儿童，甚至可引起发育障碍。

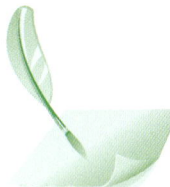

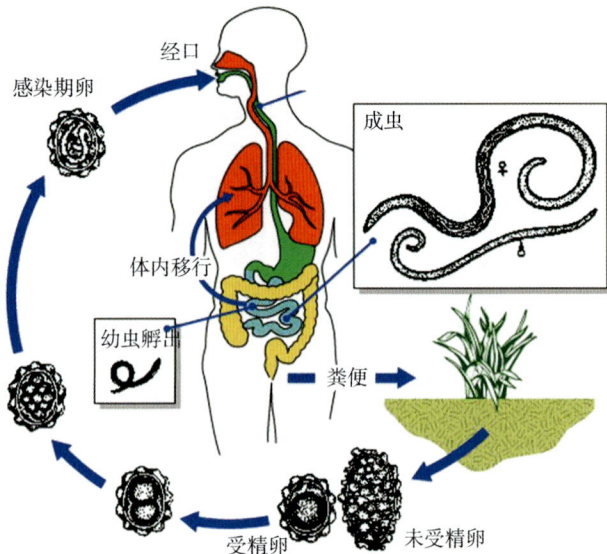

图 25 - 3　蛔虫的生活史

（2）超敏反应　可出现荨麻疹、皮肤瘙痒、血管神经性水肿，以及结膜炎等症状。可能是由于蛔虫变应原被人体吸收后，引起 IgE 介导的变态反应所致。

（3）并发症　蛔虫有钻孔习性，若宿主发热、食入大量辛辣食物或不适当驱虫治疗，虫体活动能力增强，容易钻入开口于肠壁上的各种管道，引起胆道蛔虫症、蛔虫性胰腺炎、阑尾炎等，其中以胆道蛔虫症最常见。个别患者甚至出现蛔虫性肠梗阻或肠穿孔，继之发展为肠套叠、肠坏死或急性腹膜炎。

（四）实验室诊断

从粪便中查到虫卵或成虫即可确诊。由于蛔虫产卵量大，常用直接涂片法，必要时用饱和盐水浮聚法阳性率更高。

直通护考

寄生虫对人的危害不包括

A. 机械性损伤

B. 免疫损伤

C. 明显导致肿瘤

D. 毒性作用

E. 掠夺营养

答案及分析：C　人体寄生虫导致的损伤有些虽然有导致肿瘤的可能，但并没有明显导致肿瘤的证据，故选 C。

（五）流行与防治

蛔虫病分布广泛，感染特点上为农村高于城市，儿童高于成人。蛔虫广泛流行的原因主要是：①生活史简单；②雌虫产卵量大；③虫卵对外界抵抗力强，食用醋、酱油或腌菜、泡菜盐水、甲醛（福尔马林）、盐酸等均不能杀死虫卵，在外界适宜环境下可存活数月至数年；④因使用未经处理的人粪施肥或随地排便等导致虫卵污染环境；⑤人们的不良卫生习惯。

防治蛔虫病应采用综合防治措施。注意环境卫生和个人卫生，进行粪便无害化处理，对患者和带虫者进行阿苯达唑、甲苯咪唑或伊维菌素等驱虫药治疗。

二、十二指肠钩口线虫与美洲板口线虫

十二指肠钩口线虫（*Ancylostoma duodenale*）简称十二指肠钩虫，美洲板口线虫（*Necator americanus*）简称美洲钩虫，都属于钩虫（hookworm）。成虫寄生于人体小肠，引起钩虫病，是我国危害性最严重的寄生虫病之一。

（一）形态

1. 成虫　虫体长约1cm，半透明，肉红色，死后呈灰白色。虫体前端有口囊，两侧有头腺，能分泌抗凝素，十二指肠钩虫口囊腹侧缘有2对钩齿，美洲钩虫口囊腹侧缘有1对板齿。雌虫较大，尾尖直，末端呈圆锥形。雄虫略小，尾部膨大形成交合伞（图25-4）。

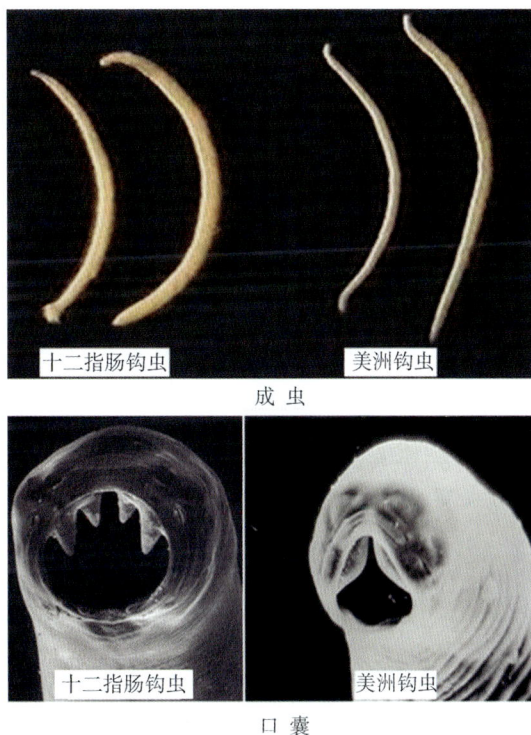

图25-4　两种钩虫的成虫与口囊示意图

2. 虫卵　两种钩虫卵极为相似，不易区别。椭圆形，无色透明，壳薄，大小为(56~76)μm×(36~40)μm，有4~8个卵细胞，卵细胞与卵壳间有明显的空隙（图25-5）。若放置时间稍久，卵内细胞可分裂为多细胞的桑葚状。

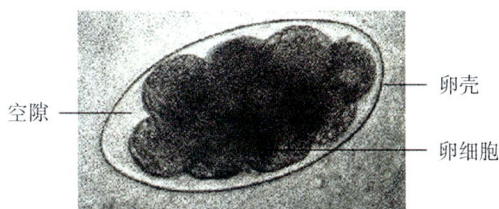

图25-5　钩虫卵

（二）生活史

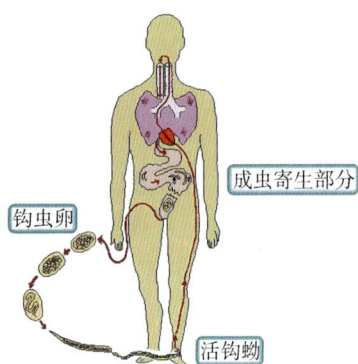

图 25 - 6　钩虫的生活史

两种钩虫的生活史基本相同，不需要中间宿主。成虫寄生于人体小肠上段，借虫囊内钩齿（或板齿）咬附在肠黏膜上，以血液、组织液、肠黏膜为食。雌、雄虫交配后雌虫产卵，虫卵随粪便排出体外后，在温暖（25 ~ 30℃）、潮湿（相对湿度为 60% ~ 80%）、荫蔽、含氧充足的疏松土壤中，卵内细胞不断分裂，1 ~ 2 天孵出杆状蚴，蜕皮 2 次发育为丝状蚴。丝状蚴具有明显的向温性，受人体皮肤体温刺激后，虫体活动力显著增强，经毛囊、汗腺口或皮肤破损处钻入人体，经 24 小时进入人体小静脉或淋巴管，随血流经右心至肺，穿出肺泡毛细血管到达肺泡。此后，再借助小支气管、支气管上皮细胞纤毛摆动移行至咽，随吞咽活动经食管、胃到达小肠，在此再经两次蜕皮发育为成虫。自丝状蚴钻入皮肤至成虫产卵，需时 5 ~ 7 周。成虫寿命 3 ~ 5 年，美洲钩虫可达 15 年（图 25 - 6）。

除经皮肤钻入人体外，少数丝状蚴可经口腔、食管黏膜感染，也可经胎盘感染胎儿。由于某些动物可作为钩虫的转续宿主，人若生食这些动物的肉类也可能感染。十二指肠钩虫的部分幼虫进入小肠前，可"暂停发育"，在某些组织中滞留一段时间再进入小肠发育，这种现象称为迁延移行。

（三）致病性

1. 幼虫致病性

（1）钩蚴性皮炎　丝状蚴钻入皮肤后，数分钟至数十分钟内患者局部皮肤有烧灼感伴奇痒，继而出现充血斑点、丘疹或小疱疹，俗称为"粪毒"。搔抓后破溃可继发细菌感染。以足部多见。

（2）呼吸道病变　丝状蚴经肺移行时，对肺血管和肺泡造成损伤，可引起肺局部出血及炎症。患者有咳嗽、血痰、畏寒、发热等症状，重者可表现为持续性干咳和哮喘，多不需治疗自愈。

2. 成虫致病性

（1）消化道症状　钩虫咬附于肠黏膜上，引起肠黏膜散在性出血点及小溃疡等，可引起上腹部不适、隐痛、恶心、呕吐、腹泻等症状。少数患者出现喜食生米、生豆、泥土、煤渣、石块等异常嗜好，称为"异嗜症"。可能与患者体内铁的耗损有关，经服铁剂后，大多数患者此现象可自行消失。

（2）贫血　钩虫咬附肠黏膜吸血，且有更换咬附点的习惯，同时还分泌抗凝素，导致新旧伤口长期慢性出血，人体内铁和蛋白质不断耗损而导致缺铁性贫血（小细胞低色素性贫血）。临床表现有皮肤黏膜苍白、眩晕乏力、心慌气促及贫血性心脏病的表现。妇女则可引起停经、流产等。

（3）婴幼儿钩虫病　多由十二指肠钩虫引起，表现为急性便血性腹泻，类便呈柏油样，食欲缺乏，精神萎靡，常伴严重贫血，预后差。

（四）实验室诊断

粪便查出虫卵或经钩蚴培养法孵出幼虫即可确诊。饱和盐水浮聚法查虫卵是诊断钩虫病最常用的方法。

（五）流行与防治

钩虫病呈全球性分布，是我国的五大寄生虫病之一，以黄河以南广大农村地区为主要流行区。北方以十二指肠钩虫为主，南方以美洲钩虫为主，但两种钩虫混合感染也很常见。

预防措施包括粪便管理和加强个人防护等措施。治疗上常用甲苯咪唑、阿苯达唑等，严重贫血者还需治疗贫血。

三、蠕形住肠线虫

蠕形住肠线虫（*Enterobius vermicularis*）简称蛲虫，呈世界性分布，常在儿童集聚的群体中传播，城市感染率高于农村。

（一）形态

1. 成虫　细小乳白色，头端角皮膨大形成头翼，咽管末端膨大呈球形。雄虫大小为（2～5）mm×（0.1～0.2）mm，后端向腹面卷曲；雌虫大小为（8～13）mm×（0.3～0.5）mm，中部膨大，尾端长直而尖细。

2. 虫卵　虫卵椭圆形，无色透明。卵壳一侧较平，一侧稍凸，大小为（50～60）μm×（20～30）μm。虫卵排出时，壳内含一蝌蚪期胚胎。

（二）生活史

成虫寄生于人体盲肠、结肠及回肠下段，严重感染时，小肠上段甚至胃及食管等部位也可寄生，以肠内容物、组织液及血液为食。雌、雄虫交配后，雄虫多很快死亡，成熟雌虫子宫内充满虫卵，由肠腔向下移行。当人睡着后，肛门括约肌松弛，雌虫爬出肛周大量排卵。雌虫排卵后大多死亡，少数雌虫移行返回肠腔或误入阴道、尿道等部位导致异位寄生。

虫卵在肛周适宜温度、湿度和充足氧气环境下约经6小时，壳内幼虫蜕皮1次，即成为感染期卵。当患儿用手搔抓肛周时，虫卵污染手指，再经口形成自身感染。也可因感染期卵散落在衣裤、被褥、玩具和食物上，经空气吸入或吞食等方式而受感染。雌虫在人体内存活时间一般为2～4周，不超过2个月（图25-7）。

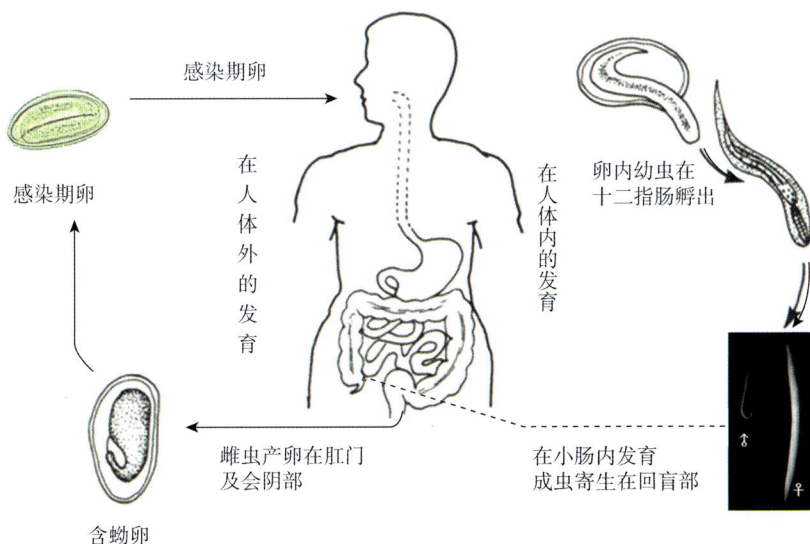

感染期卵

感染期卵

在人体外的发育

在人体内的发育

卵内幼虫在十二指肠孵出

雌虫产卵在肛门及会阴部

含蚴卵

在小肠内发育
成虫寄生在回盲部

图 25-7　蛲虫的生活史

（三）致病性

肛门及会阴部皮肤瘙痒是蛲虫病的主要症状，系由雌虫的产卵所引起。患者常有烦躁不安、失眠、食欲缺乏、夜惊等症状。长期反复感染，会影响儿童的健康成长。

虫体附着局部肠黏膜的轻度损伤，可致消化功能紊乱或慢性炎症，一般不表现明显症状。若有异位寄生时，则可导致严重后果。较为常见的是由于雌虫误入阴道、尿道等部位导致异位寄生，可致相应部位炎症。

（四）实验室诊断

因蛲虫一般不在肠道内产卵，故粪便检查虫卵阳性率极低。采用肛门透明胶纸拭子法和棉签拭子法于清晨排便前或洗澡前在肛周采集虫卵，检出率高。也可在宿主夜晚入睡 1～2 小时后在肛门周围检获成虫。

（五）防治原则

加强卫生宣传，防止相互感染与自身感染。要搞好幼儿园与家庭的环境卫生及衣被、玩具、食具的消毒，儿童要勤洗手、勤剪指甲、不吸吮手指。治疗可采用阿苯达唑和甲苯咪唑，噻嘧啶也可使用。使用蛲虫膏、2% 氯化氨汞（白降汞）膏或甲紫（龙胆紫）等涂于肛周，有止痒杀虫作用。

四、毛首鞭形线虫

毛首鞭形线虫（*Trichuris trichiura*）简称鞭虫，是人体常见的线虫之一。成虫寄生于人体盲肠，引起鞭虫病。

成虫外形似马鞭，前端 3/5 细长，后端 2/5 明显粗大，形如马鞭，故名鞭虫。雌虫长 35～50mm，尾端钝圆。雄虫长 30～45mm，尾端向腹面呈环状卷曲。虫卵腰鼓形，黄褐色，大小为（50～54）μm×（22～23）μm，卵壳较厚，两端各具一个透明的盖塞，内有 1 个卵细胞（图 25-8）。

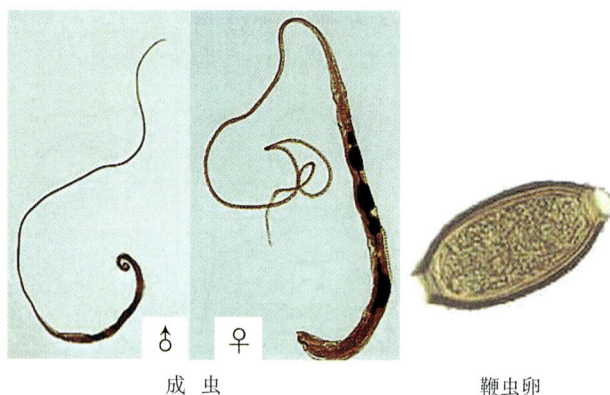

成 虫　　　　鞭虫卵

图 25-8　鞭虫的成虫及虫卵

成虫主要寄生于人体回盲部，以血液、组织液为食。雌虫所产虫卵随粪便排出体外，在泥土中经 3～5 周可发育为含蚴卵，经口进入人体。在小肠内，卵内幼虫逸出，从肠腺隐窝处侵入局部肠黏膜摄取营养，经 8～10 天发育，幼虫重新由小肠移行至盲肠并发育为成虫。自误食感染期虫卵到发育成产卵成虫，需 1～3 个月，成虫寿命为 3～5 年。

由于虫体的机械性损伤和分泌物的刺激作用，可致肠壁黏膜组织出现充血、水肿或出血等慢性炎症反应或肉芽肿性病变。轻度感染多无明显症状，严重感染者可出现食欲缺乏、头晕、腹痛、慢性腹泻、消瘦及贫血等症状。儿童重度感染，如果营养不良或并发肠道致病菌感染，可导致直肠脱垂。

粪便中检获鞭虫卵为诊断依据。可采用粪便直接涂片法、饱和盐水浮聚法等。

防治原则与蛔虫基本相同。对患者和带虫者可采用甲苯咪唑、阿苯达唑治疗。

五、丝虫

丝虫（filaria）是由吸血节肢动物传播的一类寄生性线虫。成虫寄生于人体淋巴系统引起丝虫病。在我国仅有班氏吴策丝虫（班氏丝虫）和马来布鲁丝虫（马来丝虫），对人体危害严重。

（一）形态

1. 成虫 两种丝虫成虫形态相似，虫体乳白色，细长如丝线状，体长不到10mm，班氏丝虫大于马来丝虫，雌虫大于雄虫。雄虫尾端向腹面卷曲成圆形，雌虫尾端钝圆。

2. 微丝蚴（幼虫） 虫体细长，头端钝圆，尾端尖细，外被有鞘膜，体内有很多圆形或椭圆形的体核，头端无核区为头间隙（图25-9）。两种微丝蚴的鉴别见表25-2。

表25-2 班氏微丝蚴与马来微丝蚴的形态鉴别

区别点	班氏微丝蚴	马来微丝蚴
大小（μm）	(244~296) × (5.3~7.0)	(177~230) × (5.0~6.0)
体态	柔和，弯曲自然，无小弯	弯曲僵硬，大弯上有小弯
头间隙	较短，长：宽为1:1或1:2	较长，长：宽为2:1
体核	圆形或椭圆形，各核分开，排列整齐，清晰可数	形状不规则，大小不等，排列紧密，常重叠，不易分清
尾核	无	2个，前后排列

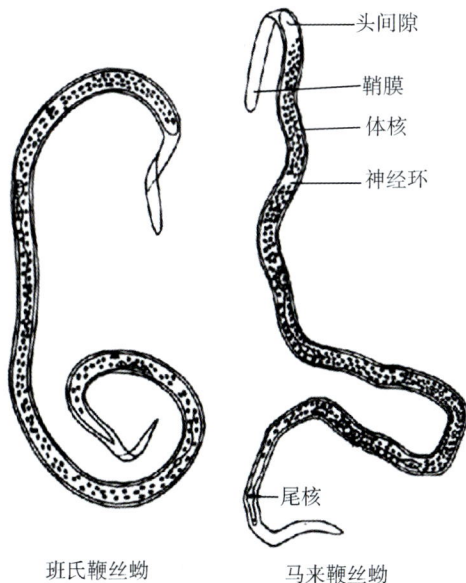

班氏鞭丝蚴　　马来鞭丝蚴

图25-9 班氏微丝蚴与马来微丝蚴

（二）生活史

班氏丝虫和马来丝虫的生活史基本相似，蚊为中间宿主，人是终宿主，感染阶段是丝状蚴（图 25 – 10）。

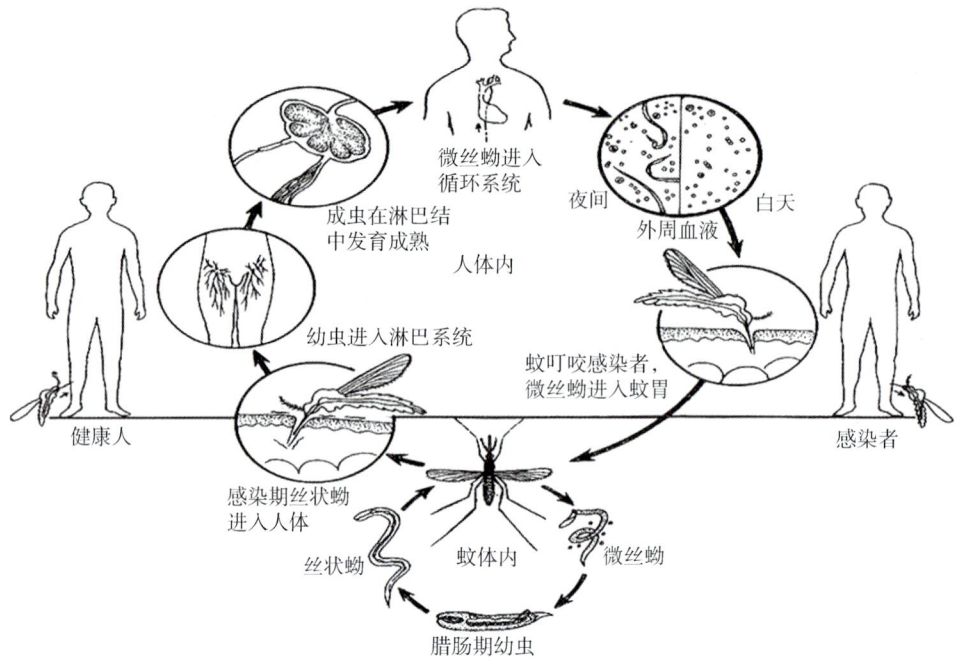

图 25 – 10　丝虫的生活史

1. 在蚊体内的发育　患者或带虫者被蚊叮吸后，微丝蚴随血液进入蚊胃，脱去鞘膜，穿过胃壁，在蚊胸肌内发育，经 2 ~ 4 天，虫体缩短变粗成腊肠期幼虫。其后虫体变细长，蜕皮 2 次，发育为丝状蚴。丝状蚴离开蚊胸肌进入蚊血腔，到达蚊下唇，当蚊再次叮人时，丝状蚴经吸血伤口侵入人体。

2. 在人体内的发育　感染期丝状蚴进入人体后的具体移行途径，至今尚未完全清楚。一般认为幼虫迅速侵入附近小的淋巴管，再移行至大淋巴管及淋巴结，在此经 2 次蜕皮成为成虫。雌雄交配后产出微丝蚴，少部分微丝蚴停留在淋巴系统内，大部分随淋巴液经胸导管进入血液循环。微丝蚴白天滞留于肺毛细血管，夜晚则出现于外周血液中，微丝蚴在人体外周血液中夜多昼少的现象称为夜现周期性（nocturnal periodicity）。两种微丝蚴在外周血液中出现的时间高峰略有不同，马来微丝蚴为晚上 8 时至次晨 4 时，班氏微丝蚴为晚上 10 时至次晨 2 时。自感染期幼虫侵入人体至发育为成虫产生微丝蚴所需的时间，一般认为在 3 个月至 1 年。

两种丝虫成虫在人体淋巴系统的寄生部位有所不同。马来丝虫多在上、下肢浅部淋巴系统，尤以下肢多见；班氏丝虫以寄生深部淋巴系统为主，主要见于下肢、阴囊、精索、腹股沟、腹腔、肾盂等处。丝虫成虫的寿命一般为 4 ~ 10 年，个别可长达 40 年。

（三）致病性

人体感染丝虫后的发病情况与多种因素有关，如机体对丝虫抗原性刺激的免疫强弱、感染的虫种及数量、重复感染的次数、虫体的死活、寄生部位和有无继发感染等。

1. 急性期超敏反应和炎症反应　幼虫和成虫的代谢产物、机械刺激等均作用于机体，产生局部和全身性超敏反应和炎症反应，临床表现为淋巴管炎、淋巴结炎、丹毒样皮炎等。

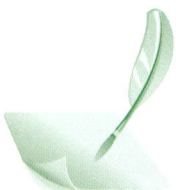

淋巴管炎的特征为逆行性，发作时可见皮下一条离心性（自近侧向远侧）红线延伸，俗称"流火"，以下肢多见。如波及皮肤浅表微细淋巴管时，局部皮肤出现弥漫性红肿，伴压痛及灼热感，表面光亮，即丹毒样皮炎，病变部位多见于小腿中下部。如果班氏丝虫成虫寄生于阴囊内淋巴管中，则可引起精索炎、附睾炎或睾丸炎。在局部症状出现的同时，患者常伴有丝虫热，即畏寒发热、头痛、关节酸痛等症状。

2. 慢性期阻塞性病变　淋巴系统阻塞是引起丝虫病慢性体征的重要因素。阻塞部位不同，患者对应的临床表现也有差异。

（1）象皮肿（elephantiasis）　是晚期丝虫病最多见的体征，多见于下肢和阴囊，也可出现在上肢、乳房及阴唇等处。由于淋巴回流障碍，大量淋巴液滞留在皮下组织，刺激纤维组织增生，使局部皮肤和皮下组织明显增厚、变粗、变硬，形似象皮（图25-11）。

（2）睾丸鞘膜积液　由于精索、睾丸的淋巴管阻塞，使淋巴液流入鞘膜腔内，引起睾丸鞘膜积液，在班氏丝虫病中较常见。

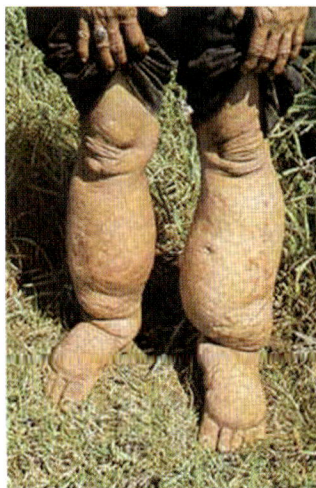

图25-11　双下肢象皮肿

（3）乳糜尿（chyluria）　是班氏丝虫病患者的主动脉前淋巴结或肠干淋巴结受阻，使从小肠吸收的乳糜液经腰淋巴结反流入泌尿系统，导致相应淋巴管曲张破裂（多在肾）后所致的病变。乳糜尿常多次间歇发作，发作时尿呈乳白色，混有血液时呈粉红色。

（四）实验室诊断

从外周血中查见微丝蚴可确诊。取血时间以晚上9时后为宜。检查方法有厚血膜法、新鲜血滴法、离心沉淀浓集法等。免疫学检查可以辅助诊断。

（五）流行与防治

丝虫病属十大热带病，也是我国五大寄生虫病之一。至1997年，我国已有1/3的丝虫病流行省、自治区、直辖市消灭了丝虫病，但目前仍有少量微丝蚴血症患者。

丝虫采取普查普治和防蚊灭蚊的综合措施。普查应以1周岁以上的全体居民为对象，进行采血检查，及早发现患者和带虫者。主要用乙胺嗪（海群生）药盐治疗。对象皮肿患者除给予海群生治疗外，还进行烘绑疗法治疗，对睾丸鞘膜积液及阴囊象皮肿患者，应行鞘膜翻转术外科手术治疗。对乳糜尿患者可用1%硝酸银冲洗肾盂治疗。

六、旋毛形线虫

旋毛形线虫（*Trichinella spiralis*）简称旋毛虫，寄生于人和多种哺乳动物，如猪、羊、狗、鼠等体内，引起旋毛虫病，是重要的人兽共患寄生虫病之一。

旋毛虫是寄生于人体的最小的线虫。成虫呈线状，雌虫大小为（3~4）mm×0.06mm，雄虫大小为（1.4~1.6）mm×（0.04~0.05）mm。雌虫子宫较长，内含的虫卵在后段近阴门处已发育为幼虫。寄生在宿主横纹肌细胞内的幼虫卷曲于梭形囊包中，长约1mm。囊包纵轴与肌纤维纵轴平行，大小为（0.25~0.5）mm×（0.21~0.42）mm，其内通常含

1～2 条幼虫（图 25 - 12）。

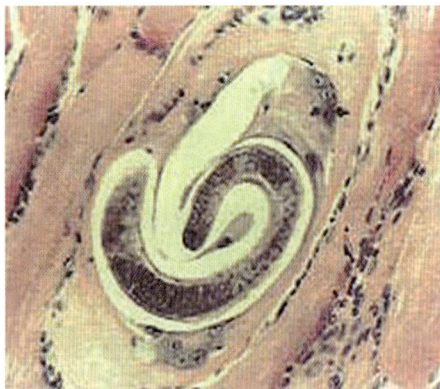

图 25 - 12 旋毛虫的囊包

旋毛虫成虫寄生于宿主的十二指肠及空肠上段，幼虫寄生于同一宿主的横纹肌细胞内，无外界发育阶段，但完成生活史必须更换宿主。宿主在食入含有活幼虫囊包的肉类后，在消化液作用下，囊包内的幼虫在胃内逸出，钻入十二指肠及空肠上段的肠黏膜内，经 24 小时发育后返回肠腔，在感染 30～48 小时内，经过 4 次蜕皮，发育为成虫。雌、雄交配后，雄虫死亡，雌虫钻入肠黏膜，在感染 5～7 天后，产出幼虫，幼虫经小静脉或淋巴管随淋巴和血液循环到达全身各处，但只有侵入横纹肌内的虫体才能进一步发育。幼虫进入肌细胞后经过 20 天形成囊包，半年后可钙化，囊内幼虫死亡。

考点提示

常见线虫的感染方式与危害。

旋毛虫的主要致病阶段是幼虫，其致病过程可分为 3 期：①侵入期（肠型期）：此期脱囊幼虫发育为成虫，导致肠黏膜炎症反应，历时约 1 周，患者可出现胃肠道症状。②幼虫移行期（肌型期）：指新生幼虫随血液循环和淋巴循环移行至横纹肌，导致血管炎和肌炎的时期。患者表现为全身肌肉酸痛、压痛，以腓肠肌、肱二头肌和肱三头肌最明显。重者并发心肌炎、肺炎或脑膜炎等而致死。③囊包形成期（恢复期）：为受损肌细胞恢复过程。患者全身症状消失或减弱，但肌痛可持续数月。

取患者肌肉活检查获囊包即可确诊。免疫学方法适用于早期或轻度感染者。

改变不良的饮食习惯，不生食或半生食肉类是最重要的预防措施。治疗的首选药物为阿苯达唑。

第二节 吸 虫

一、华支睾吸虫

华支睾吸虫（*Clonorchis sinensis*）又称肝吸虫，成虫寄生于肝的胆管内，引起华支睾吸虫病，即肝吸虫病。

（一）形态

成虫体形狭长，前端尖细，背腹扁平，后端钝圆。乳白色，半透明，大小为（10～25）mm×（3～5）mm。腹吸盘位于虫体前端 1/5 处，略小于口吸盘。消化道有口、咽及食管，两肠支伸至虫体后端。一对睾丸于虫体后端约 1/3 处，呈分支状前后排列。卵巢位于睾丸之前，输卵管的远端为卵模，周围为梅氏腺。子宫呈管状，开口于腹吸盘前缘的生殖腔（图 25 - 13）。

虫卵大小平均约为 $29\mu m \times 17\mu m$，为常见蠕虫卵中最小者。黄褐色，形状似芝麻，一端较窄且有盖，周围因卵壳增厚形成肩峰，另一端有小疣状突起。卵在近子宫前端已渐成熟，内有成熟的毛蚴（图 25-13）。

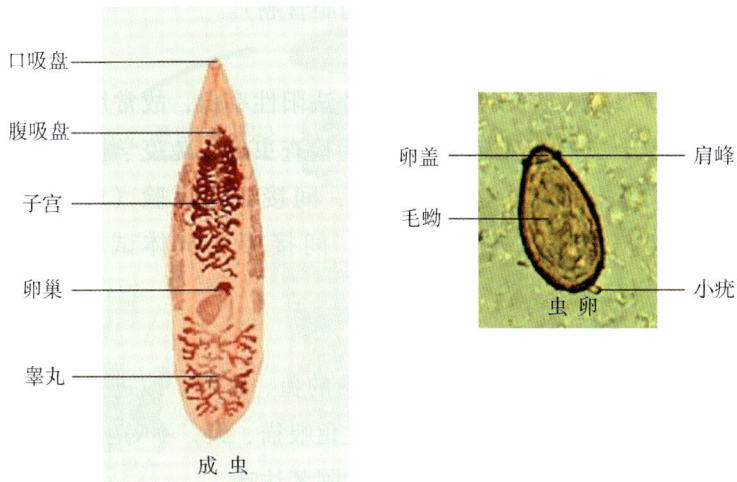

图 25-13　华支睾吸虫成虫与虫卵形态

（二）生活史

成虫寄生于人和多种肉食类哺乳动物的肝胆管内。虫卵随胆汁进入消化道，经粪便排出，进入水中被第一中间宿主淡水螺（豆螺、涵螺、沼螺等）吞食后，在螺体内孵出毛蚴，经胞蚴、雷蚴等无性生殖阶段后形成大量尾蚴，逸出螺体，进入第二中间宿主淡水鱼、虾体内发育为囊蚴。终宿主因食入含有囊蚴的鱼、虾而感染。囊蚴在十二指肠内脱囊而出形成童虫，童虫沿胆总管逆方向移行至肝胆管内发育为成虫，成虫寿命可达20～30年（图25-14）。

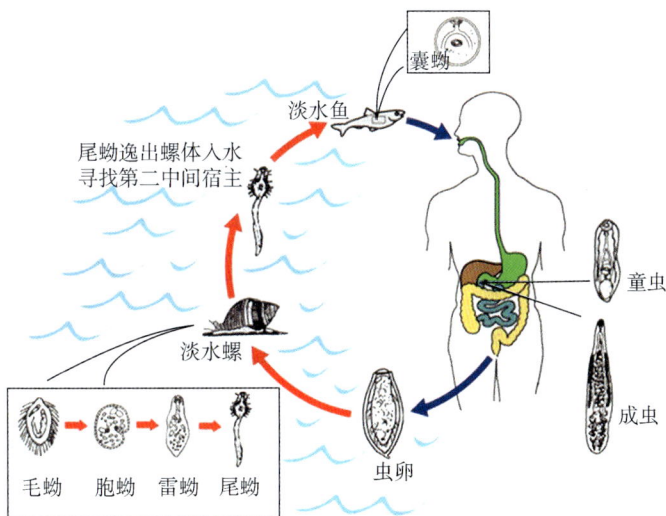

图 25-14　华支睾吸虫的生活史

（三）致病性

肝吸虫的危害性主要为肝受损。轻度感染、感染初期或者感染数量少时可无明显病变。虫体在肝胆管内机械性刺激及分泌物、排泄物的化学作用引起胆管内膜及周围的炎症反应

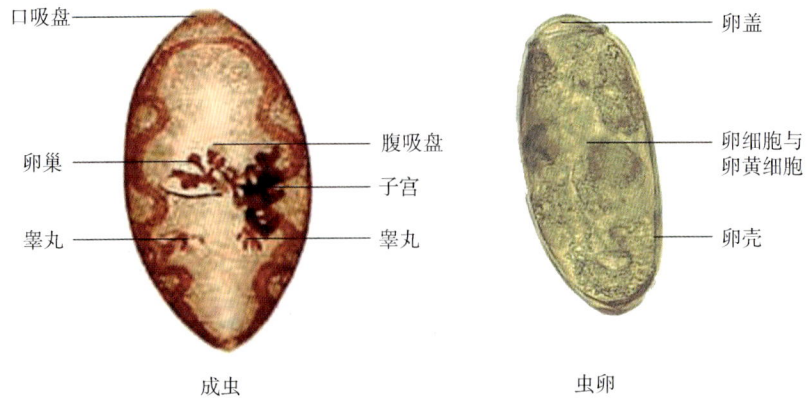

图 25 - 17 卫氏并殖吸虫的成虫与虫卵

（二）生活史

成虫主要寄生于人和肉食类哺乳动物肺内。虫卵经人或者肉食哺乳动物的痰或粪便排出入水，25～30℃时约经 3 周发孵出毛蚴。毛蚴在水中钻入第一中间宿主川卷螺体内，经胞蚴、母雷蚴、子雷蚴发育成尾蚴。尾蚴从螺体逸出后，侵入第二中间宿主溪蟹或蝲蛄体内形成囊蚴。囊蚴经口感染终宿主，在小肠内幼虫脱囊而出发育为童虫。童虫穿过肠壁进入腹腔，经过 1～3 周的移行和窜扰后，穿过膈到达胸腔，入肺定居发育为成虫。从囊蚴被人食入到在肺发育成熟产卵，约需 2 个月，成虫寿命约 5 年，偶有长达 20 年的报道（图 25 - 18）。

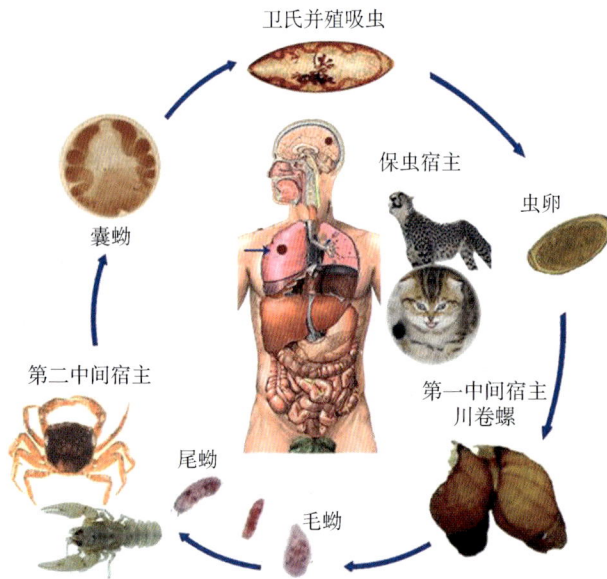

图 25 - 18 卫氏并殖吸虫生活史

（三）致病性

卫氏并殖吸虫致病主要是由于童虫或成虫在人体组织和器官内移行、寄居造成的机械性损伤以及抗原物质刺激所引起的免疫病理反应。其病理变化分为三期：脓肿期、囊肿期和纤维瘢痕期。轻者表现为发热、食欲缺乏、乏力及荨麻疹等症状；重者可出现畏寒高热、腹痛、腹泻等，嗜酸性粒细胞明显增多。①胸肺型：表现为胸痛、咳嗽、咳铁锈色痰；②皮下结节型：表现为皮下游走型包块和结节，多发生于腹壁，其次为胸壁；③腹型；④肝型；⑤脑型等。

（四）实验室诊断

取痰或粪便进行虫卵直接涂片检查，或者手术摘除的皮下包块、结节中检见虫体均为确诊的手段。免疫学诊断常用皮内试验作为普查初筛，但假阳性率较高，目前普遍使用的是酶联免疫吸附试验（ELISA）。

（五）防治原则

预防本病最重要的措施是不生食或半生食溪蟹和蝲蛄及其制品，不饮生水。治疗患者和带虫者常用药物是吡喹酮。

四、日本裂体吸虫

裂体吸虫也称血吸虫，寄生于人体的主要有 6 种。我国流行的是日本裂体吸虫。日本裂体吸虫（*Schistosoma japonicum*）简称日本血吸虫，成虫寄生于人和多种哺乳动物的静脉血管内，引起血吸虫病。血吸虫病对人类健康危害严重，是我国重点防治的寄生虫病之一。

（一）形态

1. 成虫 雌雄异体，外观似线虫，口吸盘和腹吸盘位于虫体前端。雄虫乳白色，长 12~20mm，背腹扁平，自腹吸盘后虫体两侧向腹面卷曲形成抱雌沟。雌虫呈黑褐色，前细后粗，长 20~25mm，雌虫常居留于雄虫抱雌沟中，与雄虫合抱生活（图 25-19）。

2. 虫卵 椭圆形，淡黄色，大小平均为 $89\mu m \times 67\mu m$，卵壳薄而均匀，无卵盖，卵壳一侧有一小棘。成熟虫卵内含一毛蚴，毛蚴与卵壳之间常有油滴状分泌物，称为可溶性虫卵抗原（图 25-19）。

3. 毛蚴 梨形或长椭圆形，灰白半透明，左右对称，平均大小为 $99\mu m \times 35\mu m$，周身披有纤毛，为其运动器官。毛蚴前端有钻孔腺、顶腺、侧腺，可分泌可溶性虫卵抗原（图 25-19）。

4. 尾蚴 属叉尾型。体长 $280~360\mu m$，由体部和尾部组成，尾部分尾干和尾叉。体部有 1 个头腺和 5 对钻腺（图 25-19）。

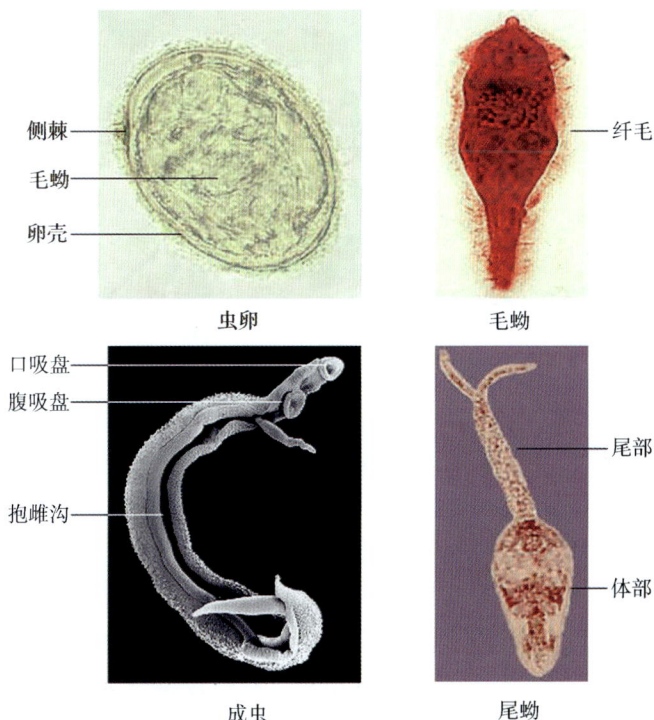

图 25-19　日本血吸虫各期形态示意图

（二）生活史

日本血吸虫成虫发育需经过虫卵、毛蚴、母胞蚴、子胞蚴、尾蚴、童虫、成虫 7 个阶段。终宿主为人或牛、羊、兔等多种哺乳动物，中间宿主为钉螺。

知识链接

毛蚴如何钻入钉螺？

日本血吸虫的毛蚴在水中孵出后可以存活 15～94 小时，孵出时间越长，感染钉螺的可能性越低；温度越高，毛蚴活动越剧烈，死亡也越快。当毛蚴在钉螺周围游动时，钉螺分泌排泄物中有一种化学物质称为"毛蚴松"，可吸引毛蚴在其头足部进行探索性游动，并利用其头腺分泌物的溶组织作用及纤毛的摆动和虫体的伸缩钻入钉螺体内。

成虫寄生于终宿主的门脉－肠系膜静脉系统，以红细胞为食，雌、雄交配后雌虫产卵于肠系膜下层静脉末梢内。一部分虫卵随门静脉流至肝发生沉积，另一部分沉积于肠壁，约 11 天发育为成熟虫卵，内含毛蚴。卵内毛蚴分泌可溶性虫卵抗原，致肠壁出现炎症坏死，虫卵随破溃组织落入肠腔，随粪便排出体外。虫卵必须入水发育。在适宜温度及光照下，卵内毛蚴孵出，毛蚴进入中间宿主钉螺体内经母胞蚴、子胞蚴的无性增殖阶段发育成大量尾蚴。尾蚴成熟后由钉螺体内逸出入水，多集中于水面，人或动物与之接触后，尾蚴迅速钻入皮肤，脱去尾部变为童虫。在皮下组织做短暂停留后，钻入血管或淋巴管，经肺循环和体循环到达肠系膜动脉，随血流进入肝门静脉发育，性器官初步分化，雌、雄合抱，再移行至肠系膜静脉及直肠静脉定居、交配、产卵。从尾蚴钻入皮肤到虫体发育成熟并产卵大约需要 24 天。成虫寿命约 4.5 年，最长可活 40 年（图 25－20）。

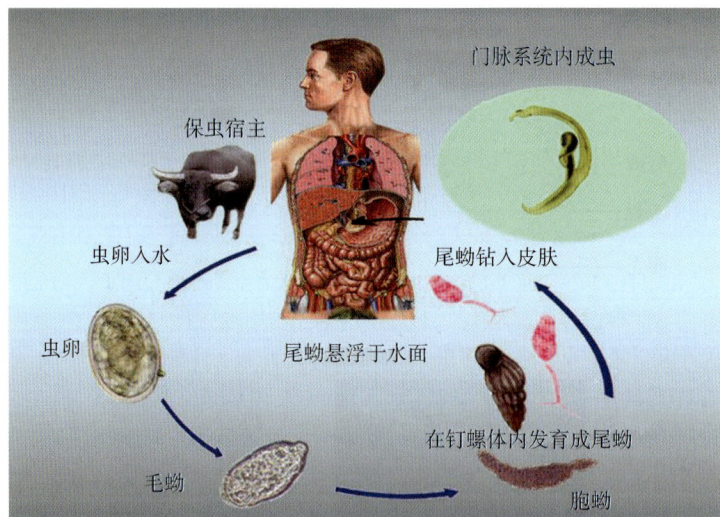

图 25－20　日本血吸虫生活史

（三）致病性

血吸虫的虫卵、尾蚴、童虫与成虫阶段均可致病，但以虫卵造成的危害最严重。

1. 尾蚴及童虫所致损害　尾蚴钻入皮肤引起尾蚴性皮炎，表现为丘疹和瘙痒，与速发型（Ⅰ型）和迟发型（Ⅳ型）超敏反应有关。童虫在宿主血管内移行可致所经过的器官出现血管炎，产生局部炎症和点状出血，以肺部最明显。

2. 成虫所致损害　致病作用不明显，少数可引起静脉内膜炎与静脉周围炎。但虫体的代谢产物、分泌物、排泄物等抗原物质，在宿主内可形成免疫复合物，诱发免疫复合物型（Ⅲ型）超敏反应。

3. 虫卵所致损害　虫卵是血吸虫的主要感染阶段。虫卵沉积在宿主的肝及结肠壁等组织，引起Ⅳ型超敏反应，导致肉芽肿。

肉芽肿形成和发展的病理过程与虫卵的发育有密切关系。当虫卵内毛蚴成熟后，其分泌的可溶性虫卵抗原致敏 T 细胞，当致敏 T 细胞再次接受相同抗原刺激后，可分泌细胞因子，引起淋巴细胞、巨噬细胞、嗜酸性粒细胞、浆细胞及中性粒细胞等汇集到虫卵周围，形成虫卵肉芽肿。在急性期，肉芽肿易液化而出现嗜酸性脓肿；当卵内毛蚴死亡后，组织修复，代之以纤维化，可引起肝硬化和门静脉高压。

4. 临床表现

（1）急性血吸虫病　患者出现发热、腹痛、腹泻、肝脾大和肝区压痛、黏液脓血便、嗜酸性粒细胞增多等表现和体征，多于接触疫水后 1～2 个月出现。

（2）慢性血吸虫病　多数患者为隐匿型，无明显症状；部分患者表现为腹泻、黏液脓血便、肝脾大、贫血和消瘦等症状。

（3）晚期血吸虫病　约在感染后 5 年出现，临床分巨脾型、腹腔积液型、结肠增殖型和侏儒型。主要并发症为上消化道出血和肝性脑病。

血吸虫成虫产出的虫卵沉积在门脉系统以外的组织或器官，引起的损害称为异位损害或异位血吸虫病。常见的损害部位在肺和脑。

（四）实验室诊断

1. 病原学检查　是确诊血吸虫病的依据，但对轻度感染者和晚期患者易漏诊。常用粪便直接涂片法、尼龙袋集卵法、加藤法、改良加藤法和集卵定量透明法检查虫卵，也可用毛蚴孵化法检查毛蚴。对慢性及晚期血吸虫患者可使用直肠镜进行活组织检查。

2. 免疫诊断　可以检测抗体和循环抗原。常用的有环卵沉淀试验（circum - oval precipitating test，COPT）、间接血凝试验、酶联免疫吸附试验（ELISA）和快速试纸法等。

（五）流行与防治

日本血吸虫病主要流行于我国长江以南的 12 个省、自治区、直辖市，属人畜共患寄生虫病，患者和病牛是最重要的传染源。含有血吸虫卵的粪便污染水源、中间宿主钉螺的存在和人群接触疫水是传播途径的 3 个重要环节。

> **考点提示**
>
> 日本血吸虫的致病性与防治原则。

"综合治理，科学防治，因地制宜，分类指导"是我国防治血吸虫病的指导思想。具体措施包括：①查治患者及病畜、控制传染源：人畜同步是控制传染源的有效方法。首选药物为吡喹酮。②消灭钉螺，管理好粪便，安全供水。③做好个人防护。

第三节　绦　虫

一、链状带绦虫

链状带绦虫（*Taenia solium*）也称猪肉绦虫、猪带绦虫或有钩绦虫，成虫寄生于人的小肠，引起猪带绦虫病。幼虫寄生于人体皮下、内脏或者肌肉，引起猪囊尾蚴病。

（一）形态

1. 成虫 虫体扁平，长如带状，乳白色，略透明，长 2~4m，前端较细，向后渐扁阔，分头节、颈部和链体三部分。头节近似球形，直径 0.6~1.0mm，有顶突、两圈小钩及 4 个吸盘。颈部细长，位于头节之后，不分节，具有生发作用。链体由 700~1000 个节片组成，分幼节、成节和孕节。幼节宽大于长，含未成熟生殖器官；成节近方形，含成熟雌、雄生殖器官各一套；孕节长大于宽，节片中仅有充满虫卵的子宫。子宫由主干向两侧分支，每侧 7~13 支，共含虫卵 3 万~5 万个，孕节常从链体上数节一起脱落（图 25-21）。

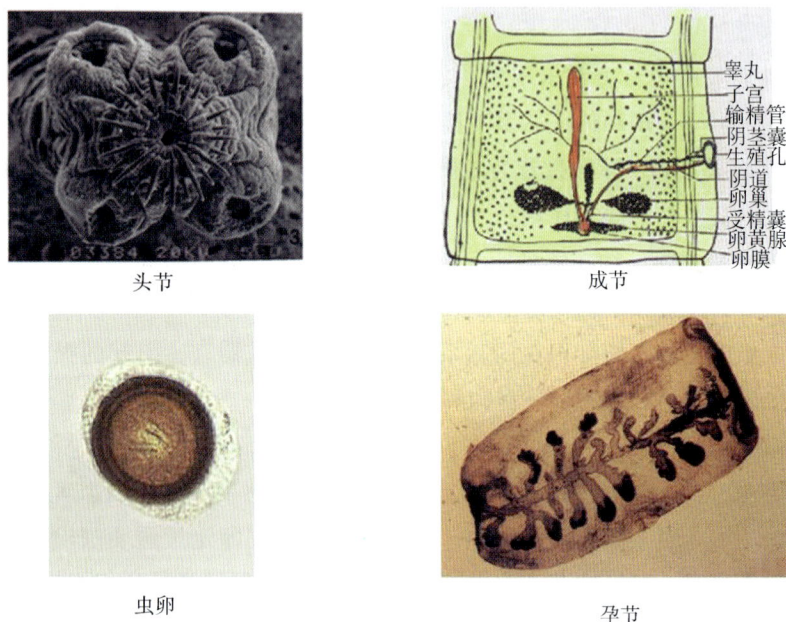

头节

成节

睾丸
子宫
输精管
阴茎囊
生殖孔
阴道
卵巢
受精囊
卵黄腺
卵膜

虫卵

孕节

图 25-21 猪带绦虫图

2. 虫卵 卵壳薄而透明易碎，虫卵自孕节散出后多已脱落。脱掉卵壳的虫卵呈球形或近似球形，直径 31~43μm，外层为棕黄色较厚的胚膜，其上有放射状条纹，内含一球形六钩蚴（图 25-21）。

光学显微镜下猪带绦虫、牛带绦虫和细粒棘球绦虫虫卵形态极为相似，无法辨别，统称为带绦虫卵。

3. 猪囊尾蚴 又称猪囊虫。为白色半透明卵圆形囊状物，大小约 9mm×5mm，囊内充满透明的囊液。囊壁分两层，外为皮层，内为间质层。头节凹入囊内呈白色点状，其形态结构和成虫头节相同。

（二）生活史

人是猪带绦虫唯一的终宿主，也可作为其中间宿主。猪是其主要的中间宿主。

成虫寄生于人的小肠上段，以头节固着肠壁。孕节常数节一起地从链体脱落，随粪便排出。脱离的孕节可因受挤压破裂而使虫卵散出，当虫卵或孕节被猪等中间宿主吞食后，在小肠消化液作用下 1~3 天虫卵胚膜破裂，六钩蚴逸出，然后钻入小肠壁，经血液循环或淋巴循环而到达全身各处，尤其是运动较多的肌肉，如股内侧肌、深腰肌、肩胛肌、膈肌、心肌、舌肌等处。经 60~70 天后，发育为猪囊尾蚴，在猪体内可存活数年，如不能感染人体，则猪囊尾蚴可以死亡钙化。有猪囊尾蚴寄生的猪肉称为"米猪肉"。

当人误食生的或半生的含猪囊尾蚴的猪肉后，猪囊尾蚴在小肠受胆汁刺激而翻出头节，附着于肠黏膜，经 2~3 个月发育为成虫并排出孕节和虫卵。成虫寿命可达 25 年甚至更久。

当人误食入虫卵或孕节后，人也可成为猪带绦虫的中间宿主，在人体发育成猪囊尾蚴，但不能继续发育为成虫。猪囊尾蚴在人体可存活 3~5 年。人体感染绦虫卵的方式有三种：自体内感染、自体外感染、异体感染，其中自体内感染后果常较严重（图 25-22）。

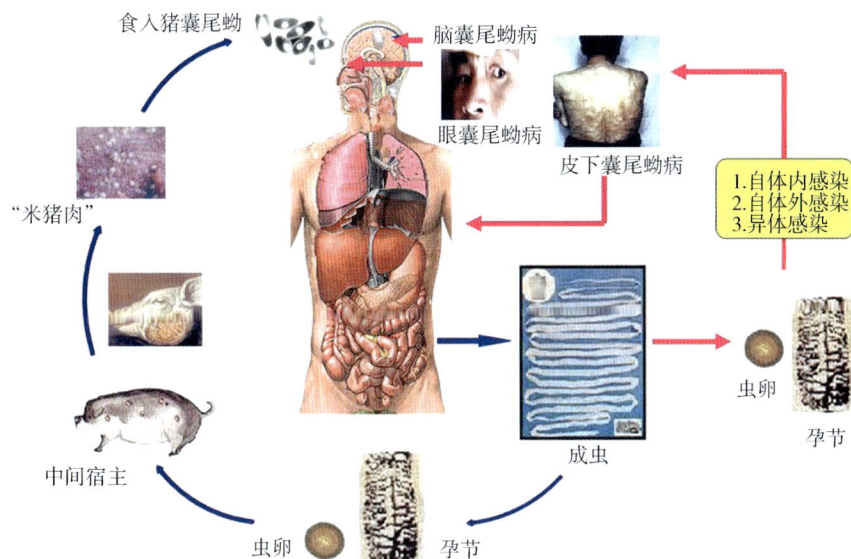

图 25-22 猪带绦虫生活史

（三）致病性

1. 绦虫病 成虫寄生于人体小肠，一般无明显的临床症状。少数患者可出现腹痛、消化不良、腹泻、体重减轻、头痛、头晕等症状。粪便中发现节片是患者就诊最常见的原因。

2. 囊虫病 猪囊尾蚴对人的危害远大于成虫。其所致疾病称为囊尾蚴病，简称为囊虫病。其危害程度因猪囊尾蚴寄生的部位和数量而不同。好发于人体的皮下组织、肌肉、脑和眼，还可见于其他部位。①皮下及肌囊尾蚴病：最常见，寄生在皮下可形成圆形或椭圆形 0.5~1.5cm 的结节，硬如软骨，无压痛，以躯干和头部较多见，常分批出现，可自行消失。寄生在肌肉时可表现为肌肉酸痛无力、发胀、麻木等症状。②眼囊尾蚴病：以玻璃体和视网膜下最多见。轻者仅引起视力障碍，重者可失明。③脑囊尾蚴病：最严重。临床症状极为复杂，可引起猝死，也可全无症状，脑囊尾蚴病的三大主要症状是癫痫发作、颅内压增高和精神症状，以癫痫发作最多见。

（四）实验室诊断

1. 猪带绦虫病的诊断 收集患者的全部粪便，用水淘洗检查头节和孕节即可确诊。粪便检查可查出带绦虫卵，但不能确定虫种。

2. 囊尾蚴病的诊断 检查方法视寄生部位不同而异。皮下及浅表部位的猪囊尾蚴结节可采取手术摘除活检；深部组织和脑囊尾蚴可采用 X 线、B 超、CT 和 MRI 等影像设备；眼囊尾蚴可采用检眼镜。

免疫学检查具有辅助诊断价值，尤其对于深部组织囊尾蚴病。常见的试验有间接红细胞凝集试验、ELISA 等。

（五）防治原则

各地防治猪带绦虫病的经验是要抓好"驱、管、检"的综合防治措施。加强卫生宣传，不吃生肉或者未熟透的肉；加强肉类检疫；注意个人卫生，饭前便后洗手，切生熟肉刀、砧板要分开；改善养猪方法，建圈养猪。治疗可采用吡喹酮、阿苯达唑，也可使用槟榔和南瓜子合剂驱虫。眼囊尾蚴病采用手术摘取虫体。

二、肥胖带绦虫

肥胖带绦虫又称牛带绦虫、牛肉绦虫或无钩绦虫。成虫寄生于人小肠，引起牛带绦虫病。

> **考点提示**
>
> 猪、牛带绦虫在各方面的特点与区别。

牛带绦虫的形态与猪带绦虫很相似，但虫体大小和结构有差异（图25-23）。虫卵与猪带绦虫卵形态相似，不易鉴别。人是牛带绦虫的唯一终宿主，经口感染，牛为中间宿主，牛囊尾蚴为感染阶段。牛囊尾蚴不能寄生于人体，因此一般不发生牛囊虫病。实验室检查诊断方面，因牛带绦虫孕节单个脱落，孕节自行从肛门逸出时，自断端常散出虫卵，故肛门拭子法和透明胶纸法检查虫卵阳性率高。防治原则与猪带绦虫类似。两者形态与生活史的区别见表25-3。

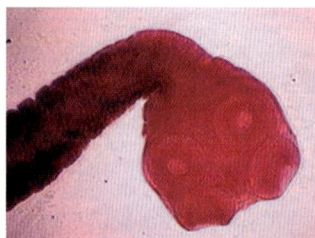
头节

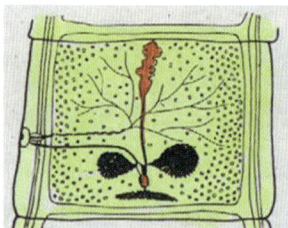
成节

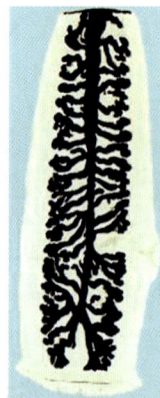
孕节

图25-23　牛带绦虫图

表25-3　猪带绦虫与牛带绦虫的区别

区别点	猪带绦虫	牛带绦虫
体长	2~4 m	4~8 m
节片	700~1000节，较薄，略透明，常多节排出	1000~2000节，肥厚，不透明，常单节排出，可自行从肛门溢出
头节	球形，直径0.6~1.0mm，有顶突和小钩	略呈方形，直径1.5~2.0mm，无顶突和小钩
成节	卵巢分3叶，睾丸100~200个	卵巢仅2叶，睾丸300~400个
囊尾蚴	头节有顶突和小钩，可寄生于人体	头节无顶突和小钩，不能寄生于人体
中间宿主	猪、人	牛
感染阶段	囊尾蚴、虫卵	囊尾蚴
致病性	囊尾蚴感染发育为成虫致猪带绦虫病；虫卵感染发育为猪囊尾蚴致猪囊尾蚴病	牛囊尾蚴感染发育为成虫致牛带绦虫病
实验室诊断	肛门拭子法检出率低	肛门拭子法和透明胶纸法检出率高
治疗	驱虫，手术	驱虫

三、细粒棘球绦虫

细粒棘球绦虫（*Echinococcus granulosus*）简称包生绦虫。成虫寄生在犬科食肉动物小肠。其幼虫为棘球蚴，可寄生于人和多种食草类家畜内脏或者组织，引起一种严重的人畜共患病，称棘球蚴病或包虫病。棘球蚴病地域分布广泛，现已成为全球性的公共卫生问题。

（一）形态

1. 成虫　是绦虫中最小的虫种之一，体长 2~7mm。由头节、幼节、成节和孕节共 4 节组成。头节略呈梨形，具有 4 个吸盘和明显顶突。顶突上有 2 圈大小相间的小钩共 28~48 个。幼节宽略小于长。成节的结构与带绦虫相似，较幼节长 1 倍，内有雌雄生殖器官。孕节的子宫具不规则的分支和侧囊，含虫卵 200~800 个。各节片均为扁长形（图 25－24）。

2. 虫卵　虫卵与带绦虫卵基本相同，在光镜下难以区别。

3. 棘球蚴　又称包虫，为圆形囊状物，大小不等，直径可由不足 1 厘米至数十厘米（图 25－25）。棘球蚴为单房性囊，囊壁外有宿主的纤维组织包绕。囊壁分两层，外层为角皮层，乳白色、半透明、易破裂；内层为生发层亦称胚层，具有细胞核。

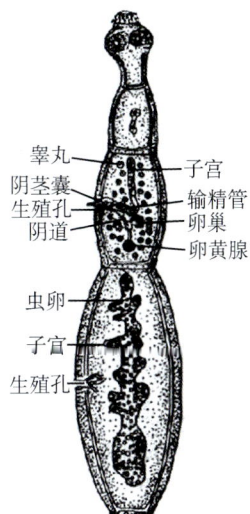

图 25－24　细粒棘球绦虫成虫

囊腔内充满囊液，亦称棘球蚴液，无色透明或淡黄色，含多种蛋白，对人体有抗原性。生发层向囊内长出许多原头蚴和生发囊（育囊），生发囊的囊壁上有数量不等的原头蚴。原头蚴和生发囊进一步发育可形成子囊，子囊也可由生发层直接长出。子囊内又可长出原头蚴、生发囊和孙囊。因此，一个棘球蚴可包含几百甚至几千个原头蚴（图 25－26）。

原头蚴、生发囊和子囊可从胚层上脱落，悬浮在囊液中，称为囊砂或棘球蚴砂。

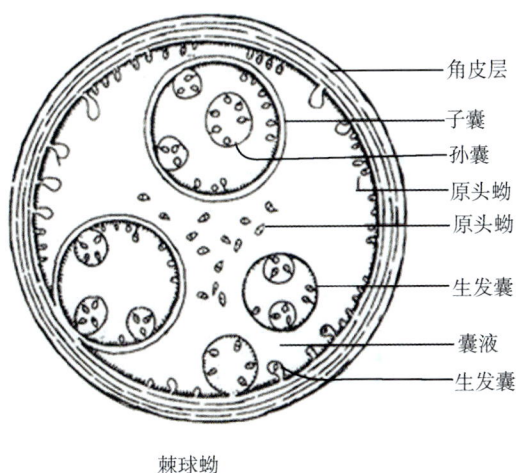

棘球蚴

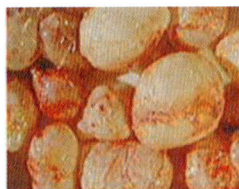

母囊

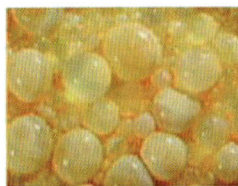

子囊

图 25－25　棘球蚴

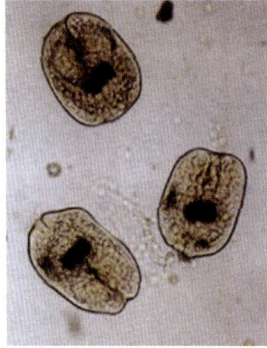
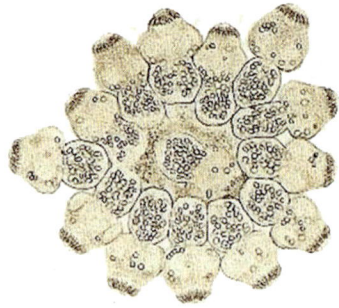

头节内卷　　　　　　　　　　　头节翻出

图 25 - 26　细粒棘球绦虫原头蚴

（二）生活史

犬、狼和豺等食肉动物是细粒棘球绦虫的终宿主；中间宿主是羊、牛、骆驼、猪和鹿等偶蹄类，偶可感染马、袋鼠、灵长类动物和人。

成虫寄生在终宿主小肠上段，孕节或虫卵随宿主粪便排出，污染动物皮毛和周围环境。当中间宿主羊、牛等吞食了虫卵和孕节后，在其十二指肠内六钩蚴孵出，钻入肠壁，随血循环至肝、肺等全身各部位，经 3 ~ 5 个月发育成棘球蚴。棘球蚴被犬、狼等终宿主吞食后，其所含的每个原头蚴都可发育为一条成虫。故犬、狼肠内寄生的成虫也可达数千至上万条。从感染至虫卵和孕节排出约需 8 周时间，成虫寿命 5 ~ 6 个月。

人可作为细粒棘球绦虫的中间宿主。当人误食到虫卵后，六钩蚴即经肠壁随血循环侵入组织，引起急性炎症反应，若幼虫未被杀死，可形成棘球蚴，其外有纤维被膜与宿主分隔。棘球蚴可见于几乎所有部位，但最多见的部位是肝，其次为肺（图 25 - 27）。

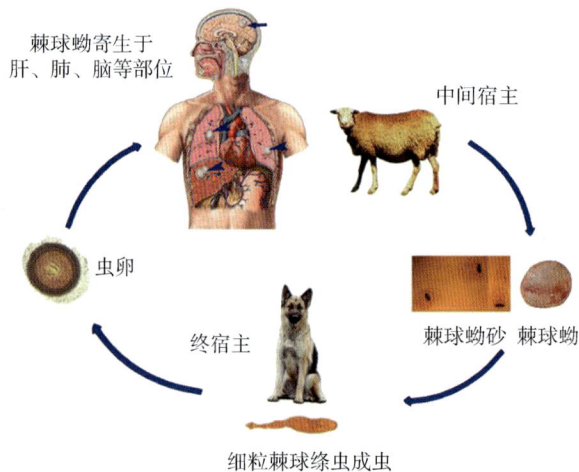

图 25 - 27　细粒棘球绦虫生活史

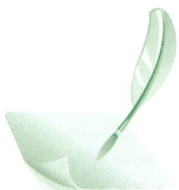

（三）致病性

棘球蚴对人的危害以机械损害为主，危害程度取决于棘球蚴的数量、体积、寄生时间和部位。因棘球蚴生长缓慢，感染后常 5 ~ 20 年才出现症状。临床表现复杂，常见症状有局部压迫和刺激症状，以轻微疼痛和坠胀感为主。寄生在肝可有肝区疼痛，在肺表现为呼吸急促、胸痛等症状，在颅脑则为头痛、呕吐甚至癫痫，在骨可破坏骨质致骨折或骨碎裂。棘球蚴也可导致过敏症状，如荨麻疹、血管神经性水肿和过敏性休克等。还可引起中毒和胃肠道功能紊乱，表现为食欲缺乏、消瘦、发育障碍、恶病质等。若棘球蚴囊破裂可引起继发感染，若大量囊液进入血液可引起过敏性休克，甚至死亡。

（四）实验室诊断

手术取出棘球蚴，或从胸腔积液、腹腔积液、痰或尿等检获棘球蚴碎片或原头蚴等病原学结果可作为确诊依据。免疫学检查是诊断常用辅助方法，主要有 ELISA、对流免疫电泳（CIEP）、间接血凝试验、亲和素－生物素－酶复合物酶联免疫吸附试验（ABC－ELISA）等方法。因棘球蚴囊液易引起过敏性休克和其他部位继发感染，故禁止用穿刺方法诊断棘球蚴病。

（五）防治原则

在流行区应采取综合性预防措施，主要包括以下几个方面：加强卫生宣传，加强个人防护，杜绝虫卵感染；定期为家犬、牧犬驱虫；治疗患者，首选方法是外科手术，其次可使用阿苯达唑、吡喹酮、甲苯咪唑等口服治疗。

练习题

扫码"练一练"

一、A₁型题

一、A_1 型题

1. 日本血吸虫成虫寄生于人体的

    A. 肝   B. 小肠   C. 肠系膜动脉

    D. 肠系膜静脉   E. 直肠、乙状结肠

2. 似蚓蛔线虫的感染方式为

    A. 经口   B. 经皮肤   C. 输血感染

    D. 直接接触   E. 媒介昆虫叮咬

3. 引起皮下包块的寄生虫是

    A. 华支睾吸虫   B. 链状带绦虫   C. 肥胖带绦虫囊尾蚴

    D. 链状带绦虫囊尾蚴   E. 肥胖带绦虫

4. 丝虫的中间宿主为

    A. 蚊   B. 蝇   C. 人

    D. 蚤   E. 白蛉

5. 卫氏并殖吸虫病的传染源是

    A. 患者   B. 带虫者   C. 虎、狼

    D. 猫、犬   E. 以上均是

6. 实验诊断中哪期对鉴别班氏吴策线虫和马来布鲁线虫虫种具有重要意义

    A. 微丝蚴   B. 丝状蚴   C. 杆状蚴

    D. 腊肠期蚴   E. 虫卵

7. 哪种寄生虫的幼虫具有夜现周期性

    A. 蠕形住肠线虫   B. 丝虫   C. 钩虫

    D. 旋毛形线虫   E. 似蚓蛔线虫

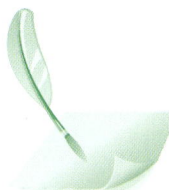

8. 人体感染蠕形住肠线虫的主要症状为

    A. 贫血   B. 肠梗阻   C. 消化功能紊乱

    D. 阴道炎、子宫内膜炎   E. 肛门及会阴部皮肤瘙痒

9. 人既可作为中间宿主，又可作为终宿主的寄生虫是

    A. 链状带绦虫   B. 肥胖带绦虫   C. 华支睾吸虫

    D. 布氏姜片吸虫   E. 日本血吸虫

10. 可引起人脑部病变的寄生虫为

    A. 链状带绦虫   B. 肥胖带绦虫   C. 链状带绦虫囊尾蚴

    D. 肥胖带绦虫囊尾蚴   E. 布氏姜片吸虫

11. 日本血吸虫的保虫宿主是

    A. 急性血吸虫病患者   B. 慢性血吸虫病患者

    C. 牛、鼠、羊等哺乳动物 D. 鸡、鸭等禽类

    E. 以上均不是

12. 关于链状带绦虫和肥胖带绦虫的描述，不正确的是

    A. 两种绦虫的虫卵相似   B. 成虫均可寄生于人的小肠

    C. 囊尾蚴均可寄生于人体 D. 成虫的头节均有吸盘

    E. 均属圆叶目绦虫

13. 以下哪项不是华支睾吸虫的传染源

    A. 患者   B. 带虫者   C. 淡水鱼

    D. 猫   E. 犬

14. 布氏姜片吸虫的保虫宿主主要是

    A. 牛   B. 猪   C. 猫

    D. 犬   E. 羊

15. 人感染日本血吸虫产生的免疫为

    A. 带虫免疫   B. 伴随免疫   C. 终身免疫

    D. 缺少有效的保护性免疫 E. 以上都不是

二、简答题

1. 哪些吸虫不寄生在肠道，但可在粪便中检查到这些虫卵？为什么？

2. 简述钩虫引起人体贫血的机制。

3. 比较链状带绦虫和肥胖带绦虫生活史的异同点。

（徐玉莲）

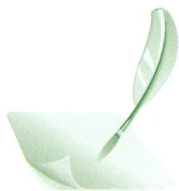

医学原虫

扫码"学一学"

要点导航

学习要点

1. 掌握：疟原虫、阴道毛滴虫及溶组织内阿米巴的致病性。

2. 熟悉：疟原虫、阴道毛滴虫和溶组织内阿米巴的形态、生活史。

3. 了解：杜氏利什曼原虫、蓝氏贾第鞭毛虫、刚地弓形虫和隐孢子虫的致病性及溶组织内阿米巴、疟原虫和阴道毛滴虫的防治原则。

技能要点

能认识各种医学原虫的形态和致病性，并能利用所学知识预防其感染。

案例 他患的是胃肠炎吗？

患者，男，40岁，南方某市农民，因腹痛、腹泻2天而就诊。此前4天有腹泻病史，但症状较轻，村卫生室按胃肠炎给诺氟沙星等药治疗，无明显效果。检查发现右下腹部有明显压痛，但无固定位置。医生嘱患者取粪便标本送检。粪便量不多，为果酱色的黏液脓血便，有特殊的腥臭味；涂片染色镜检，发现多个吞噬红细胞的虫体。

问题与思考：

根据病历资料，患者可能患了什么疾病？诊断依据是什么？对该病如何防治？

原虫是单细胞低等动物，个体微小，结构简单，具有运动、摄食、呼吸、消化、排泄、生殖及对外界刺激产生反应等生理功能。寄生于人体的原虫称医学原虫，有四十余种。按运动细胞器的有无和类型，可将原虫分为叶足虫、鞭毛虫、孢子虫及纤毛虫四大类。

第一节 叶 足 虫

叶足虫以伪足为运动细胞器，可作变形运动，因此称为阿米巴。寄生于人体的阿米巴有溶组织内阿米巴、结肠内阿米巴、哈氏内阿米巴及齿龈内阿米巴等，其中主要的致病虫种为溶组织内阿米巴。

一、溶组织内阿米巴

溶组织内阿米巴（*Entamoeba histolytica*），又称痢疾阿米巴，主要寄生于人体结肠内，引起阿米巴痢疾，也可侵入肝、肺、脑等器官组织，引起各种肠外阿米巴病。本虫呈世界性分布，我国各地均有，据1992年的调查，我国人群平均感染率为0.949%。

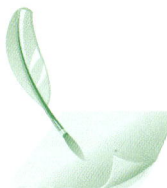

（一）形态

溶组织内阿米巴有滋养体和包囊两种形态（图 26-1）。

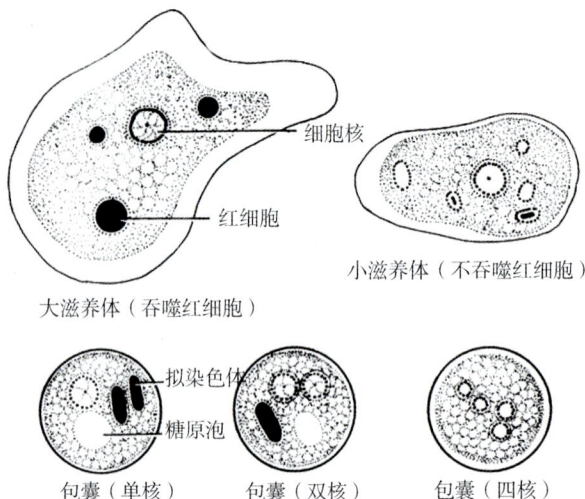

图 26-1 痢疾阿米巴滋养体和包囊

1. 滋养体 借助伪足而运动，细胞质分透明的外质和富含颗粒的内质，细胞核呈球形，为典型泡状核。滋养体直径 20~60μm，形态多变，内外质界限清晰，从脓肿或溃疡中分离出的滋养体，其内质中可见被吞噬的红细胞。虫体借助伪足，做定向阿米巴运动。

2. 包囊 圆球形，直径 10~20μm，内含 1~4 个细胞核，分未成熟包囊和成熟包囊。未成熟包囊有 1~2 个核，细胞质内含有糖原泡及呈棒状的拟染色体。成熟包囊含有 4 个核，拟染色体及糖原泡消失。四核包囊为成熟包囊，是溶组织内阿米巴的感染阶段。

（二）生活史

痢疾阿米巴生活史的基本过程为包囊→滋养体→包囊。四核包囊随污染的食物、饮水经口进入人体，在小肠下段，经碱性消化液作用，虫体脱囊而出，随即分裂成 4 个滋养体，生活并定居在回盲部，以宿主肠黏液、细菌及已消化的食物为营养，并进行二分裂繁殖。部分小滋养体随肠内容物向下移动，因肠内环境变化，如营养、水分被吸收减少等，滋养体停止活动，排出未消化的食物，虫体缩小成圆形，分泌囊壁形成单核包囊，经 2 次核分裂形成四核包囊，随粪便排出。包囊对外界抵抗力强。没有临床症状的带虫者每天可排出 0.45 亿~3.5 亿个包囊，是主要的传染源。

当宿主肠功能紊乱或肠壁受损时，肠腔内的滋养体借助伪足运动及分泌溶组织酶和毒素的作用侵入肠壁组织，吞噬红细胞并大量繁殖。肠壁组织内的滋养体也可随血流侵入肝、肺、脑等组织内繁殖；还可随坏死肠壁组织排出体外，或返回肠腔内，再形成包囊随粪便排出。

（三）致病性

人体感染溶组织内阿米巴后，90% 以上为无临床症状的带虫者。

1. 阿米巴痢疾 因肠壁组织中的滋养体借助伪足运动、溶组织酶和毒素的作用，破坏肠壁，并大量繁殖扩散，引起组织的溶解、坏死，形成口小底大的烧瓶状溃疡，出现痢疾

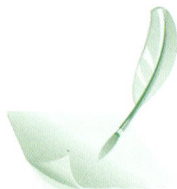

症状，即阿米巴痢疾。典型的阿米巴痢疾患者表现为腹痛、腹泻，粪便呈褐色果酱状，并有特殊的腥臭味。病变部位多见于回盲部和升结肠。

2. 肠外阿米巴病 肠壁组织中的滋养体可侵入静脉，随血流至肝、肺、脑等部位，引起肝脓肿、肺脓肿、脑脓肿等肠外阿米巴病。其中以肝脓肿较常见，临床表现为右上腹痛、发热、寒战、肝大等。

（四）实验室诊断

1. 病原学检查 从粪便中检出滋养体和包囊，或从痰液、肝穿刺液中查出大滋养体均可确诊。常用生理盐水直接涂片法查滋养体，用碘液染色法查包囊。采取粪便标本时应注意：标本中不要混合有尿液，挑取带血黏液部分的新鲜粪便，立即送检，冬季须保温，容器要洁净。

2. 其他检查 常用酶联免疫吸附试验（ELISA）、间接血凝试验（IHA）、间接荧光抗体试验（IFA）等免疫学方法进行辅助诊断。此外，PCR技术也用于检测溶组织内阿米巴的感染。

（五）防治原则

查治患者和带虫者，常用药物有甲硝唑、巴龙霉素、氯喹等。加强粪便管理和水源保护，防止粪便污染水源；消灭苍蝇、蟑螂等传播媒介。加强卫生宣传教育，注意饮食卫生、个人卫生和环境卫生。

> **考点提示**
>
> 溶组织内阿米巴的寄生部位、感染阶段、感染方式及所致疾病。

二、其他消化道阿米巴

寄生于人体消化道的阿米巴除溶组织内阿米巴外均为肠道共栖原虫，一般不侵入人体组织，在重度感染或宿主免疫功能降低时可导致不同程度的黏膜浅表炎症，合并细菌感染时可引起肠功能紊乱或腹泻。

常见的有迪斯帕内阿米巴、结肠内阿米巴、哈氏内阿米巴、微小内蜒阿米巴、布氏嗜碘阿米巴、齿龈内阿米巴。

第二节 鞭 毛 虫

鞭毛虫是以鞭毛作为运动细胞器的一类原虫。对人危害较大的有杜氏利什曼原虫、阴道毛滴虫、蓝氏贾第鞭毛虫等。

一、杜氏利什曼原虫

杜氏利什曼原虫（*L. donovani*）又称黑热病原虫，寄生于人和脊椎动物的巨噬细胞内，引起内脏利什曼病，又称黑热病。

（一）形态

杜氏利什曼原虫有无鞭毛体和前鞭毛体两种形态（图26-2）。

1. 无鞭毛体 又称利杜体。寄生于人与其他哺乳动物的巨噬细胞内。虫体呈卵圆形，大小为(2.9~5.7) μm×（1.8~4.0）μm。经瑞氏染色后，细胞质呈蓝色，胞核呈红色，位于虫体的一侧。

2. 前鞭毛体　寄生于白蛉的消化道内。呈梭形，大小为（14.3～20）μm×（1.5～1.8）μm，核多位于虫体中部，前端有一根鞭毛游离于体外。

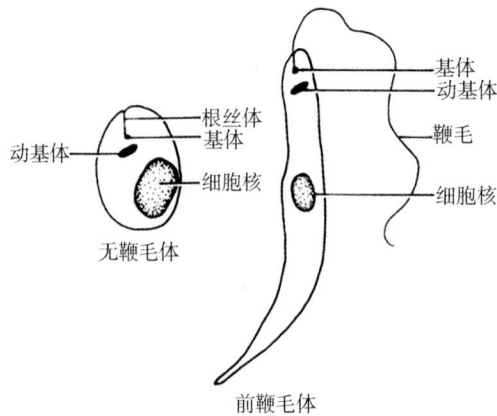

图 26 – 2　杜氏利什曼原虫

（二）生活史

当雌性白蛉叮吸黑热病患者或感染动物时，无鞭毛体被吸入胃内，经发育成为前鞭毛体并大量繁殖。当该白蛉叮咬健康人时，前鞭毛体随白蛉分泌的唾液进入人体，在巨噬细胞发育为无鞭毛体，又以二分裂方式大量繁殖，最终导致巨噬细胞的破裂，散出的无鞭毛体又侵入其他巨噬细胞，继续繁殖，重复上述过程。

（三）致病性

无鞭毛体在巨噬细胞内增殖，使巨噬细胞大量破坏和增生，浆细胞也大量增生，导致脾、肝、淋巴结、骨髓等器官肿大，尤其以脾大最常见，出现率在95%以上。贫血是黑热病的重要症状之一，以全血细胞减少为特征。临床表现为长期不规则发热，脾、肝及淋巴结肿大，血细胞减少，贫血，鼻出血，齿龈出血和皮下出血等症状。在我国，除常见的内脏型黑热病之外，还有两种特殊临床表现，一种为皮肤型黑热病，另一种为淋巴结型黑热病。

（四）实验室诊断

取患者的骨髓、淋巴结穿刺液，涂片、染色、镜检或培养，检出无鞭毛体即可确诊。

（五）防治原则

1. 治疗患者。常用药物有葡萄糖酸锑钠、喷他脒（戊烷脒）等。

2. 杀灭病犬，减少传染源。灭蛉防蛉，切断传播途径。

二、阴道毛滴虫

阴道毛滴虫（*Trichomonas vaginalis*）寄生在人体阴道和泌尿道内，主要引起滴虫性阴道炎和尿道炎。该虫呈世界性分布，女性感染率一般为5%～20%，娼妓感染率更高。

（一）形态

阴道毛滴虫的形态只有滋养体。滋养体呈梨形或椭圆形，大小为（7～32）μm×（5～15）μm，无色透明，有折光性，似水滴样，活动力强。虫体前端有4根前鞭毛和

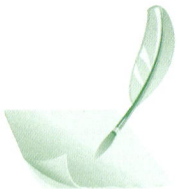

1 根后鞭毛，后鞭毛向后伸展，与虫体波动膜相连。波动膜位于虫体外侧前 1/2 处。虫体前 1/3 处有一个椭圆形的细胞核。有一根轴柱，由前向后纵贯虫体中央并伸出体外（图 26 - 3）。

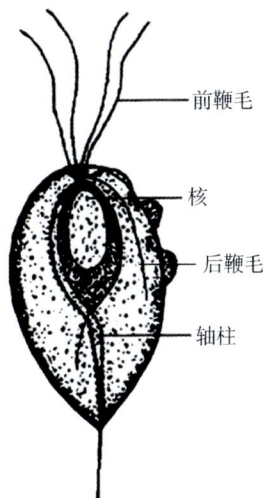

图 26 - 3　阴道毛滴虫滋养体

（二）生活史

该虫生活史简单。滋养体主要寄生于女性阴道后穹隆及壁部，偶可侵入尿道。在男性感染者一般寄生于尿道、前列腺。虫体通过吞噬或胞饮方式摄取营养，以二分裂方式繁殖。滋养体既是感染阶段，也是致病阶段。阴道毛滴虫在外界环境中有较强的抵抗力，在潮湿毛巾、衣裤中可存活 23 小时，在 40℃ 浴水中能存活 102 小时。该虫主要通过性接触传播，也可通过公共浴池、浴具、游泳池、坐式马桶等间接接触传播。

（二）致病性

阴道毛滴虫的致病性与虫体本身毒力及宿主的抵抗力有关。健康女性的阴道内存在乳酸杆菌，能酵解阴道上皮细胞内的糖原，产生乳酸，使阴道内的 pH 维持在 3.8 ~ 4.4 之间，可抑制其他致病菌生长繁殖，称阴道自净作用。当阴道毛滴虫寄生于阴道后，消耗糖原，影响了乳酸杆菌的酵解作用，使阴道内环境由原来的酸性环境转为中性甚至碱性，破坏了阴道的自净作用，有利于致病菌的生长繁殖，从而引起阴道炎。

部分感染者没有临床症状，称为带虫者。在女性，带虫者主要表现为滴虫性阴道炎，常见症状为外阴瘙痒、分泌物增多，呈黄色泡沫状，有异味，腰痛。泌尿道感染可出现尿急、尿频、尿痛等症状。在男性感染者，多数为带虫者，但常导致性伴侣的连续重复感染，少数引起慢性前列腺炎。

护理应用

滴虫性阴道炎患者的家庭护理措施

1. 严禁去公共场所洗澡或游泳　公共场所可能会有一些致病菌，这会使患者感染或加重症状。

2. 注意卫生　患者应每日清洗外阴，勤换内裤。内裤、毛巾用后煮沸消毒，浴盆可用 1% 乳酸擦洗。

3. 切勿抓痒　患者有外阴瘙痒等症状时，切勿抓痒，以免外阴皮肤黏膜破损，继发感染。

4. 停止性生活　治疗期间应停止性生活，且性伴侣应同时进行治疗。

（四）实验室诊断

根据不同的临床症状，取阴道后穹隆、前列腺等处分泌物及尿液离心沉淀物，用生理盐水涂片直接镜检或经瑞氏、吉姆萨等染液染色后镜检，查到滋养体即可确诊。必要时也可进行培养，以提高检出率。

（五）防治原则

1. 定期普查，及时发现和治疗患者及带虫者，注意患者配偶的检查和治疗。常用药物有甲硝唑、蛇床子药膏等。还可用 1% 乳酸或 1∶5000 高锰酸钾冲洗阴道，改善其内环境，提高疗效。

2. 加强卫生宣传教育，注意公共卫生和个人卫生，特别是经期卫生。不使用公共浴具、游泳衣裤及毛巾。提倡淋浴和蹲厕。

三、蓝氏贾地鞭毛虫

蓝氏贾第鞭毛虫（*Giardia lamblia*）简称贾第虫。寄生于人体小肠和胆囊，可引起以腹泻为主要症状的贾第虫病，在旅游者中发病率较高，故又称旅游者腹泻。

（一）形态

贾第虫有滋养体和包囊两种形态（图 26 - 4）。

1. 滋养体　呈半个纵切的梨形，大小为（9～21）μm ×（5～15）μm。两侧对称，前端钝圆，后端尖细，背面隆起，腹面扁平。腹面前半部向内凹陷成左右两吸盘，在两吸盘的背侧各有一个细胞核。有 4 对鞭毛，按其位置分别为前侧鞭毛、后侧鞭毛、腹鞭毛和尾鞭毛各 1 对。虫体有轴柱 1 对，纵贯虫体中部，不伸出体外。

2. 包囊　呈椭圆形，大小为（8～14）μm ×（7～10）μm，囊壁较厚，囊壁与虫体之间有明显的空隙，有 2～4 个核，多偏于一端。囊内可见到鞭毛、轴柱等。四核包囊为成熟包囊。

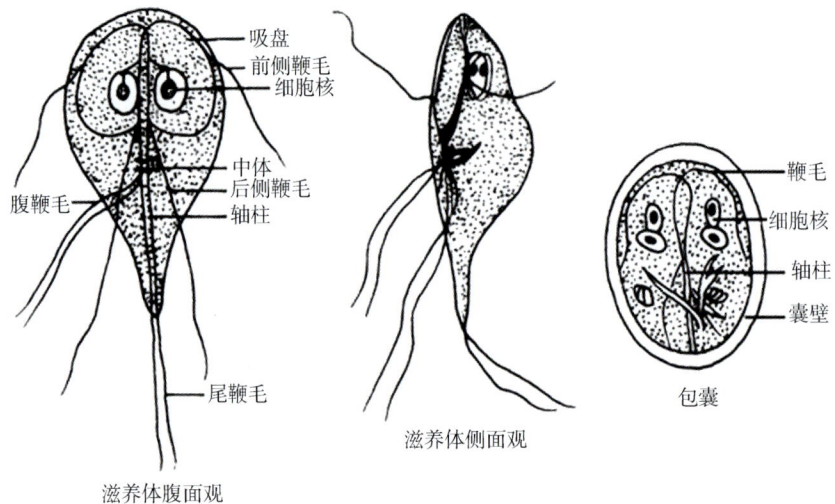

图 26 - 4　蓝氏贾地鞭毛虫

（二）生活史

贾第虫的生活史包括滋养体和包囊两个阶段。当四核包囊随食物、饮水经口进入人体后，在十二指肠内脱囊形成 2 个滋养体，滋养体主要寄生于十二指肠或小肠上段，借吸盘吸附在肠黏膜上吸取营养并以二分裂方式繁殖。一部分滋养体随肠内容物下行，分泌囊壁形成包囊，随粪便排出。

（三）致病性

由于大量滋养体的覆盖和吸盘对肠黏膜表面的损伤，破坏了小肠黏膜的吸收功能，尤

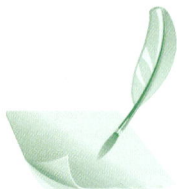

其导致可溶性脂肪的吸收障碍，引起腹泻，粪便内含较多脂肪颗粒。主要表现为急、慢性腹泻，后者常伴有吸收不良综合征。急性期表现为突发性恶臭水样腹泻，伴腹痛、腹胀、呕吐、发热和食欲缺乏等症状。慢性期患者较多见，表现为周期性排稀便，甚臭。当虫体寄生在胆道系统时，可能引起胆囊炎或胆管炎。也可引起儿童贫血及营养不良。

（四）实验室诊断

从患者的粪便、十二指肠液、胆汁中查出包囊和滋养体即可确诊。急性期宜取新鲜粪便用生理盐水涂片法查滋养体，而慢性期则应以碘液涂片法查包囊，隔日粪检 1 次，并连续检查 3 次以上。

（五）防治原则

（1）治疗患者和带虫者，常用药物有甲硝唑、呋喃唑酮等。

（2）开展卫生宣传教育，加强粪便的管理、水源的保护，注意饮食卫生。

第三节 孢 子 虫

案例 在国外感染回国后发病

患者，男性，31 岁，在北京生活，身体健康，平时从无寒战、高热病史。2 个月前刚从巴基斯坦援外工作半年返回北京。近一周来，因突发寒战、发热 40.3℃ 一次，间歇性畏寒、发热伴头晕、胸闷 3 次而就诊。入院体温 40.1℃，脉搏 130 次/分，血压 126/78mmHg。外周血液涂片镜检发现，有些红细胞胀大很明显，有些红细胞内有 1～2 个环状的虫体，有的红细胞内有圆形或卵圆形的虫体。再去病房观察发现，患者满身大汗，测体温已下降到 38.7℃，感觉症状减轻，并诉说在巴基斯坦野外作业每天都被蚊子叮咬的经历。

问题与思考：

1. 患者得的可能是什么病？有何依据？

2. 患者入院后未经治疗，为什么满身大汗后体温下降、感觉症状减轻？

孢子虫是一类无运动细胞器的原虫。对人体危害较大的有疟原虫、刚地弓形虫、隐孢子虫等。

一、疟原虫

疟原虫寄生在人体的红细胞和肝细胞内，经蚊虫叮咬传播，引起疟疾。疟疾是世界性的严重寄生虫病，估计全球患者有 1.2 亿人，在我国是五大寄生虫病之一。寄生于人体的疟原虫有间日疟原虫、恶性疟原虫、三日疟原虫和卵形疟原虫四种，分别引起间日疟、恶性疟、三日疟和卵形疟。在我国主要是间日疟原虫和恶性疟原虫。

（一）形态

疟原虫在人体红细胞内有各种不同的形态，分别为滋养体、裂殖体及配子体。血涂片经瑞氏或吉姆萨染色后，疟原虫细胞核呈紫红色，细胞质呈蓝色，消化分解血红蛋白后形成的疟色素呈棕褐色。现以间日疟原虫经吉姆萨染液染色后在红细胞内各期形态为例描述如下（图 26 - 5）。

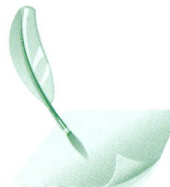

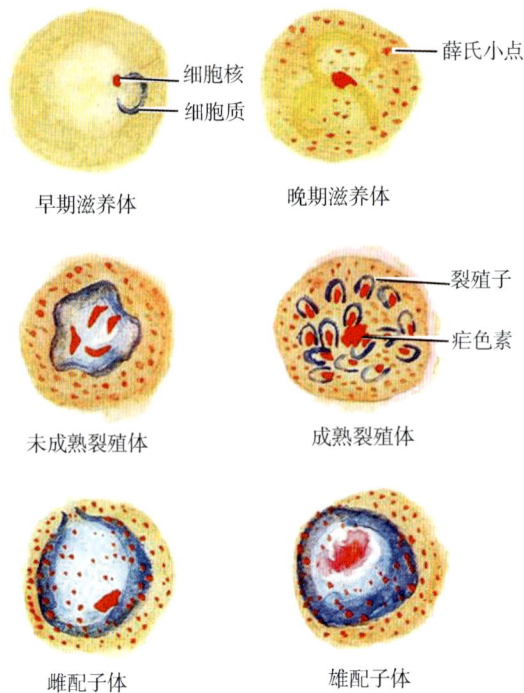

图 26 - 5　间日疟原虫红细胞内各期形态示意图

1. 早期滋养体　是疟原虫侵入红细胞发育的最早时期，虫体小，约占红细胞直径的 1/3。虫体有一个深红的核，位于一侧，胞质为一蓝色环，整个形态像一枚戒指，故又名环状体。被寄生的红细胞无变化。

2. 晚期滋养体　由环状体发育而来，核变大，胞质增多并开始出现棕褐色的疟色素颗粒，有伪足伸出，形状不规则，有空泡，又称大滋养体。被寄生的红细胞胀大，色变淡，胞质中开始出现鲜红色的小点，称薛氏小点。

3. 裂殖体　晚期滋养体继续发育，虫体变圆，疟色素增多，细胞核开始分裂成 2～10 个，此时称早期裂殖体或未成熟裂殖体。细胞核继续分裂至 12～24 个时，胞质也随之分裂，并包围每个核形成裂殖子，疟色素集中呈块状，此时为成熟裂殖体。受染的红细胞明显胀大，颜色变淡，薛氏小点淡红色。

4. 配子体　疟原虫经几次裂体增殖后，部分裂殖子进入红细胞后不再进行裂体增殖而发育为雌、雄配子体。雌配子体较大，呈圆形或卵圆形，胞质深蓝，核稍小而致密，位于一侧，呈深红色。雄配子体较小，呈圆形，胞质浅蓝色，核较疏松，淡红色，多位于虫体中央。配子体内含颗粒较粗、均匀分布的疟色素。

（二）生活史

四种原疟虫的生活史基本相同，需要按蚊与人两个宿主。雌性按蚊是疟原虫的终宿主，也是传播媒介。在蚊体内，疟原虫完成配子生殖，继而进行孢子增殖。人是疟原虫的中间宿主，在人体内先寄生于肝细胞，后寄生于红细胞，均进行裂体增殖。在红细胞内，部分裂殖子形成配子体，为有性生殖的初期发育阶段（图 26 - 6）。

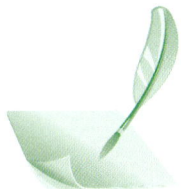

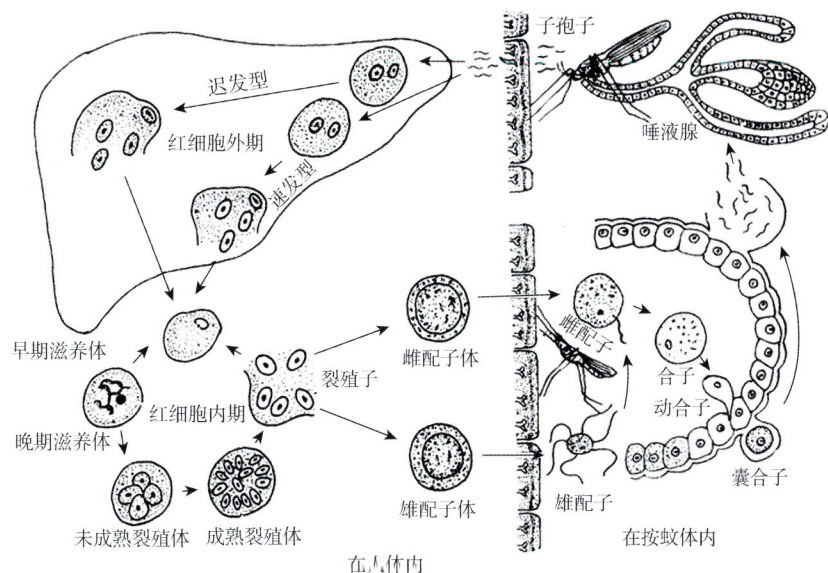

图 26 - 6　间日疟原虫生活史

1. 在人体内的发育

（1）肝细胞内的发育（红细胞外期）　当含有感染性子孢子的雌性按蚊刺吸人血时，子孢子随蚊的唾液进入血液，约 30 分钟后侵入肝细胞内进行裂体增殖，经 8 ~ 12 天分裂成许多裂殖子。随着肝细胞破裂，裂殖子释放，一部分裂殖子被吞噬细胞吞噬，另一部分则侵入红细胞，开始进行红内期发育。间日疟原虫的子孢子具有速发型子孢子（TS）与迟发型子孢子（BS）两种遗传类型。在肝细胞内，速发型子孢子先完成红外期裂体增殖；迟发型子孢子则经过一段时间的休眠期后，才完成红外期的裂体增殖。处于休眠期的疟原虫称为休眠子，恶性疟原虫和三日疟原虫无休眠子。肝细胞内的休眠子与疟疾的复发有关。

（2）红细胞内发育（红细胞内期）　肝细胞释放出的裂殖子侵入红细胞，经早期滋养体、晚期滋养体、未成熟裂殖体发育成为成熟裂殖体，红细胞被胀破，释放出的裂殖子一部分被吞噬细胞吞噬，另一部分又侵入正常红细胞，重复进行周期性裂体增殖。裂体增殖一代的时间，间日疟原虫为 48 小时，恶性疟原虫为 36 ~ 48 小时，三日疟原虫为 72 小时，卵形疟原虫为 48 小时。红细胞内期疟原虫经过几次裂体增殖后，部分裂殖子侵入红细胞后不再进行裂体增殖，而发育为雌、雄配子体。

2. 在按蚊体内的发育　当雌性按蚊叮咬患者或带虫者血液时，将各期疟原虫吸入蚊胃，仅雌、雄配子体可继续发育，成为雌配子、雄配子。然后，雄配子钻入雌配子体内，受精成为合子，合子变长能活动，称为动合子。动合子穿过蚊胃壁上皮细胞间隙，在按蚊胃弹性纤维膜下形成圆球形囊合子（卵囊）。虫体在囊内迅速进行孢子增殖，产生成千上万个细长的子孢子，子孢子是疟原虫的感染阶段。子孢子破囊而出，随血液循环、淋巴循环进入蚊唾液腺，当蚊再度叮吸人血时感染人体。

（三）致病性

疟原虫的致病阶段是红细胞内期。疟原虫侵入人体到出现疟疾症状的时间，称为潜伏期。间日疟的潜伏期短的为 11 ~ 25 天，长的达 6 ~ 12 个月或更长。恶性疟的潜伏期为 7 ~

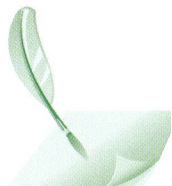

27 天。

1. 疟疾发作 红细胞内期疟原虫的裂体增殖，引起周期性寒战、高热和出汗退热三个连续阶段，称疟疾发作。发作的原因主要是红细胞内期疟原虫裂殖子胀破红细胞，裂殖子和疟原虫的代谢产物及红细胞碎片等一并进入血流；其中一部分可被中性粒细胞及巨噬细胞吞噬，产生内源性致热原，与疟原虫代谢产物共同作用于下丘脑的体温调节中枢而引起发热。发作的周期与疟原虫红细胞内裂体增殖的周期是一致的，因此，典型的间日疟为隔日发作一次，三日疟为隔 2 天发作一次，恶性疟隔 36～48 小时发作一次。若同种疟原虫先后感染同一机体，或不同种疟原虫混合感染，发作周期性不明显。

2. 再燃 急性疟疾患者发作停止后，少数残存于红细胞内的疟原虫在一定条件下重新大量繁殖，在无再感染的情况下，再次出现疟疾的发作，称为再燃。疟原虫发生抗原变异及宿主的免疫力下降，是引起再燃的原因。

3. 复发 疟疾初发后，红细胞内的疟原虫被消灭，在无重新感染的情况下，经数周至一年余，再次出现疟疾的发作，称为复发。复发是由于肝细胞中迟发型子孢子结束休眠状态后，重新侵入红细胞进行裂体增殖，裂殖子再次进入血液，引起疟疾复发。恶性疟原虫和三日疟原虫无迟发型子孢子，不引起复发。

4. 贫血 疟疾发作数次后，可出现贫血，尤以恶性疟为甚。贫血的原因除与疟原虫直接破坏红细胞有关外，还与脾功能亢进、免疫病理损害和骨髓造血功能的抑制有关。发作次数愈多，贫血愈严重。

5. 脾大 脾大主要是由于脾充血和单核－巨噬细胞的增生所致。有的还可出现脾组织纤维化，质地变硬。长期不愈或反复感染者，脾大明显，甚至可达脐下。

6. 凶险型疟疾 机体抵抗力低下时，血中疟原虫数量剧增，可引起持续高热、抽搐、昏迷等，称为凶险型疟疾。凶险型疟疾症状来势凶猛，若不能及时诊治，病死率很高。常见的有脑型和超高热型，以脑型疟（cerebral malaria，CM）最为突出，是因脑部微血管被疟原虫所寄生的红细胞阻塞造成局部缺氧及细胞坏死所致，它也是儿童和无免疫力的成人患者死亡的主要原因。凶险型疟疾绝大多数由恶性疟原虫所致，间日疟原虫也可引起。

（四）实验室诊断

从受检者外周血中检出疟原虫是确诊最可靠的依据。目前最常采用的方法是厚、薄血膜联合涂片染色镜检，最好在服药前检查。间日疟的采血时间宜在发作后数小时至 10 小时，恶性疟则应在发作开始时采血。

目前疟疾的血清学试验仍然是检测抗体，常用的方法有 ELISA、IHA、IFA 等。近年来DNA 探针和 PCR 技术已用于疟疾诊断。

（五）防治原则

1. 以预防为主 包括防蚊灭蚊、预防服药和疫苗预防。

2. 药物治疗 对现症患者和带虫者，应选用不同的药物治疗。常用的药物有氯喹、伯氨喹、青蒿琥酯、咯萘啶、乙胺嘧啶和磺胺多辛等。

> **考点提示**
> 疟原虫的寄生部位、感染阶段、感染方式及所致疾病。

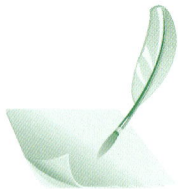

二、刚地弓形虫

刚地弓形虫简称弓形虫，主要寄生在人和动物的有核细胞内，引起人畜共患的弓形虫病。尤其在宿主免疫功能低下时，可造成多脏器和组织的严重损害，是一种机会致病原虫。

（一）形态

1. 滋养体（又称速殖子）　呈香蕉形，一端钝圆，另一端较尖。平均大小为$5\mu m \times 1.5\mu m$。经吉姆萨染色，胞质呈蓝色，细胞核呈红色，位于中央。多个滋养体寄生于细胞内，形成假包囊。常见于急性期患者的细胞内（图26-7）。

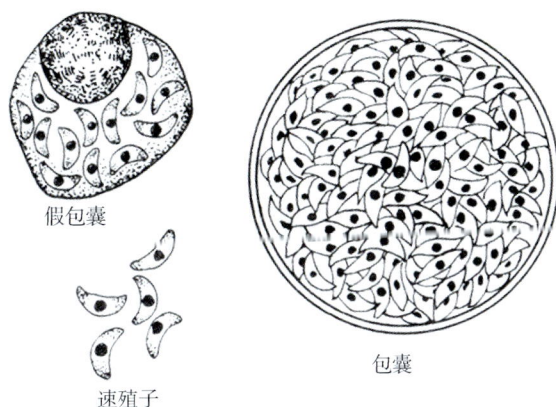

图 26-7　弓形虫形态

2. 包囊　呈圆形或椭圆形，直径$5 \sim 100\mu m$，外有囊壁，内含数个至数千个虫体，囊内虫体因增殖速度缓慢，又称缓殖子。多见于慢性期患者的细胞内（图26-7）。

3. 卵囊　呈圆卵形，大小$11 \sim 12\mu m$。囊壁光滑，内充满均匀小颗粒。成熟卵囊含2个孢子囊，每个孢子囊内有4个新月形的子孢子。常见于猫粪中。

（二）生活史

弓形虫生活史复杂，需2个宿主。人和其他动物为中间宿主，在其体内进行无性生殖。在猫科动物的小肠上皮细胞内进行有性生殖，排出卵囊，同时也可在肠外的其他组织细胞内进行无性生殖，故猫科动物既是弓形虫的终宿主也是中间宿主。该虫的包囊、假包囊和卵囊均可经口进入人体而引起感染。在人体内，可寄生于除红细胞外的几乎所有有核细胞中。

（三）致病性

因该虫在宿主细胞内反复增殖，破坏细胞，引起组织炎症和水肿，临床表现为先天性弓形虫病和获得性弓形虫病两种类型。

1. 先天性弓形虫病　是妊娠妇女感染弓形虫后经胎盘传给胎儿，多影响胎儿的发育，重者致畸，甚至死亡；也可造成孕妇流产、死产、早产，尤以早孕期感染畸胎发生率高，是致畸综合征的病因之一。

2. 获得性弓形虫病　人常因食入被猫粪内的卵囊污染的食物和水或含包囊、假包囊的未熟肉类而感染；多数表现为隐性感染，少数出现淋巴结肿大、低热、肌肉不适等症状。在免疫功能低下者如患恶性肿瘤、感染艾滋病时，常表现为脑炎、心肌炎等。

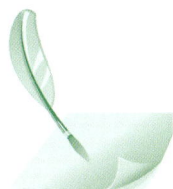

（四）实验室诊断

病原学检查阳性率不高。多用免疫学方法进行诊断，常用的有弓形虫染色试验、IHA、ELISA 等。近年来 PCR 技术已用于该病的诊断。

（五）防治原则

1. 及时治疗患者，常用药物有乙胺嘧啶、复方磺胺甲噁唑等。

2. 开展健康教育，不养猫、犬等宠物；注意饮食卫生，不吃未煮熟的猪、牛、羊肉等。

三、隐孢子虫

隐孢子虫是一种机会致病原虫，主要寄生于人和动物的小肠，引起人畜共患的以腹泻为主要症状的隐孢子虫病。

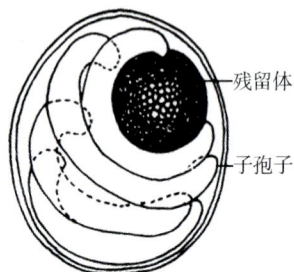

图 26 - 8　隐孢子虫卵囊

隐孢子虫生活史简单，完成整个生活史只需一个宿主。成熟卵囊是感染阶段，呈圆形或椭圆形，直径为 4 ~ 6μm，卵囊内含 4 个月牙形的子孢子和许多颗粒状物质组成的残留体（图 26 - 8）。当人或动物吞食成熟卵囊后，在消化液的作用下，子孢子在小肠脱囊而出，侵入肠上皮细胞内发育为滋养体，经无性生殖和有性生殖，最后形成卵囊，并随宿主粪便排出体外，即可感染新宿主。该虫寄生于小肠上皮细胞刷状缘，可引起肠绒毛损伤，导致消化不良、吸收障碍，出现腹泻。免疫功能正常者，症状一般较轻，常表现为急性腹泻，粪便呈水样，病程持续 1 ~ 2 周。免疫功能缺陷患者的症状较重，多表现为持续性霍乱样水泻，严重的可致死亡。另外，本虫也是艾滋病患者合并肠道感染的常见病原体，现已成为导致艾滋病患者死亡的原因之一。

取粪便作金胺 - 酚染色法或改良抗酸染色法查出卵囊即可确诊。金胺 - 酚染色法发现阳性后，再用改良抗酸染色法进行鉴别。目前尚无理想药物。常用螺旋霉素、巴龙霉素、大蒜素。

练习题

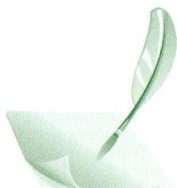

扫码"练一练"

一、A₁ 型题

1. 疟原虫的感染阶段是

　　A. 小滋养体　　　　　　　B. 大滋养体　　　　　　　C. 裂殖体

　　D. 配子体　　　　　　　　E. 子孢子

2. 间日疟原虫在红内期裂体增殖的时间为

　　A. 24 小时　　　　　　　　B. 48 小时　　　　　　　　C. 36 ~ 48 小时

　　D. 60 ~ 70 小时　　　　　　E. 72 小时

3. 溶组织内阿米巴的感染阶段是

　　A. 小滋养体　　　　　　　B. 大滋养体　　　　　　　C. 单核包囊

　　D. 双核包囊　　　　　　　E. 四核包囊

4. 阴道毛滴虫的感染方式是

　　A. 蚊叮咬　　　　　　　　B. 接触　　　　　　　　　C. 血液

D. 胎盘   E. 粪 – 口

5. 感染后引起胎儿畸形的原虫是

    A. 疟原虫   B. 阴道毛滴虫   C. 弓形虫

    D. 隐孢子虫   E. 贾第虫

6. 溶组织内阿米巴的致病阶段是

    A. 小滋养体   B. 大滋养体   C. 单核包囊

    D. 双核包囊   E. 四核包囊

二、简答题

1. 简述周期性疟疾发作、复发和再燃的原因。

2. 叙述阴道毛滴虫的致病性及所致疾病。

（徐玉莲）

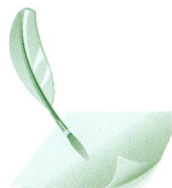

医学节肢动物

扫码"学一学"

要点导航

学习要点

1. 掌握：常见医学节肢动物的危害。
2. 熟悉：蚊、蝇、蜱、螨的生活史及防治原则。
3. 了解：常见医学节肢动物的形态特征。

技能要点

能认识各种医学节肢动物，并有预防相应感染的能力。

第一节　概　述

一、医学节肢动物的概念与分类

（一）概念

医学节肢动物是指直接或间接危害人类健康的节肢动物。医学节肢动物不仅通过骚扰、吸血、蜇刺、寄生等方式损害人体，还可携带病原体，传播多种疾病。

（二）主要特征及分类

医学节肢动物的主要特征：躯体分节，左右对称；体壁由几丁质的外骨骼组成；具有成对的分节附肢。医学节肢动物主要有昆虫纲、蛛形纲、唇足纲和甲壳纲。其中以昆虫纲和蛛形纲与人类疾病关系密切。

二、医学节肢动物的变态与生态

（一）变态

节肢动物从卵发育到成虫所经历的形态、生理和生活习性等一系列的变化，称为变态。根据发育过程中是否有蛹期可分为全变态和半变态。

1. 全变态（完全变态）　经卵、幼虫、蛹及成虫4个发育阶段，各阶段形态及生活习性完全不同，如蚊、蝇等。

2. 半变态（不完全变态）　经卵、若虫及成虫3个发育阶段。其中若虫与成虫形态相似，只是若虫的虫体较小，性器官未发育成熟，如臭虫、蟑螂等。

（二）生态

生态是指节肢动物与外界环境各种因素的相互关系，如温度、湿度、地理、季节等。它们对节肢动物的孳生、活动、食性、栖息、越冬等起重要作用。了解生态对控制和消灭

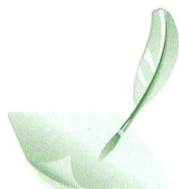

医学节肢动物及其传播的疾病具有重要的意义。

三、医学节肢动物的危害

（一）直接危害

直接危害是指医学节肢动物本身对人体的危害。包括以下几个方面。

1. 直接寄生　如蝇类的幼虫可寄生于人体，引起蝇蛆病。

2. 骚扰和吸血　蚊、蚤、蜱等叮刺吸血，造成骚扰，影响人们的工作和休息。

3. 螫刺和毒害　某些节肢动物具有毒腺、毒液等，螫刺人体后，不仅使局部红肿、剧痛，甚至还可引起全身症状。如蜈蚣、蝎子、松毛虫的毒液及毒毛引起皮炎。

4. 过敏反应　节肢动物的排泄物及皮壳等，都可以成为过敏原，引起宿主过敏反应。如尘螨，可以引起过敏性鼻炎。

（二）间接危害

间接危害是指节肢动物携带病原体传播疾病。凡能传播疾病的节肢动物称为病媒节肢动物，由其传播的疾病称为虫媒病。节肢动物传播疾病的方式有如下两种。

1. 机械性传播　节肢动物对病原体只起单纯性的携带作用，病原体在节肢动物的体表或体内，在形态和数量上均不发生变化。如蝇传播痢疾志贺菌。

2. 生物性传播　病原体必须在节肢动物体内或体表经过发育和（或）繁殖后传播给人。病原体在节肢动物的体表或体内发生了形态和数量上的变化。如蚊传播丝虫、疟原虫等。

四、医学节肢动物的防治原则

应综合防治，即从医学节肢动物与生态环境和社会条件的整体观出发，坚持安全有效、经济和简便的原则，因时因地制宜，综合采用合理的手段和有效的方法组成一套系统的防治措施，把防治对象的种群数量控制到不足以传播疾病的水平。

考点提示

医学节肢动物的主要危害。

第二节　昆虫纲

案例　他为何患乙型脑炎？

患者，男，5 岁，家住重庆农村。于 8 月上旬出现发热、剧烈头痛，伴有喷射状呕吐，入院诊治。病史：未接种过乙脑疫苗，居住地蚊子较多，家中及邻居均养猪。查体：体温 39℃、呼吸 32 次/分。昏迷状态，双瞳孔等大等圆，对光反射迟钝。抽搐，四肢肌张力较高。脑脊液检查：微浊，白细胞数量增高，乙脑特异性抗体 IgM（＋）。诊断为流行性乙型脑炎（简称乙脑）。

问题与思考：

乙型脑炎的传播媒介是什么？该病是通过什么方式传播的？如何防治？

在医学节肢动物中昆虫纲与蛛形纲是最为重要的两个纲，能传播多种疾病，其主要形态特征及种类见表 27 - 1。

表 27 - 1 昆虫纲与蛛形纲的形态特征及种类

分类	体型	触角	翅	足	主要种类
昆虫纲	分 头、胸、腹三部	1 对	有或无	3 对	蚊、蝇、白蛉、蚤、虱、蟑螂等
蛛形纲	分头胸和腹两部或头胸腹融合	无	无	成虫 4 对,幼虫 3 对	硬蜱、软蜱、疥螨、蠕形螨、尘螨、恙螨等

一、蚊

蚊的种类很多,我国蚊约 350 种。常栖息在阴暗、潮湿及不通风的地方。

(一)形态

成蚊呈灰褐色、棕褐色或黑色,体长 1.6～12.6mm,分头、胸、腹三部分。头部呈球形,有复眼、触角、触须各 1 对,在头的前下方有一向前伸出的刺吸式口器,也称喙。胸分前、中、后三节。有翅 1 对,足 3 对。腹分 11 节,最后 3 节形成外生殖器。雌蚊后有尾须一对,雄蚊外生殖器复杂,是鉴别蚊种的重要依据(图 27 - 1)。

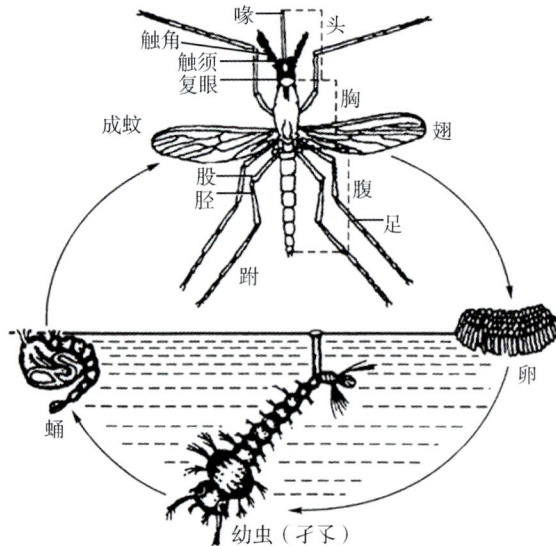

图 27 - 1 蚊的形态及生活史

(二)生活史

蚊的发育为全变态,经卵、幼虫、蛹及成虫 4 个发育阶段(图 27 - 1)。雄蚊以植物汁液为食物,雌蚊主要以人、畜的血液为食物。雌蚊交配后,产卵于水中,孵化为幼虫,幼虫化为蛹,蛹羽化为成蚊。卵、幼虫、蛹均生活在水中,成蚊生活在陆地。雌蚊在 10℃ 以上叮人吸血。

(三)致病性

蚊对人的危害除了骚扰、叮刺、吸血外,还可传播多种疾病,如丝虫病、疟疾、流行性乙型脑炎、登革热等。

(四)防治原则

应消灭与改造孳生地,杀灭成蚊和幼虫,做好个人防护。

扫码"看一看"

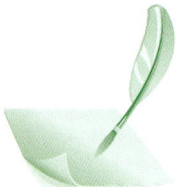

二、蝇

蝇的种类繁多，我国发现近千种，其中有许多种类出没在人、畜居住处附近，能传播多种传染病。

（一）形态

成蝇多为黑色、黄褐色、暗褐色。全身长满鬃毛，分头、胸、腹三部分。头部呈半球形，有复眼、触角、触须各 1 对，为舐吸式口器。胸部有翅 1 对，足 3 对。在足的末端有爪及爪垫，爪垫上密布细毛，并能分泌黏液，可携带多种病原体。腹部呈圆筒状，末端尖圆共分 10 节（图27 - 2）。

（二）生活史

蝇的发育为全变态，经卵、幼虫、蛹及成虫 4 个时期（图 27 - 2）。雌蝇交配后，产卵于人粪、畜禽粪、垃圾、腐败动植物等处。卵孵化为幼虫，幼虫俗称蛆，蛆到土壤中化为蛹，蛹羽化为成蝇。在适宜温度下，从卵发育至成蝇，需7～8 天。成蝇寿命为 1～2 个月。

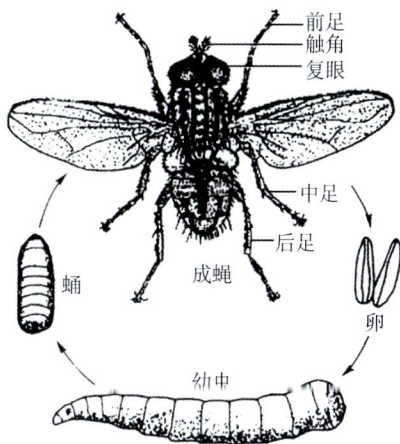

图 27 - 2　蝇形态及生活史

（三）致病性

多数蝇为杂食性昆虫，常舐吸各种腐败的有机物、人和畜排泄物、食物，在摄食时有边吃、边吐、边排粪的习性，爪垫上有细毛、黏液等，易携带病原体污染食物，传播疾病。蝇类传播的疾病主要有痢疾、伤寒、霍乱、蛲虫病、结核、阿米巴痢疾等。蝇的幼虫寄生于人体组织可引起蝇蛆病。

> **考点提示**
>
> 蚊、蝇的致病性。

（四）防治原则

灭蝇的根本措施是搞好食品卫生、个人卫生和环境卫生。控制和消除蝇的孳生地，消灭蝇蛆，冬季灭蛹，杀死成蝇。

第三节　蛛 形 纲

蛛形纲是节肢动物中仅次于昆虫纲的一大类，种类较多。通过叮刺吸血、寄生及分泌毒液等方式危害人体，与医学关系最为密切的是蜱、螨等。

一、蜱

（一）形态

蜱多呈椭圆形，黄色、淡灰色或褐色，体长 2～15mm。蜱分硬蜱和软蜱（图 27 - 3）。硬蜱的颚体外显，位于躯体前端，背面有盾板。软蜱的颚体较小，位于躯体腹面前部，背面无盾板。

硬蜱　　　　　　　软蜱

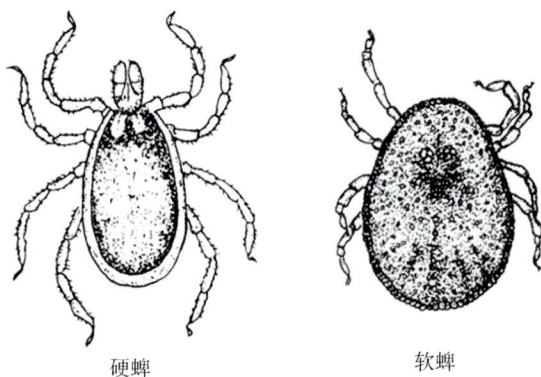

图 27 - 3　硬蜱和软蜱成虫示意图

（二）生活史

蜱的发育经卵、幼虫、若虫和成虫四个时期。雌蜱交配吸血后，产卵于泥土中，孵出幼虫，幼虫遇到宿主即寄生吸血，经发育、蜕皮变为若虫，若虫再吸血蜕皮变为成虫。雌雄成虫、幼虫、若虫均可刺吸人和动物血液。

（三）致病性

1. 直接危害　蜱叮刺吸血时，可造成组织损害和局部炎症，常有剧痛。有些蜱的涎液内含有麻痹神经的毒素，可引起蜱性麻痹。

2. 间接危害　蜱类宿主广泛，携带的病原体在叮刺吸血时，经伤口进入宿主，引起感染。经蜱传播的疾病主要有森林脑炎、克里米亚 – 刚果出血热（新疆出血热）、蜱传回归热等。

（四）防治原则

当进入蜱类孳生地时，应扎紧外衣领口、袖口、裤脚口等，做好个人防护。清理牲畜圈舍，铲除杂草以消除孳生地。在多蜱地带喷洒美曲膦酯（敌百虫）、敌敌畏等进行化学防治。

二、螨

（一）疥螨

疥螨寄生于人或动物的皮肤表皮层内，是一种永久性寄生螨，可引起疥疮。寄生于人体的疥螨为人疥螨。

1. 形态　成虫呈圆形或椭圆形，背面隆起，腹面平坦，乳白色或浅黄色，体长为0.2 ~ 0.5mm，由颚体和躯体组成。颚体小，位于前端，有 1 对钳状螯肢。躯体背面有许多横波纹、齿状皮棘和刚毛，腹面有足 4 对。第 1、2 对足末端有带柄的吸垫，第 3 对足末端有长刚毛，第 4 对足末端雌雄不同，雌虫为长刚毛，雄虫为吸垫（图 27 -4）。

2. 生活史　疥螨的发育过程经卵、幼虫、前若虫、后若虫和成虫 5 个期。疥螨多寄生于人体皮肤薄嫩处，如指间、腋窝、腹股沟等处。以角质组织和淋巴液为食，并以其螯肢和足在皮下开掘隧道（图 27 -5）。雌虫在隧道内产卵，卵经 3 ~ 5 天孵出幼虫，幼虫蜕皮经前若虫、后若虫发育为成虫。由卵发育至成虫需 8 ~ 17 天。

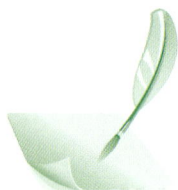

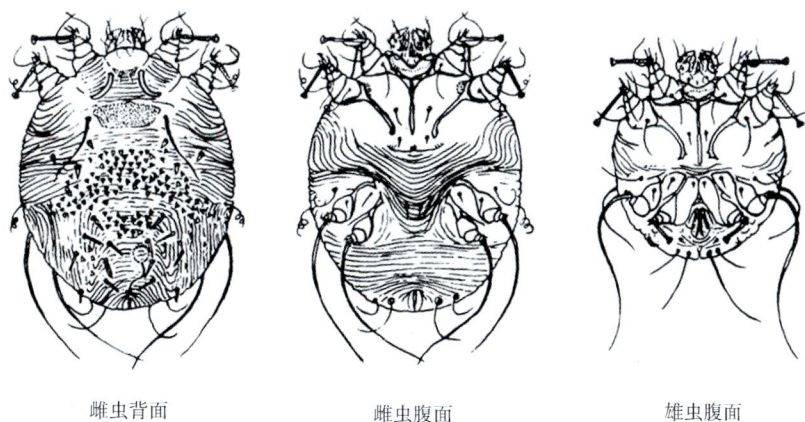

雌虫背面　　　　　　雌虫腹面　　　　　　雄虫腹面

图 27 - 4　人疥螨成虫

3. 致病性　疥螨是疥疮的病原体，主要是接触传播。因疥螨凿隧道造成皮肤损伤及其代谢产物和分泌物的作用，引起宿主超敏反应，发生奇痒，尤以夜间为甚。因患者搔痒使丘疹破溃，继发感染而出现脓疱。

4. 实验室诊断与防治原则　从病变处发现隧道、检出虫体即可确诊。预防疥疮要注意个人卫生，避免与患者接触。患者使用过的衣服、被褥等物品均须用沸水烫洗消毒。治疗常用硫软膏、苯甲酸苄酯。

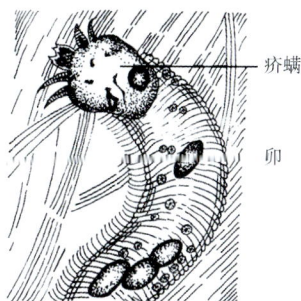

图 27 - 5　疥螨在皮肤内的隧道中

（二）蠕形螨

蠕形螨俗称毛囊虫，是一种永久性皮肤寄生螨。寄生于人体的蠕形螨有毛囊蠕形螨和皮脂蠕形螨，两者形态基本相似。

成虫细长，蠕虫状，体长 0.1～0.4mm，乳白色，半透明。虫体由颚体和躯体组成。躯体又分足体和末体两部分。足体腹面有 4 对足，粗短如芽突状（图 27 - 6）。

蠕形螨寄生于皮脂腺较发达的部位，以上皮细胞、腺细胞和皮脂等为食。两种蠕形螨生活史相似，经卵、幼虫、前期若虫、若虫和成虫 5 个发育期。毛囊蠕形螨群居于毛囊，皮脂蠕形螨常单个寄生于皮脂腺内，使皮脂腺分泌阻塞。通过接触传播。蠕形螨在人群中感染很普遍，但多数感染者无明显症状，少数人感染后引起痤疮、酒糟鼻、脂溢性皮炎、毛囊炎、睑缘炎等。

注意个人卫生，避免与患者直接接触，尽量不用他人的毛巾、脸盆和衣被等物以防感染。治疗常用硫软膏、苯甲酸苄酯乳剂。

考点提示

疥螨、蠕形螨的致病性。

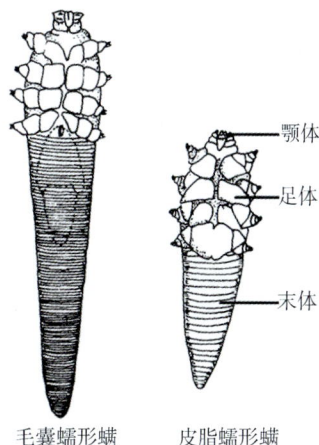

毛囊蠕形螨　　　皮脂蠕形螨

图 27 - 6　蠕形螨

扫码"练一练"

练习题

一、A₁ 型题

1. 由蜱传播的疾病是
   A. 痤疮　　　　　　　　B. 疥疮　　　　　　　　C. 新疆出血热
   D. 登革热　　　　　　　E. 伤寒

2. 经接触传播的疾病是
   A. 疟疾　　　　　　　　B. 森林脑炎　　　　　　C. 疥疮
   D. 霍乱　　　　　　　　E. 痢疾

3. 主要寄生在毛囊内致病的螨是
   A. 蠕形螨　　　　　　　B. 疥螨　　　　　　　　C. 尘螨
   D. 革螨　　　　　　　　E. 恙螨

4. 医学节肢动物全变态的过程是
   A. 卵－若虫－成虫　　　　　B. 卵－幼虫－蛹－成虫
   C. 卵－蛹－若虫－成虫　　　D. 卵－幼虫－若虫－成虫
   E. 卵－幼虫－蛹－若虫－成虫

5. 蝇传播疾病的主要方式是
   A. 发育式传播　　　　　B. 增殖式传播　　　　　C. 发育增殖式传播
   D. 机械性传播　　　　　E. 经卵传播

二、简答题

1. 简述医学节肢动物对人体的危害。
2. 消灭蚊可预防哪些疾病？

（徐玉莲）

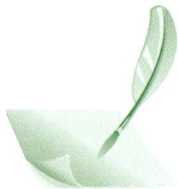

第三部分

医学免疫学

>>>

医学免疫学概述

要点导航

学习要点

1. 掌握：免疫的概念和功能。

2. 熟悉：免疫的类型。

3. 了解：免疫学发展简史。

技能要点

能理解免疫学在医学中的意义。

在我们的日常生活中，你是否注意到下列现象？是否思考过发生这些现象的原因？当生剥芋头皮时，有的人为什么皮肤会发痒？人患病需要注射青霉素时，为什么要做皮试？患者需输血时，为什么要交叉配血？接种疫苗为什么能预防疾病？通过免疫学理论的学习，你不但会获得这些问题的答案，而且还会自觉地将免疫学知识应用于今后的临床和生活实践中。

第一节 免疫的概念与功能

一、免疫的概念

免疫（immunity）是人体的一种非常重要的生理功能。人类在同疾病作斗争的过程中逐渐认识到很多现象，如患过麻疹以后，很少再次感染麻疹。因此，传统免疫的概念仅指机体抗感染功能，也就是指机体抵抗和清除病原生物的功能。随着免疫学理论研究的不断深入，免疫的概念早已超出了抗感染的范围。现代免疫的概念是指机体识别和清除抗原性异物，维持自身生理平衡和稳定的功能。免疫具有双重性，在通常情况下对机体是有利的，如对病原微生物和寄生虫的感染可产生一定的抵抗力；但在某些条件下，也会对机体造成损害，可引起超敏反应、自身免疫性疾病和肿瘤等。

二、免疫的功能

免疫的功能是通过机体识别"自己"与"非己"，并将"非己"清除体外来实现的。根据机体识别和清除抗原性异物的种类不同，免疫的功能分为以下三个方面（表28–1）。

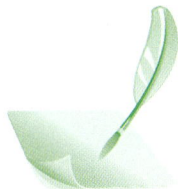

表 28-1　免疫的功能及表现

免疫功能	正常表现（有利）	异常表现（有害）
免疫防御	抵抗病原微生物和其他抗原性异物的侵入	超敏反应或免疫缺陷病
免疫稳定	清除衰老、损伤、死亡的细胞	自身免疫性疾病
免疫监视	清除突变细胞	恶性肿瘤

知识链接

怎样提高机体的免疫力？

1. 全面均衡适量的营养　一日三餐摄入的糖类、脂类、蛋白质及维生素等营养物质要全面、均衡、适量，多吃蔬菜、水果。

2. 经常锻炼　经常参加健身和体育运动，不仅可以增强机体的心肺功能，提高记忆力，还能促进新陈代谢，提高机体的免疫力。

3. 情绪乐观，保持心理健康　20 世纪 80 年代，人们对神经内分泌免疫网络的研究取得了重要进展，并由此开创了精神免疫学，即研究心理活动过程对免疫功能的影响，并利用心理治疗方法增强免疫应答能力，以预防疾病的发生。精神极度紧张、恐惧、悲痛等都会使人体的免疫功能降低。

（一）免疫防御

免疫防御是指机体识别和清除病原微生物、寄生虫等外来抗原性异物的功能。该功能若有缺陷或过低，易发生严重感染，出现免疫缺陷病，如艾滋病；而过高时也可造成自身组织损害，引起超敏反应，如青霉素过敏性休克。

（二）免疫稳定

免疫稳定是指机体识别和清除自身损伤、衰老、死亡的细胞，维持自身稳定的功能。若该功能发生异常，则损伤机体自身的正常组织，引起自身免疫性疾病，如类风湿关节炎。

（三）免疫监视

免疫监视是指机体识别和清除体内突变细胞的功能。若此功能失调则可导致恶性肿瘤的发生。

考点提示

免疫的概念及功能。

第二节　免疫的类型

案例　天花的绝迹

二百多年前，英国医生琴纳用牛痘预防天花获得成功，并于 1798 年发表论文。此后全球推行牛痘苗接种，逐步控制了天花的流行，经过人类近二百年的努力，最后一例天花患者于 1976 年在索马里被治愈，世界卫生组织遂于 1980 年正式宣布全世界已消灭天花。这是运用免疫预防措施控制烈性传染病获得成功的典范，是现代免疫最辉煌的成就之一。

根据免疫力的形成机制不同，将免疫分为固有免疫和适应性免疫。

一、固有免疫

固有免疫是生物在长期的种系发育和进化过程中逐渐形成的天然防御功能。这种免疫功能是个体出生时就有的，经遗传获得，对抗原性异物无针对性，因此，固有免疫又称先天性免疫或非特异性免疫。固有免疫的功能是通过屏障结构、吞噬细胞及体液中的抗微生物物质来实现的。

二、适应性免疫

适应性免疫是机体在生活过程中与病原微生物等抗原性异物接触后所形成的免疫功能。这种免疫功能是个体出生后获得的，不能遗传，对抗原性异物有针对性，因此，适应性免疫又称获得性免疫或特异性免疫。适应性免疫又可根据作用机制和免疫物质不同分为体液免疫和细胞免疫。

第三节　医学免疫学发展简史

免疫学（immunology）是研究机体免疫系统的组成、结构与功能、免疫应答的机制及其在疾病诊断和防治中应用的一门学科。随着免疫学的发展，出现了许多分支学科，其中把研究人体免疫系统的组成、结构与功能及其与疾病关系的免疫学分支学科称为医学免疫学。免疫学是一门既古老而又新兴的学科，其形成和发展是人们在实践中不断探索、总结、创新的结果，现已经历了两千多年，大约可分为三个时期：经验免疫学时期、科学免疫学时期和现代免疫学时期。

一、经验免疫学时期

在这个时期（公元前 400 年—19 世纪中叶），人们虽然对病原体及获得免疫的道理全然不知，但从经验得知接种"人痘"或牛痘苗，可获得免疫力，预防天花。

1. "人痘"的应用　免疫学起源于中国，早在明代（约公元 17 世纪），我国史书即有通过接种"人痘"预防天花的正式记载。基于经验，将沾有疱浆的患者衣服给正常儿童穿戴，或将天花愈后的局部痂皮磨碎成细粉，经鼻给正常儿童吸入，可预防天花。这些方法尽管有效，但有一定危险性，有可能人为感染天花。后来，这些方法传至英国、朝鲜、日本及东南亚国家，对人类寻求更为安全可靠的预防天花的方法产生了重要影响。

2. 牛痘苗的发明　18 世纪末，英格兰乡村医生琴纳（Jenner）从挤奶女工患过牛痘不易得天花的现象中得到启示，经过一系列实验后，于 1798 年成功地创立了用牛痘苗预防天花的方法。这是世界上第一例成功的疫苗，为人类最终战胜天花做出了不朽的贡献。这也为传染病的预防开创了人工免疫的先河，时至今日预防接种仍是人类控制和消灭传染病的重要手段。

二、科学免疫学时期

免疫学经历了一个世纪的发展（19 世纪中叶—20 世纪中叶），揭示了免疫系统的组成、结构和功能，以及固有免疫与适应性免疫、细胞免疫与体液免疫，从而使免疫学形成了一门独立的学科。其重大成果如下。

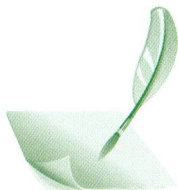

1. 抗体的发现及成分的阐明　19 世纪 80 年代后期，在研究病原菌的过程中，发现白喉棒状杆菌以其分泌的白喉毒素致病，进而发现再感染者的血清中有"杀菌素"，即人类发现了第一种抗体——白喉抗毒素。20 世纪 30 年代，科学家利用电泳鉴定，证明了抗体的成分是免疫球蛋白。

2. 免疫学基本理论的建立

（1）体液免疫和细胞免疫学派的产生　1883 年，俄国学者梅契尼可夫（Metchnikoff）发现了白细胞的吞噬作用并提出了细胞免疫学说。1897 年，德国学者埃尔利希（Ehrlich）提出了体液免疫学说。1903 年，英国学者 Wright 在研究吞噬细胞时发现，在体液因素参与下，吞噬细胞的功能大大加强，从而将两大学派统一了起来，使人们开始认识到机体的免疫机制包括体液免疫和细胞免疫两个方面。

（2）免疫病理学的产生　1902 年，Richet 等给动物重复注射有毒的海葵触角的提取物时，动物出现过敏症状而死亡。1905 年，临床用马血清治疗白喉时，引起血清病。

（3）免疫耐受学说的提出　1945 年，欧文（Owen）观察到异卵双生的小牛，其体内并存两种血型不同的红细胞，互不排斥。

3. 免疫学在疾病的诊断和防治中的应用　19 世纪末，法国的巴斯德（Pasteur）在 42 ~ 43℃下培养炭疽芽孢杆菌，研制出了炭疽芽孢杆菌减毒活疫苗，用当时尚不知的病原体——狂犬病病毒，经兔脑传代，获得了狂犬病疫苗，并用于相应传染病的预防。1890 年，德国的贝林（Behring）等将白喉抗毒素血清正式用于白喉患者的治疗，取得了成功。19 世纪末，科学家先后建立了凝集反应、沉淀反应、补体结合试验等，为传染病的诊断提供了依据。

三、现代免疫学时期

由于分子生物学的兴起，使免疫学发展进入到现代免疫学时期（20 世纪中叶至今），即从基因、分子、细胞、整体的不同层次上，研究免疫细胞生命活动的机制，使细胞活化、细胞凋亡、细胞分化发育等根本问题得以理解。该时期的重大成果如下。

1. 细胞克隆选择学说的提出　1958 年澳大利亚学者伯内特（Burnet）提出了抗体生成的细胞克隆选择学说，阐明了抗体产生的机制，并能较好地解释免疫记忆、免疫耐受、自身免疫等许多免疫现象。

2. 免疫分子的研究　20 世纪 60 年代以来，特别是分子生物学的兴起，使免疫学得到飞速的发展。1978 年，利根川进（Tonegawa）等应用分子杂交技术证明并克隆出免疫球蛋白分子可变区、恒定区的基因，同时阐明了免疫球蛋白基因结构及抗体多样性的起源。对细胞因子和免疫细胞膜分子研究也日益深入，揭示了主要组织相容性复合体及其产物在免疫调节、抗原提呈及器官移植中的作用。

3. 免疫应答的研究　1970 年，Mitchison 证明抗体的产生需要 T、B 细胞共同参与，它们分别识别载体和半抗原。20 世纪 70 年代，巨噬细胞和 T 细胞亚群相继被发现。在研究 T 细胞活化需要双信号作用的机制中，发现了信号转导途径。在研究细胞毒性 T 细胞对靶细胞的杀伤机制中，发现了程序性细胞死亡的途径。

4. 免疫技术的发展　1975 年，Kohler 等建立了细胞杂交瘤技术，首次制备出大量单克隆抗体。1976 年，Morgan 等创建的 T 细胞克隆技术对细胞免疫的研究起了极大的促进作

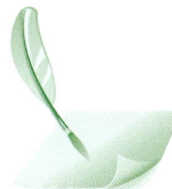

用。另外，一些新的分子生物学技术也已广泛用于免疫学的研究中，从而使免疫技术得到很大的发展。现在单克隆抗体技术、免疫标记技术和一些新型疫苗已广泛用于疾病的诊断、治疗和预防中。免疫学应用的前景越来越广阔，必将为人类消灭传染病、防治免疫性疾病、解决移植排斥反应、征服肿瘤、促进人类的健康事业做出重大贡献。

练习题

扫码"练一练"

一、A₁型题

1. 免疫稳定功能异常时表现为
   - A. 超敏反应
   - B. 免疫缺陷病
   - C. 自身免疫病
   - D. 肿瘤
   - E. 严重感染

2. 机体免疫防御功能过高可导致
   - A. 严重感染
   - B. 免疫缺陷病
   - C. 自身免疫病
   - D. 超敏反应
   - E. 肿瘤

3. 机体免疫监视功能失调，易患
   - A. 超敏反应
   - B. 免疫缺陷病
   - C. 自身免疫病
   - D. 恶性肿瘤
   - E. 严重感染

4. 创立牛痘苗的是
   - A. 巴斯德
   - B. 琴纳
   - C. 贝林
   - D. 梅契尼可夫
   - E. 埃尔利希

5. 免疫是指
   - A. 机体识别和清除抗原性异物的功能
   - B. 机体抗感染的功能
   - C. 机体清除自身突变细胞的功能
   - D. 机体清除自身衰老、死亡细胞的功能
   - E. 机体抗感染的过程

二、简答题

说出机体免疫的功能及表现。

（曾祥琼）

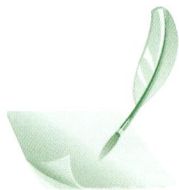

236

抗 原

要点导航

学习要点

1. 掌握：抗原的概念、特性和特异性。
2. 熟悉：决定抗原免疫原性的条件及抗原的类型。
3. 了解：超抗原与佐剂。

技能要点

能够辨别抗原的种类，并能利用抗原的知识解释临床相关表现。

第一节　抗原的概念与特性

一、抗原的概念

抗原（antigen，Ag）是一类能刺激机体的免疫系统发生免疫应答，产生抗体或致敏淋巴细胞（也称效应淋巴细胞），并能与相应的抗体或致敏淋巴细胞在体内或体外发生特异性结合的物质。

二、抗原的特性

（一）免疫原性

免疫原性是指抗原能够刺激机体产生相应抗体或致敏淋巴细胞的能力。

（二）免疫反应性

免疫反应性（抗原性）是指抗原能与相应的抗体或致敏淋巴细胞发生特异性结合的能力。

> **考点提示**
>
> 抗原的概念与特性。

第二节　决定抗原免疫原性的条件

一、抗原因素

（一）异物性

异物性是决定抗原免疫原性的首要条件。凡是胚胎期未与免疫细胞接触过的物质均可被免疫系统视为异物。根据异物的来源不同，可分为三种。

1. 异种物质　包括各种病原微生物及其代谢产物、动物免疫血清、植物蛋白等。抗原物质与机体亲缘关系越远，组织结构差异越大，免疫原性就越强。例如鸭血清蛋白对鸡的

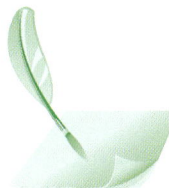

免疫原性弱，而对兔的免疫原性强。

2. 同种异体物质 包括人类红细胞血型抗原、组织相容性抗原等。

3. 自身物质 正常情况下，机体免疫系统对自身物质不发生免疫应答。但在外伤、感染、药物、电离辐射等因素作用下，自身组织结构发生改变，或未与免疫活性细胞接触过的隐蔽的自身成分如眼晶状体蛋白、精子、甲状腺球蛋白等释放入血，可视其为异物。

（二）理化性

1. 大分子物质 凡具有免疫原性的物质，分子量通常在 10KD 以上，且分子量越大，免疫原性越强。绝大多数蛋白质都具有良好的免疫原性。若蛋白质经水解后成为小分子物质，就失去了免疫原性。这是因为大分子物质所含的化学基团多，化学结构相对稳定，降解及排除较慢，可持续刺激机体免疫系统。

2. 化学组成与结构的复杂性 抗原物质必须具有较复杂的化学组成与分子结构。例如，明胶分子量虽高达 100KD，但因其主要成分为直链氨基酸，在体内易被水解，故免疫原性弱。而胰岛素分子量不足 6KD，但结构复杂，具有免疫原性。若在明胶分子中加入少量酪氨酸则免疫原性明显增强。一般蛋白质的免疫原性最强，多糖、多肽次之，核酸更弱，脂类无免疫原性。此外，大分子上活性基团的位置与间距，若易被相应的免疫细胞识别，具有易接近性，则免疫原性增强；反之，则免疫原性减弱（图 29－1）。

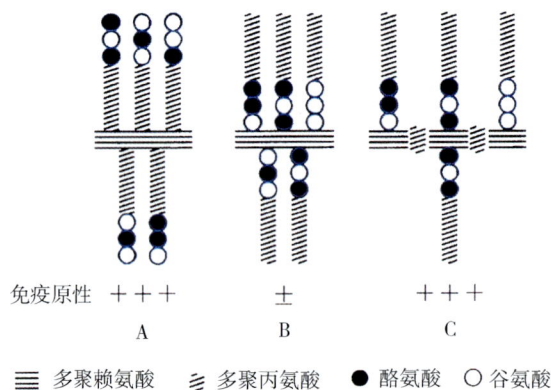

免疫原性	+++	±	+++
	A	B	C

≡ 多聚赖氨酸　⫻ 多聚丙氨酸　● 酪氨酸　○ 谷氨酸

图 29－1　抗原氨基酸残基的位置与免疫原性的关系

3. 物理状态 抗原物质的物理状态对免疫原性也有一定的影响。如聚合状态的蛋白质较其单体免疫原性强，颗粒性抗原较可溶性抗原免疫原性强。

二、宿主因素

抗原的免疫原性和遗传有关。机体对抗原物质的免疫应答受遗传基因控制。不同个体因遗传基因的差异，对同一抗原的应答程度不同。另外，抗原的免疫原性还与机体的年龄、生理状态、个体差异以及抗原进入机体的方式和途径等因素有关。

第三节　抗原的特异性与交叉反应

一、抗原的特异性

抗原的特异性是免疫应答中最重要的特征，也是免疫学诊断和防治的理论依据。抗原的特异性即专一性，既表现在免疫原性上，又表现在免疫反应性上。如伤寒沙门菌抗原，只能刺激机体产生抗伤寒沙门菌的抗体和致敏淋巴细胞；同样，伤寒沙门菌也只能与抗伤寒沙门菌的抗体和致敏淋巴细胞结合。决定抗原特异性的物质基础是抗原分子的抗原决定簇。

（一）抗原决定簇的概念

抗原决定簇是指抗原分子中决定抗原特异性的特殊化学基团，又称表位。一般由5~7个氨基酸、单糖或核苷酸组成。抗原决定簇既是抗原分子与免疫细胞抗原受体发生特异性结合、引起免疫应答的部位，也是与抗体或致敏淋巴细胞发生特异性结合、引起免疫反应的部位。一个抗原分子可具有一种或多种不同的抗原决定簇。一种抗原决定簇只能刺激机体产生一种相应的抗体或致敏淋巴细胞。

（二）抗原决定簇对抗原特异性的影响

抗原决定簇的性质、数量、化学组成、空间构型不同，抗原的特异性也不同。例如，应用人工抗原制备技术，将含有不同化学基团的苯胺衍生物结合在同一种载体蛋白上组合成人工抗原，免疫动物产生抗体，再将抗体与这些半抗原进行反应。其结果证实，各种带有不同化学基团的半抗原只能与其相应抗体发生特异性结合；抗原决定簇的化学组成相同，但空间构型不同，其特异性也不同（图29-2）。

	半抗原	苯胺 NH_2	对氨基苯甲酸 NH_2 ... $COOH$	对氨基苯磺酸 NH_2 ... SO_3H	对氨基苯砷酸 NH_2 ... AsO_3H_2
抗体	苯胺抗体	+	−	−	−
	对氨基苯甲酸抗体	−	+	−	−
	对氨基苯磺酸抗体	−	−	+	−
	对氨基苯砷酸抗体	−	−	−	+

A. 抗原决定簇的化学组成对抗原特异性的影响

	半抗原	苯胺 NH_2	邻氨基苯甲酸 NH_2 $COOH$	间氨基苯甲酸 NH_2 ... $COOH$	对氨基苯甲酸 NH_2 ... $COOH$
抗体	苯胺抗体	+	−	−	−
	邻氨基苯甲酸抗体	−	+	−	−
	间氨基苯甲酸抗体	−	−	+	−
	对氨基苯甲酸抗体	−	−	−	+

B. 抗原决定簇的空间构型对抗原特异性的影响

图29-2　抗原决定簇对抗原特异性的影响

+：阳性反应　　−：阴性反应

二、共同抗原与交叉反应

天然抗原物质的化学组成、结构十分复杂，如细菌、病毒等都有许多不同的抗原决定簇，可刺激机体产生不同的抗体，但有时两种不同的抗原之间有相同或相似的抗原决定簇，称为共同抗原。同一种属生物间存在的共同抗原称为类属抗原，例如伤寒沙门菌与甲、乙型副伤寒沙门菌间的共同抗原。不同种属生物间存在的共同抗原称为异嗜性抗原。由共同

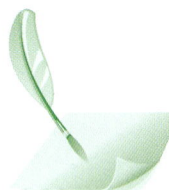

抗原刺激机体产生的抗体可以和两种抗原（共同抗原）结合发生反应，此反应称为交叉反应（图29-3）。

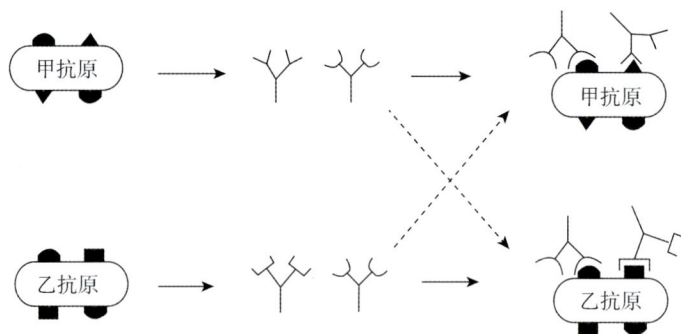

图29-3　细菌的共同抗原与交叉反应示意图

案例　外伤男孩紧急预防破伤风一例

患者，男，16岁，因右脚被生锈铁钉扎伤15分钟就诊。既往有青霉素、头孢菌素类及磺胺类抗生素过敏史，未曾注射过破伤风抗毒素。为了预防破伤风，清创后，破伤风抗毒素皮肤过敏试验阴性。注射相应剂量的破伤风抗毒素。

问题与思考：

1. 注射破伤风抗毒素为什么能紧急预防破伤风？

2. 在给患者注射破伤风抗毒素之前为什么要做皮试？

第四节　抗原的类型

一、根据抗原的特性分类

（一）完全抗原

完全抗原是指既有免疫原性又有免疫反应性的物质。如大多数蛋白质、细菌、病毒、异种动物血清等。

（二）半抗原

半抗原是指只有免疫反应性而无免疫原性的物质。如有的多糖、类脂、某些药物等。半抗原分子较小，单独作用时无免疫原性，但若与蛋白质载体结合，可获得免疫原性，成为完全抗原。

二、根据产生抗体是否需要 Th 细胞辅助分类

（一）胸腺依赖性抗原

胸腺依赖性抗原（thymus dependent antigen，TD-Ag）是指需要T细胞辅助才能激活B细胞产生抗体的抗原。绝大多数蛋白质抗原，如病原微生物、血清蛋白等属于此类。其特点是：既能引起体液免疫应答也能引起细胞免疫应答；产生 IgG、IgM 等多种类型抗体；可诱导机体产生免疫记忆。

（二）胸腺非依赖性抗原

胸腺非依赖性抗原（thymus independent antigen，TI - Ag）是指无须 T 细胞辅助可直接刺激 B 细胞产生抗体的抗原。主要为多糖类抗原，如细菌脂多糖、荚膜多糖等。其特点是：只能引起体液免疫应答；只能产生 IgM 类抗体；无免疫记忆。

三、根据抗原与机体的亲缘关系分类

（一）异种抗原

异种抗原是指来自不同物种的抗原。医学上常见的主要有以下几类。

1. 病原微生物及其代谢产物

（1）病原微生物　细菌、病毒和真菌等病原微生物对人来说均属于异种物质，都具有很强的免疫原性。病原微生物自然感染人体后，机体可获得一定的免疫力，故可用病原微生物制成疫苗进行预防接种，可提高人群的免疫力，控制传染病的流行。另外，微生物虽然结构简单，但其抗原组成复杂，如细菌的表面有表面抗原，细胞壁成分有菌体抗原，特殊结构成分有荚膜抗原、鞭毛抗原等。这些抗原均可作为微生物鉴定、分型的依据。

（2）细菌的外毒素和类毒素　有些细菌在生长繁殖过程中合成并分泌到菌体外的有毒物质，称为外毒素。外毒素是蛋白质，有很强的免疫原性与毒性。如将外毒素用 0.3% ~ 0.4% 甲醛处理后，失去毒性但仍保留其免疫原性，成为类毒素。类毒素和外毒素均能刺激机体产生相应的抗外毒素的抗体，因此，类毒素可作为人工主动免疫制剂，用来预防疾病，如常用白喉类毒素、破伤风类毒素来预防白喉的流行及破伤风的发生。

2. 动物免疫血清　动物免疫血清是指含有特异性抗体的动物血清制剂。如破伤风抗毒素、白喉抗毒素等动物免疫血清，一般都是用类毒素多次免疫马，再取其含有抗毒素的马血清精制而成。因此，抗毒素对人体具有双重作用：一方面抗毒素作为抗体，可中和相应的外毒素，起到紧急预防或治疗疾病的作用；另一方面，对人而言它又是异种蛋白，可刺激机体产生抗马血清蛋白的抗体，导致某些个体发生超敏反应。

3. 其他与医学有关的异种抗原　人体寄生虫、植物花粉、青霉素、磺胺类等药物，鱼、虾、蛋、奶等食品以及化妆品、化工原料等完全抗原和半抗原，有时也可能引起人类超敏反应性疾病。

（二）同种异型抗原

同一种属不同个体间存在的抗原称为同种异型抗原或同种异体抗原。人类主要有血型抗原和主要组织相容性抗原。

1. 血型抗原　是指存在于红细胞表面的同种异型抗原。根据其抗原种类的不同，可将红细胞血型分为 25 个系统，重要的有 ABO 血型系统和 Rh 血型系统。

（1）ABO 血型系统　根据人类红细胞表面 A、B 抗原的不同，可将血型分为 A 型、B 型、AB 型和 O 型。ABO 血型不符的血液在体外混合可出现凝集现象，输入体内可引起溶血反应。临床输血前均要进行交叉配血，以防止错误输血引起严重的输血反应。在 A、B 血型抗原中有亚型存在，在临床配血工作时应予以注意。

（2）Rh 血型系统　Landsteiner 和 Wiener 发现用恒河猴红细胞免疫家兔后获得的免疫血清，可与多数人的红细胞发生凝集，表明在人的红细胞上具有与恒河猴红细胞表面相同的抗原，称为 Rh 抗原。有 Rh 抗原的为 Rh 阳性（Rh$^+$），缺乏的为 Rh 阴性（Rh$^-$）。汉族人

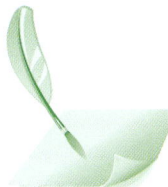

中约 99% 为 Rh$^+$，所以一旦 Rh$^-$ 的患者需要用血时，血源较紧张。母亲血型为 Rh$^-$，胎儿血型为 Rh$^+$，若再次妊娠时可能引起流产和新生儿溶血症。

2. 人类主要组织相容性抗原　人类主要组织相容性抗原又称人类白细胞抗原（human leucocyte antigen，HLA），存在于白细胞、血小板和一切有核细胞表面，尤以淋巴细胞密度最高。除同卵双生外，很难找到完全相同的 HLA。HLA 与器官移植时的排斥反应和某些疾病的发生有密切关系，还参与免疫应答及免疫调节。

（三）异嗜性抗原

异嗜性抗原是指一类与种属特异性无关的存在于人、动物、植物和微生物之间的共同抗原。现已发现多种具有重要意义的异嗜性抗原，例如，A 群溶血性链球菌与人的肾小球基膜及心肌组织具有共同抗原，故在链球菌感染后，其刺激机体产生的抗体可与具有共同抗原的心、肾组织发生交叉反应，导致急性肾小球肾炎及风湿性心肌炎的发生；大肠埃希菌 O14 型的脂多糖与人结肠黏膜之间有共同抗原，大肠埃希菌感染有可能导致溃疡性结肠炎。

（四）自身抗原

正常情况下，机体对自身成分不产生免疫应答，但在病理情况下自身成分可以诱导自身免疫应答成为自身抗原。

1. 修饰的自身抗原　正常的自身组织当受到病原微生物的感染、电离辐射、药物等因素的影响时，其分子结构发生改变，形成新的抗原决定簇而成为修饰的自身抗原，刺激机体引发自身免疫性疾病。例如有的患者服用甲基多巴后，可使红细胞抗原发生改变，引起自身免疫性溶血性贫血。

2. 隐蔽的自身抗原　体内有些组织成分如眼晶状体蛋白、甲状腺球蛋白和精子等，在正常情况下与免疫系统相对地隔绝，然而一旦由于外伤、感染或手术不慎等原因使这些物质进入血液，则成为隐蔽的自身抗原，引起自身免疫应答，导致自身免疫性疾病的发生。如：因眼外伤释放的眼内容物可刺激机体产生自身抗体，此抗体能攻击健侧眼的内容物，引发自身免疫性交感性眼炎；甲状腺球蛋白释放入血，引起超敏反应性甲状腺炎；精子抗原引起男性不育。

另外抗原还有许多其他分类方法：如根据抗原的物理性状，分为颗粒性抗原和可溶性抗原；根据抗原的化学组成，分为蛋白质抗原、糖蛋白抗原、脂蛋白抗原、多糖抗原和核蛋白抗原等多种类型；根据抗原的获得方式，分为天然抗原、人工抗原等；根据抗原的来源不同，分为外源性抗原和内源性抗原。

> **考点提示**
>
> 重要抗原的医学意义。

第五节　超抗原与佐剂

一、超抗原

超抗原是一类特殊的抗原性物质，在极低浓度（1～10ng/ml）下即可激活体内大量（2%～20%）T 细胞克隆，并产生极强的免疫应答效应。超抗原多为一些微生物及其代谢产

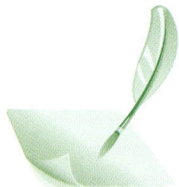

物，如金黄色葡萄球菌肠毒素、中毒性休克综合征毒素 – Ⅰ、链球菌致热外毒素等。

超抗原具有强大的激活能力，不需抗原提呈细胞处理就可直接激活 T 细胞，释放大量的细胞因子，引起多种生理和病理效应。因此，与许多毒素性疾病的发病机制、机体的抗肿瘤免疫及自身免疫性疾病发生均有密切关系。

二、佐剂

凡是与抗原一起或预先注入机体时，可增强机体对该抗原免疫应答或改变免疫应答类型的物质，称为佐剂。佐剂的种类很多，常用的有氢氧化铝、磷酸铝、卡介苗、脂多糖、植物油、聚肌胞、明矾、弗氏佐剂等。

佐剂是非特异性免疫增强剂，不影响抗原的特异性。佐剂增强抗原免疫应答的机制是：①改变抗原的物理性状，延长抗原在体内停留的时间。②刺激单核巨噬细胞，加强对抗原的处理和提呈能力，增强免疫细胞的活性。③刺激淋巴细胞的增殖分化，从而增强和扩大免疫应答的能力。

练习题

扫码"练一练"

一、A₁ 型题

1. 决定抗原特异性的分子基础是

　　A. 抗原决定簇　　　　B. 抗原的大小　　　　C. 抗原的电荷性质

　　D. 载体的性质　　　　E. 抗原的物理性状

2. 存在于不同种属之间的共同抗原称为

　　A. 异种抗原　　　　　B. 交叉抗原　　　　　C. 超抗原

　　D. 异嗜性抗原　　　　E. 类属抗原

3. TD – Ag 得名，是因为

　　A. 在胸腺中产生

　　B. 相应抗体在胸腺中产生

　　C. 对此抗原不产生体液免疫应答

　　D. 只引起迟发型超敏反应

　　E. 产生相应抗体需 T 细胞辅助

4. 下列哪种物质免疫原性最弱

　　A. 多糖　　　　　　　B. 糖蛋白　　　　　　C. 蛋白质

　　D. 核蛋白　　　　　　E. 脂类

5. 与人的肾小球基膜有共同抗原的是

　　A. 大肠埃希菌 O14 型　　　　B. A 群溶血性链球菌

　　C. 变形杆菌　　　　　　　　D. 结核分枝杆菌

　　E. 伤寒沙门菌

6. 半抗原

　　A. 有免疫原性和免疫反应性

　　B. 有免疫原性，无免疫反应性

　　C. 无免疫原性，有免疫反应性

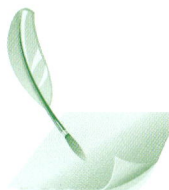

D. 无免疫原性，无免疫反应性

E. 以上都不对

7. 对人而言，不属于同种异型抗原的物质是

A. Rh 血型抗原   B. ABO 血型抗原

C. 主要组织相容性抗原   D. 异嗜性抗原

E. 次要组织相容性抗原

8. 与外毒素有相同免疫原性的物质是

A. 抗毒素   B. 细菌素   C. 类毒素

D. 抗生素   E. 干扰素

9. 对人体而言，动物的免疫血清是

A. 异种抗原   B. 自身抗原   C. 异嗜性抗原

D. 共同抗原   E. 同种异型抗原

10. 类毒素具有的性质是

A. 有免疫原性，有毒性   B. 有免疫原性，无毒性

C. 无免疫原性，有毒性   D. 无免疫原性，无毒性

E. 与外毒素完全相同

二、简答题

1. 试述决定抗原免疫原性的条件。

2. 列出医学上重要的抗原物质，并举例说明有何临床意义。

（曾祥琼）

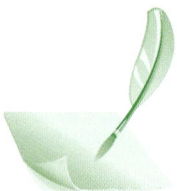

第三十单元

免疫系统

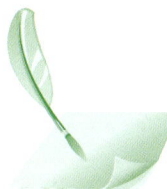

要点导航

学习要点

1. 掌握：T 细胞、B 细胞表面主要标志和功能，T 细胞的亚群及功能，免疫器官的组成及功能。

2. 熟悉：NK 细胞的特点及功能。

3. 了解：单核巨噬细胞的特点及功能。

技能要点

能判定免疫系统的成员。

免疫系统（immune system）是由免疫器官、免疫细胞和免疫分子组成的，是机体执行免疫应答和免疫功能的物质基础。

第一节　免疫器官

免疫器官是指实现免疫功能的器官或组织，按功能分为中枢免疫器官和外周免疫器官。二若通过血液循环和淋巴循环联等，构成完整的免疫系统。

一、中枢免疫器官

中枢免疫器官是免疫细胞产生、增殖、分化、发育和成熟的场所。人或其他哺乳动物的中枢免疫器官为骨髓和胸腺，鸟类为胸腺与腔上囊（法氏囊）。

（一）骨髓

骨髓（bone marrow）是各类血细胞和免疫细胞发生的场所，也是 B 细胞分化成熟的场所和体液免疫应答发生的场所。骨髓分红骨髓和黄骨髓。前者由造血组织和血窦组成，具有活跃的造血功能。多能造血干细胞在骨髓中分化，发育成熟为粒细胞、单核细胞、红细胞、血小板及 B 细胞。

（二）胸腺

胸腺（thymus）是 T 细胞分化、发育和成熟的场所。胸腺是发生最早的免疫器官，由皮质与髓质组成。皮质内 85%~90% 的细胞为未成熟 T 细胞（胸腺细胞），其次为胸腺上皮细胞、巨噬细胞和树突状细胞等。髓质主要由大量的胸腺上皮细胞和疏散分布的较成熟的胸腺细胞、单核-巨噬细胞和树突状细胞等组成。其中由退变聚集的上皮细胞呈同心圆包绕形成的胸腺小体（哈氏小体）是胸腺结构的重要特征。

知识链接

胸腺是人体免疫特别是细胞免疫的重要器官。故胸腺有病变时，将对机体免疫功能带来严重影响，使机体免疫稳定功能紊乱并伴发自身免疫性疾病。

二、外周免疫器官

外周免疫器官是成熟 T 、B 细胞等免疫细胞定居的场所，也是产生免疫应答的部位。主要包括淋巴结、脾及黏膜相关淋巴组织。

（一）淋巴结

淋巴结是由结缔组织被膜覆盖的淋巴组织，分皮质区与髓质区。接近被膜的浅皮质区是 B 细胞定居的场所，称胸腺非依赖区。浅皮质与髓质间为深皮质区，是 T 细胞定居场所称胸腺依赖区。该处有许多毛细血管后微静脉（高内皮小静脉），在淋巴细胞再循环中发挥重要作用。在外周免疫器官中分区定居的淋巴细胞分批离开外周免疫器官，进入血流，在体内游走，又返回免疫器官，这一过程称淋巴细胞再循环。此过程增加了淋巴细胞与抗原接触的机会。淋巴结中 T 细胞约占 70% 。淋巴结是 T 、B 细胞定居的场所和免疫应答发生的场所，并参与淋巴细胞再循环，对侵入机体的病原体等有害物质发挥着过滤作用。

（二）脾

脾（spleen）是最大的外周免疫器官，胚胎时期有造血功能。结构类似于淋巴结，分被膜和实质，实质又分为白髓和红髓。白髓中既有胸腺依赖区又有胸腺非依赖区；红髓由髓索和髓窦组成，含有 B 细胞、巨噬细胞和树突状细胞。脾是 T、B 细胞定居的场所，其中 B 细胞占 65% 。当血液中的病原体及异物经血循环带至脾时，能有效地被巨噬细胞过滤清除。病原体被巨噬细胞降解为抗原分子后，亦可活化 T 细胞和 B 细胞进行特异性免疫应答。

（三）黏膜相关淋巴组织

黏膜相关淋巴组织（mucosal – associated lymphoid tissue，MALT）是指呼吸道、肠道及泌尿生殖道黏膜固有层和上皮细胞下散在的无被膜淋巴组织，以及某些带有生发中心的器官化淋巴组织（如扁桃体、阑尾及派尔集合淋巴结等）。黏膜免疫系统主要参与黏膜局部免疫应答以及产生分泌型 IgA。

考点提示

中枢免疫器官与外周免疫器官的组成及功能。

第二节　免 疫 细 胞

免疫细胞指所有参加免疫应答以及与免疫应答有关的细胞。主要包括淋巴细胞（T 细胞、B 细胞、NK 细胞）、抗原提呈细胞（单核 – 巨噬细胞、朗格汉斯细胞、树突状细胞等）、其他免疫细胞（粒细胞、红细胞、肥大细胞等）。

一、淋巴细胞

淋巴细胞（lymphocyte）源于淋巴系祖细胞，它们在体内分布广，种类多，功能各异，并有不同分化阶段的细胞群体。根据其发生、表面标志及功能不同可分为 T 细胞、B 细胞、

NK 细胞。

（一）T 细胞

T 淋巴细胞在胸腺内分化成熟，称胸腺依赖淋巴细胞（thymus dependent lymphocyte），简称 T 细胞。T 细胞执行特异性细胞免疫应答，并在 TD – Ag 诱导的体液免疫应答中发挥重要作用。

1. T 细胞表面标志及其功能　T 细胞表面标志包括表面抗原和表面受体。

（1）T 细胞受体（T cell receptor，TCR）　是 T 细胞表面能特异性识别和结合抗原决定簇的部位。TCR 只能识别抗原提呈细胞（antigen presenting cell，APC）表面与主要组织相容性复合体（major histocompatibility complex，MHC）分子结合的抗原决定簇，而不能直接识别游离的抗原。TCR 与 CD3 分子形成复合物（图 30 – 1），其中 TCR 识别抗原肽，CD3 分子将刺激信号协同 TCR 传递入细胞内。TCR 分子包括两个类型：由 α、β 两条肽链组成的称为 αβTCR，γ、δ 两条肽链组成的称为 γδTCR。

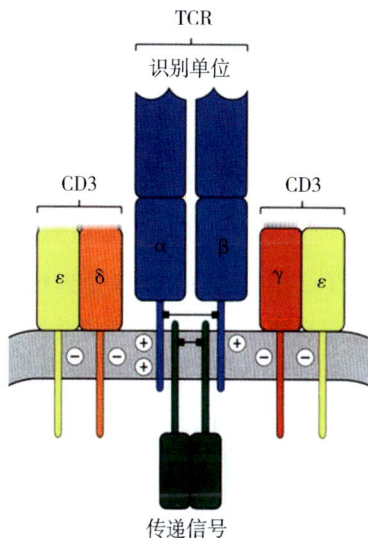

图 30 – 1　TCR – CD3 复合物模式图

（2）绵羊红细胞受体（sheep red blood cell receptor，SRBCR）　即 CD2，是人类 T 细胞特有的重要标志之一。在实验条件下，将绵羊红细胞与人类淋巴细胞混合，绵羊红细胞与 T 细胞的绵羊红细胞受体结合，环绕在 T 细胞表面形成玫瑰花环（E 花环），称 E 花环形成试验。该试验主要用于检测外周血中 T 细胞的数量，亦可间接反映机体的细胞免疫功能。正常人外周血 E 花环形成率为 60% ~80%。

（3）有丝分裂原受体（mitogen receptor，MR）　有丝分裂原指能非特异性刺激细胞发生有丝分裂的物质。能使 T 细胞活化的有丝丝裂原包括植物血凝素（phytohemagglutinin，PHA）、美洲商陆和刀豆蛋白 A（Con – A），在体外培养的淋巴细胞中加入 PHA 或 Con – A，能使其中的 T 细胞发生有丝分裂，转化为淋巴母细胞，称淋巴细胞转化试验。该试验主要用于检测待测者细胞免疫功能。正常人 T 细胞转化率为 60% ~80%。

（4）细胞因子受体（cytokine receptor，CKR）　T 细胞在不同发育阶段还可表达多种细胞因子受体，主要为白细胞介素受体，它们与相应白细胞介素结合，可促进或诱导 T 细胞活化、增殖、分化和成熟。

（5）白细胞分化抗原　该抗原是在细胞分化过程中产生的，故称分化群（cluster of differentiation，CD）抗原，又称分化抗原（CD 抗原或 CD 分子）。不同发育阶段、不同亚群的 T 细胞表面存在不同的 CD 抗原，具有不同的功能。T 细胞表面重要的 CD 分子有如下几种。

①CD2 分子：主要分布于成熟 T 细胞表面，为绵羊红细胞受体，也是协同刺激分子受体，能诱导 T 细胞活化。

②CD3 分子：表达于成熟 T 细胞表面，是 T 细胞受体组成成分，能传递抗原识别信号至细胞内等。

③CD4/CD8：分别为 MHC Ⅱ/MHC Ⅰ类分子的受体，参与形成 T 细胞活化的第一信

号；也是 T 细胞分亚群的重要标志。

④CD28：为 CD80/CD86（B7.1/B7.2）的配体，二者结合可产生 T 细胞活化的第二信号（协同刺激信号）。

⑤CD40L（CD154）：仅表达在活化的 T 细胞表面，是 B 细胞表面 CD40 的受体，二者结合可产生 B 细胞活化的第二信号。

（6）人类白细胞抗原　所有的 T 细胞表面都能表达 MHC Ⅰ类抗原，活化的 T 细胞表面能表达 MHC Ⅱ类抗原。

2. T 细胞亚群及其功能　根据 T 细胞表面标志或功能不同可分为不同的亚群。

（1）按照是否表达 CD4 或 CD8 分子分类　成熟 T 细胞均带有 TCR、CD3、CD2 分子，但 CD4 和 CD8 分子只能表达其中一种，据此将成熟 T 细胞分为两大亚群：CD4$^+$T 细胞和 CD8$^+$T 细胞。

①CD4$^+$T 细胞：又称为辅助性 T 细胞（helper T cell，Th），按其功能不同可分为 Th1 和 Th2 细胞。Th1 细胞受到抗原刺激后，可通过释放细胞因子 IL-2、IFN-γ、TNF-β，引起炎症反应或迟发型超敏反应，又称迟发型超敏反应 T 细胞；Th2 细胞可通过释放细胞因子 IL-4、IL-5、IL-6 等，诱导 B 细胞增殖、分化、分泌抗体，促进体液免疫应答。

②CD8$^+$T 细胞：按其功能不同分为细胞毒性 T 细胞（cytotoxic T cell，CTL 或 Tc）和抑制性 T 细胞（suppressor T cell，Ts）。CTL 经抗原致敏后，能特异性杀伤带有相应抗原的靶细胞；Ts 细胞合成并释放抑制性细胞因子，抑制特异性免疫应答。

（2）按照 T 细胞所处不同活化阶段分类

①初始 T 细胞：指从未接受抗原刺激的成熟 T 细胞，存活期短，参与淋巴细胞再循环，主要识别抗原。

②效应 T 细胞：指受抗原刺激后，克隆、增殖并分化形成的活化 T 细胞，包括 Th、CTL 及 Ts，其存活期亦短，不参与淋巴细胞再循环，主要是向外周炎症部位和某些器官组织迁移。

③记忆 T 细胞：具有记忆功能，接受相同抗原再刺激时可迅速分化增殖形成效应 T 细胞和记忆 T 细胞，存活期长。

（3）按照表达 TCR 类型不同分类

①αβT 细胞：表达 αβTCR，识别由 MHC 分子提呈的抗原肽，并且有自身 MHC 限制性，是参与免疫应答的主要 T 细胞，包括 CD4$^+$T 细胞和 CD8$^+$T 细胞。

②γδT 细胞：表达 γδTCR，其数量一般不超过 T 细胞总数的 5%，识别抗原时无 MHC 限制，是非特异性免疫的组成成分，具有抗感染和抗肿瘤作用。

> **考点提示**
>
> T 细胞重要的表面标志的功能及分群。

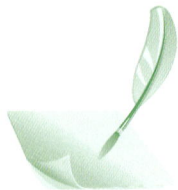

（二）B 细胞

B 细胞在骨髓中分化成熟，称骨髓依赖淋巴细胞（bone marrow dependent lymphocyte），简称 B 细胞。B 细胞通过增殖、分化、分泌抗体，参与体液免疫应答。

1. B 细胞表面标志及其功能

（1）B 细胞受体（B cell receptor，BCR）　是 B 细胞膜脂质双层中嵌入的单体 IgM 和

IgD，称为膜免疫球蛋白（membrance immunoglobulin，mIg），也称为膜表面免疫球蛋白。BCR 既是 B 细胞表面受体，又是表面抗原，为 B 细胞所特有，是 B 细胞识别抗原的功能性结构。BCR 与 Igα/Igβ（CD79a/b）组成复合物（图 30 - 2），其中 BCR 识别抗原肽，Igα/Igβ 胞质区含免疫受体酪氨酸活化基序（immunoreceptor tyrosine - based activation motif，ITAM），能将活化的第一信号传入细胞内。

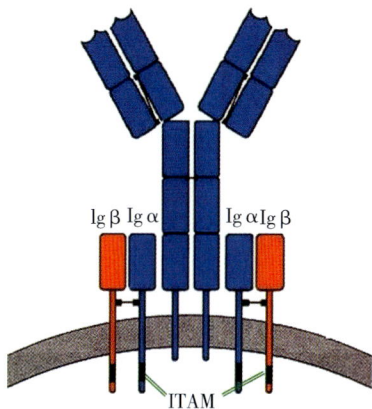

图 30 - 2　BCR - Igα/Igβ 复合物模式图

（2）有丝分裂原受体　B 细胞表面的有丝分裂原受体有脂多糖受体（LPS - R）、葡萄球菌 A 蛋白受体（SPA - R），故细菌脂多糖、葡萄球菌 A 蛋白可刺激 B 细胞发生有丝分裂。

（3）IgG Fc 受体、补体受体与细胞因子受体

①IgG Fc 受体：为 B 细胞表面能与 IgG Fc 段结合的受体。该受体不是 B 细胞特有的标志，与 IgG 抗体结合后对体液免疫发挥调控作用。

②补体受体：能与补体裂解片段 C3b 和 C3d 结合，分别称为 CR1（CD35）和 CR2（CD21），能促进 B 细胞对抗原的提呈和 B 细胞的活化。

③细胞因子受体：接受不同类型的细胞因子，如 IL - 1、IL - 2、IL - 5 等，促进 B 细胞活化。

（4）人类白细胞抗原　B 细胞表面同时表达 MHC Ⅰ 类抗原和 Ⅱ 类抗原，MHC Ⅱ 类抗原对 B 细胞的活化、产生免疫应答具有重要作用。

（5）分化抗原（CD 抗原）

①CD19、CD21、CD81：为 B 细胞共受体，能加强 B 细胞活化信号的转导。CD21 即 CR2，也是 B 细胞上 EB 病毒的受体。

②CD40：其配体为 CD40L，表达于活化的 T 细胞，二者结合形成 B 细胞活化的第二信号。

③CD80/CD86：即 B7.1 和 B7.2，提供 T 细胞活化的第二信号。

2. B 细胞亚群及其功能　根据是否表达 CD5 分子，B 细胞分为 CD5$^+$B - 1 细胞和 CD5$^-$B - 2 细胞两个亚群。B - 1 细胞产生低亲和力抗体 IgM，参与固有免疫；B - 2 细胞产生高亲和力抗体，是参与体液免疫的主要细胞，也就是通常所指的 B 细胞。

（三）NK 细胞

NK（natural killer，NK）细胞即自然杀伤细胞，主要分布于外周血和脾，其表面表达 CD16 和 CD56。NK 细胞不具有特异性抗原受体，无须抗原预先致敏，杀伤作用不受 MHC 限制，能直接杀伤某些肿瘤细胞和被病毒感染的细胞，在抗肿瘤和早期抗病毒或胞内寄生菌感染的过程中具有重要作用。

NK 细胞杀伤靶细胞的机制为：①穿孔素/颗粒酶途径：在 Ca^{2+} 存在的情况下，储存在 NK 细胞内的穿孔素可以在靶细胞膜上形成"孔道"，然后颗

考点提示
　　BCR 的功能与 NK 细胞的作用特点。

粒酶沿"孔道"进入胞内，导致靶细胞凋亡。②Fas/FasL 与 TNF－α/TNF－Ⅰ途径：活化的 NK 细胞可以表达 Fas 或释放 TNF－α，与靶细胞上相应配体 FasL 或 TNF－Ⅰ结合，导致靶细胞凋亡。

NK 细胞既能发挥直接杀伤作用，也能通过细胞表面的 IgG Fc 受体与特异性结合了靶细胞的 IgG 结合，发挥抗体依赖细胞介导的细胞毒作用（antibody dependent cell mediated cytotoxicity，ADCC）。

二、抗原提呈细胞

抗原提呈细胞（antigen presenting cell，APC）指能摄取、加工、处理抗原，并将抗原信息提呈给 T 淋巴细胞的一组免疫细胞。APC 分专职和非专职两种，专职 APC 在细胞膜上能高表达 MHC Ⅱ类分子，主要有单核－巨噬细胞、树突状细胞和 B 细胞等。

（一）单核－巨噬细胞

单核－巨噬细胞指血液中的单核细胞（monocyte，MC）和组织内的巨噬细胞（macrophage，Mφ）。其主要功能如下。

1. 吞噬杀伤作用 单核－巨噬细胞具有很强的吞噬杀伤能力，在机体执行重要的非特异性免疫防御功能；单核－巨噬细胞还能清除体内多种非己抗原和衰老的自身细胞。

2. 提呈抗原 单核－巨噬细胞是重要的抗原提呈细胞，可加工、处理、提呈抗原而启动免疫应答。

3. 抗肿瘤作用 单核－巨噬细胞本身抗肿瘤作用较弱，但在某些细胞因子（IFN－γ、TNF）作用下能有效杀伤肿瘤细胞，发挥免疫监视作用。

4. 调节免疫应答 单核－巨噬细胞还能分泌多种生物活性因子（IL－1、IL－12、TNF 等）发挥免疫调节作用及其他免疫效应。

（二）树突状细胞

树突状细胞（dendritic cell，DC）是功能最强的专职 APC。DC 最大的特点是能够显著刺激初始 T 细胞增殖，而巨噬细胞、B 细胞仅能刺激已活化的或记忆 T 细胞增殖，因此 DC 是机体免疫应答的始动者，在免疫应答的诱导中具有独特的作用。

（三）B 细胞

B 细胞可通过特异性 BCR 摄取低浓度抗原，能高效提呈抗原。

> **考点提示**
>
> APC 的概念与组成，单核－巨噬细胞的功能。

三、其他免疫细胞

中性粒细胞、嗜酸性粒细胞、嗜碱性粒细胞、肥大细胞、红细胞和血小板等均可作为免疫细胞，在免疫应答中发挥一定作用。

扫码"练一练"

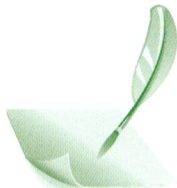

练习题

一、A₁型题

1. 下列哪项不是单核－巨噬细胞的作用

　A. 吞噬异物　　　　　　　B. 提呈抗原　　　　　　　C. 分泌免疫分子

D. 抗肿瘤   E. 调理作用

2. 下列哪项是外周免疫器官

    A. 胸腺   B. 脾   C. 骨髓

    D. 肝   E. 肾上腺

3. 哪一个是中枢免疫器官

    A. 扁桃体   B. 淋巴结   C. 胸腺

    D. 肠淋巴组织   E. 脾

4. 具有吞噬病原微生物、加工呈递抗原和分泌多种细胞因子功能的细胞是

    A. 中性粒细胞   B. T 细胞   C. B 细胞

    D. 巨噬细胞   E. NK 细胞

5. 人类 B 细胞分化成熟的场所是

    A. 胸腺   B. 骨髓   C. 脾

    D. 淋巴结   E. 法氏囊

6. 机体内最大的免疫器官是

    A. 胸腺   B. 骨髓   C. 淋巴结

    D. 脾   E. 肺

7. NK 细胞的细胞毒作用有时需下列何种抗体参与

    A. IgD   B. IgA   C. IgM

    D. IgE   E. IgG

8. 下列哪一组搭配是错误的

    A. T 细胞—绵羊红细胞受体   B. B 细胞—IgG Fc 受体

    C. B 细胞—C3 受体   D. T 细胞—mIg

    E. NK 细胞—IgG 的 Fc 受体

9. 下列哪项是 CTL 的作用

    A. 产生 IL-2   B. 发挥细胞毒作用   C. 产生抗体

    D. 引起 II 型超敏反应   E. 引起 I 型超敏反应

10. T 细胞成熟场所在

    A. 胸腺   B. 法氏囊或类囊器官   C. 淋巴结

    D. 脾   E. 骨髓

二、简答题

1. T 细胞按其功能可分哪些亚群？各亚群的功能是什么？

2. T 细胞有哪些重要的表面受体？

（周　灿）

免疫球蛋白

扫码"学一学"

要点导航

学习要点

1. 掌握：免疫球蛋白、抗体的概念，各类免疫球蛋白的特性及功能。
2. 熟悉：免疫球蛋白的分子结构、功能区、水解片段。
3. 了解：单克隆抗体和多克隆抗体的概念、特点及在医学上的应用。

技能要点

1. 能描述抗体与免疫球蛋白的关系，分析免疫球蛋白的基本结构。
2. 能识别各类免疫球蛋白在抗感染中的作用。

第一节 抗体与免疫球蛋白的概念

扫码"看一看"

一、抗体的概念

抗体（antibody，Ab）是 B 细胞识别抗原后增殖分化为浆细胞，再由浆细胞合成分泌的一类能与相应抗原特异结合的免疫球蛋白。抗体主要存在于血清等体液中，故将抗体参与的免疫称为体液免疫。

1937 年 Tiselius 将血清蛋白电泳后发现，具有抗体活性的球蛋白存在于电泳图谱的 γ 球蛋白区带上，因此曾将抗体称为 γ 球蛋白（丙种球蛋白）。实际上，具有抗体活性的球蛋白除 γ 球蛋白外，还有 α 球蛋白和 β 球蛋白，而 γ 球蛋白亦并非都具有抗体活性。

二、免疫球蛋白的概念

免疫球蛋白（immunoglobulin，Ig）指具有抗体活性或化学结构与抗体相似的球蛋白。因此，所有的抗体都是免疫球蛋白，而免疫球蛋白不一定都是抗体。除抗体外，免疫球蛋白还包括多发性骨髓瘤、巨球蛋白血症等患者血清中无抗体活性的免疫球蛋白。抗体是生物学和功能上的概念，免疫球蛋白是结构和化学本质上的名称。

考点提示

抗体与免疫球蛋白的关系。

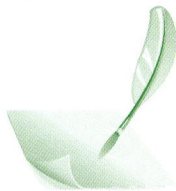

第二节 免疫球蛋白的结构

一、免疫球蛋白的基本结构

免疫球蛋白由 4 条多肽链组成,其中 2 条相同的长链称重链(heavy chain, H 链),2 条相同的短链称轻链(light chain, L 链),4 条多肽链通过二硫键连接,形成一个"Y"形结构,称为 Ig 单体(图 31-1),是构成免疫球蛋白分子的基本单位。

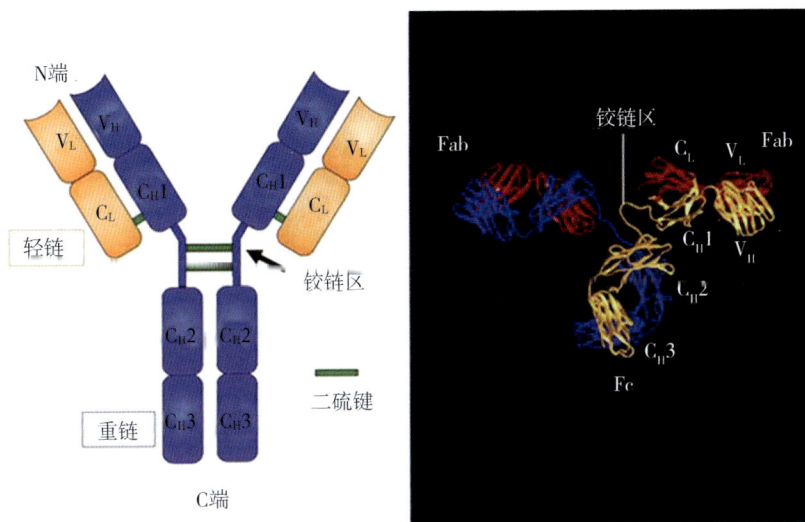

图 31-1 免疫球蛋白的基本结构示意图

(一) 重链与轻链

1. 重链 免疫球蛋白重链的分子量为 50~75kD,由 450~550 个氨基酸残基组成。根据重链恒定区的氨基酸组成、排列顺序及免疫原性的不同,将重链分为五类,分别用希腊字母 γ、α、μ、δ、ε 表示,与之相应的免疫球蛋白类别,分别为 IgG、IgA、IgM、IgD、IgE。同一类 Ig 根据铰链区氨基酸组成和重链二硫键数目和位置的差别,又可分为不同的亚类,如 IgG 可分为 IgG1~IgG4;IgA 可分为 IgA1 和 IgA2。IgM 、IgD 和 IgE 尚未发现亚类。

2. 轻链 免疫球蛋白轻链的分子量约为 25kD,由 214 个氨基酸残基组成。根据轻链的结构和免疫原性的不同,可将 Ig 分为两型,即 κ 型和 λ 型。因此,依据 Ig 的重链分类,轻链分型。天然的 Ig 分子重链同类,轻链同型。正常人血清免疫球蛋白中 κ 型与 λ 型的比例约为 2:1。

(二) 可变区与恒变区

1. 可变区 每条多肽链均有一个氨基端(N 端)和一个羧基端(C 端)。免疫球蛋白重链 N 端 1/4(γ、α、δ)或 1/5(μ、ε),轻链 N 端 1/2,其氨基酸的种类和排列顺序多变,称为可变区(variable region, V 区)。重链和轻链的 V 区分别称为 V_H 和 V_L。在可变区中,V_H 和 V_L 各有 3 个区域的氨基酸组成和排列顺序更加多变,故称这些区域为高变区(hypervariable region, HVR)。而高变区之外的区域,氨基酸的组成和排列顺序变化相对较小,称为骨架区(framework region, FR),V_H 和 V_L 各有 4 个骨架区(图 31-2)。

重链和轻链高变区形成的特定空间构型共同组成 Ig 的抗原结合部位，该部位的构型与抗原决定簇互补，是抗体与抗原结合的关键部位。因此，V 区尤其是高变区的氨基酸序列及空间构型决定了抗体的特异性，以致同一类别的 Ig 具有不同的特异性，能结合多种多样的抗原。

2. 恒定区 恒定区（constant region，C 区）包括 Ig 重链 C 端的 3/4（γ、α、δ）或 4/5（μ、ε），轻链 C 端的 1/2。重链与轻链的 C 区分别称为 C_H 和 C_L。IgG、IgA 和 IgD 重链 C 区有 C_H1、C_H2 和 C_H3 三个结构域，而 IgM 和 IgE 重链 C 区有 C_H1、C_H2、C_H3 和 C_H4 四个结构域。同一种属动物中，同一类别 Ig 分子其 C 区氨基酸组成和排列顺序比较恒定。C 区不能结合抗原，但具有其他的生物学功能（图 31 - 2）。

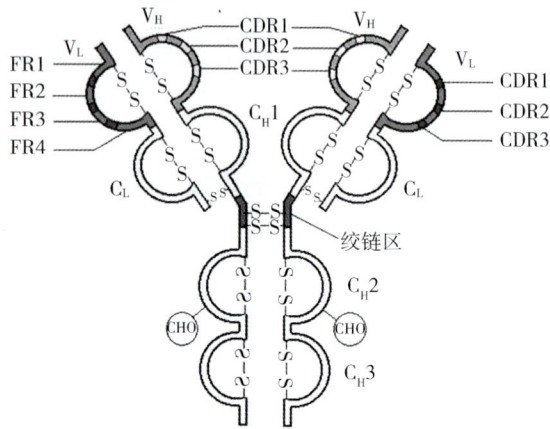

图 31 - 2　免疫球蛋白的分子结构

二、免疫球蛋白的其他结构

1. 铰链区 铰链区是位于免疫球蛋白 C_H1 与 C_H2 之间的区域。该区富含脯氨酸，坚韧而富有弹性，其伸展、弯曲、转动自如，有利于 Ig 抗原结合部位与不同距离的抗原表位更好地结合，也有利于补体结合位点的暴露。IgM 和 IgE 无铰链区。

2. 连接链与分泌片 连接链（joining chain，J 链）是连接两个或两个以上 Ig 单体的一条多肽链。如 IgM 和分泌型 IgA（SIgA）均由 J 链连接而成。

分泌片（secretory piece，SP）是由黏膜上皮细胞合成并分泌的一种含糖多肽链，以非共价键形式结合到由 J 链连接的 2 个 IgA 分子上，组成分泌型 IgA（SIgA），并分泌到黏膜表面的分泌液之中。能保护 SIgA 铰链区免受蛋白酶降解，有利于 SIgA 在黏膜局部发挥抗感染作用。

三、免疫球蛋白的功能区

Ig 分子的每条肽链可折叠成几个球形结构，其结构靠链内二硫键连接而稳定。每个球形结构大约由 110 个氨基酸组成，具有一定的生理功能，称为功能区（图 31 - 2）。各类 Ig 轻链有 V_L 和 C_L 两个功能区；IgG、IgA 和 IgD 重链有 V_H、C_H1、C_H2 和 C_H3 四个功能区；IgM 和 IgE 重链有五个功能区，多一个 C_H4 功能区。

Ig 各功能区的作用是：①V_H 和 V_L 是结合抗原的部位；②C_H1 和 C_L 上具有部分同种异

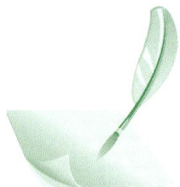

型遗传标志；③IgG 的 C_H2 和 IgM 的 C_H3 具有补体 C1q 结合位点，可启动补体活化的经典途径；④IgG 的 C_H3 可与单核－巨噬细胞、中性粒细胞、B 细胞和 NK 细胞表面的 IgG Fc 受体结合，IgE 的 C_H2 和 C_H3 可与肥大细胞和嗜碱性粒细胞的 IgE Fc 受体结合。

四、免疫球蛋白的水解片段

用蛋白酶将 Ig 分子水解成不同片段是研究 Ig 结构与功能的重要方法之一。以 IgG 酶解为例，水解有以下两个片段（图 31 – 3）。

1. 木瓜蛋白酶水解片段 木瓜蛋白酶水解 IgG 铰链区连接两条重链的二硫键近 N 端部位，裂解后得到 2 个相同的 Fab，即抗原结合片段（fragment antigen binding，Fab），每个 Fab 只有一个抗原结合部位，为单价，与抗原结合后不能发生凝集反应或沉淀反应；1 个 Fc，即可结晶片段（fragment crystallizable，Fc），因其在低温下可结晶而得名。该片段不能结合抗原，但具有激活补体、结合细胞等生物学活性。

2. 胃蛋白酶水解片段 胃蛋白酶水解 IgG 铰链区连接重链的二硫键近 C 端部位，

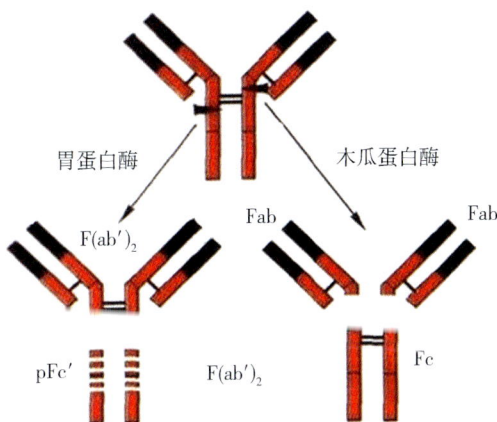

图 31 – 3 免疫球蛋白的水解片段

裂解后获得一个 F（ab'）$_2$，具有两个抗原结合部位，能与两个抗原决定簇结合，为双价，与抗原结合后可出现凝集反应或沉淀反应。其余部分被裂解为若干小分子碎片（pFc'），无生物学活性。

第三节　免疫球蛋白的功能

一、Ig V 区的功能

与相应抗原发生特异性结合是 Ig 分子的主要生物学作用，其特异性结合部位在 V 区，尤其是高变区（HVR）的空间构型决定着 Ig 的特异性。抗体在体内与相应抗原结合后所发挥的生物学效应，如中和外毒素、阻止病毒穿入宿主细胞或阻止细菌在细胞表面的吸附等。

二、Ig C 区的功能

1. 活化补体 IgM、IgG（IgG1～IgG3）抗体与抗原结合后，可通过经典途径活化补体；IgG4、IgA 分子的凝聚物也可经旁路途径活化补体，从而发挥多种生物学效应。

2. 结合细胞表面的 Fc 受体

（1）抗体调理作用 抗体调理作用指中性粒细胞、单核－巨噬细胞表面有 IgG Fc 受体，当 IgG 分子与细菌等颗粒性抗原结合后，可通过 Fc 与中性粒细胞或单核－巨噬细胞的相应受体结合，从而促进吞噬细胞对颗粒性抗原的吞噬作用（图 31 –4）。

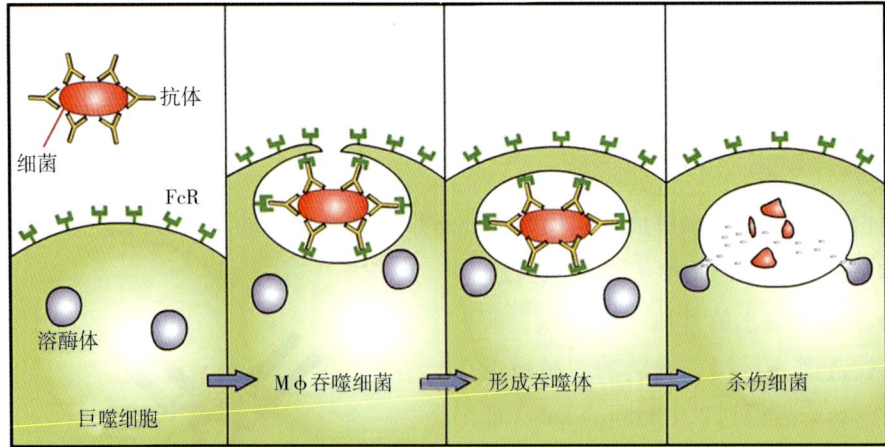

图 31-4　抗体的调理吞噬作用

（2）抗体依赖细胞介导的细胞毒作用　主要指 IgG 与相应靶细胞（如病毒感染的细胞和肿瘤细胞）结合后，通过其 Fc 与 NK 细胞等具有杀伤能力的细胞表面的 IgG Fc 受体结合，激活它们杀伤靶细胞（图 31-5）。抗原与相应抗体的结合是具有特异性的，但杀伤细胞的作用是非特异性的。

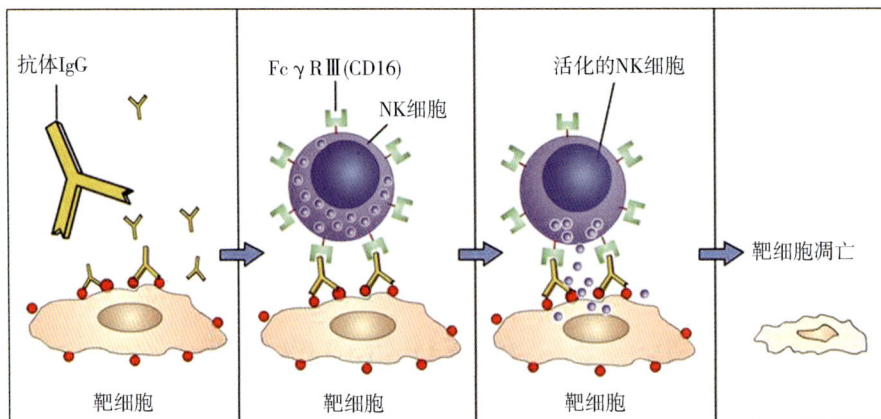

图 31-5　抗体依赖细胞介导的细胞毒作用

（3）介导 I 型超敏反应　IgE 的 Fc 与肥大细胞或嗜碱性粒细胞表面的 IgE Fc 受体结合，引起 I 型超敏反应（详见第三十六单元）。

3. 穿过胎盘和黏膜　在人类，IgG 是唯一能通过胎盘的 Ig，母体内的 IgG 通过与胎盘滋养层细胞表面的相应受体结合而转移到滋养层细胞内，并主动进入胎儿血液循环中，这对新生儿抗感染具有重要意义。此外，在黏膜固有层浆细胞产生的 IgA 通过黏膜上皮细胞时形成分泌型 IgA，并转运至黏膜表面的分泌液之中，是呼吸道、消化道等黏膜局部免疫的主要因素。

此外，免疫球蛋白还具有调节免疫应答的作用。

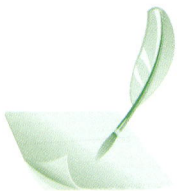

第四节　五类免疫球蛋白的特性与功能

一、IgG

IgG 于出生后 3 个月开始合成，3~5 岁接近成人水平，占血清 Ig 总量的 75%~80%，是血清 Ig 的主要成分（图 31-6）。IgG 在体内的半衰期较长，为 20~23 天。故临床使用丙种球蛋白制剂，一般能维持 2~3 周。

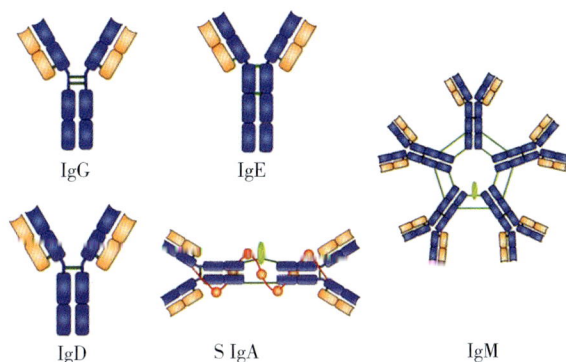

图 31-6　五类免疫球蛋白示意图

IgG 是再次免疫应答的主要抗体，其亲和力高，分布广泛，是体液中抗感染的重要抗体。IgG1、IgG2 和 IgG3 能激活补体的经典途径，还能发挥调理作用和 ADCC 作用。IgG1、IgG3、IgG4 能穿过胎盘，在新生儿抗感染中发挥重要作用。人 IgG 的 Fc 段能与葡萄球菌 A 蛋白（SPA）结合，参与协同凝集反应，用于诊断疾病，亦可纯化抗体。

此外，某些自身抗体如抗核抗体、抗甲状腺球蛋白抗体亦为 IgG，IgG 还参与 II 型、III 型超敏反应。

二、IgM

IgM 为五聚体，分子量最大，又称巨球蛋白。IgM 是个体发育过程中最早合成和分泌的抗体，在胚胎发育晚期即能产生，若脐血中出现特异性 IgM 增高，提示胎儿在子宫内有相应病原生物的感染；出生后，在抗原诱导机体产生体液免疫应答中，IgM 也是最先产生的抗体。由于 IgM 产生早，半衰期短平均 5 天，在感染过程中血清 IgM 水平升高，说明有近期感染，以此作为早期诊断的依据。

IgM 主要存在于血液中，是血管内抗感染的主要抗体，在早期免疫防御中具有重要作用；凝集作用及活化补体经典途径的作用均较 IgG 强；亦参与 II 型、III 型超敏反应。

此外，天然血型抗体为 IgM，B 细胞膜表面的 IgM（mIgM）是 B 细胞受体（BCR）的主要成分。只表达 mIgM 是未成熟 B 细胞的标志。

三、IgA

IgA 有两种存在形式，即血清型 IgA 和分泌型 IgA（SIgA）。血清型 IgA 主要为单体，在血清中含量较少，其免疫作用较弱。分泌型 IgA 为双体，由两个 IgA 单体、一条 J 链和一个分泌片组成。

SIgA 主要存在于呼吸道、消化道、泌尿生殖道等外分泌液之中，是黏膜局部抗感染的重要防御机制。SIgA 在黏膜表面还具有中和毒素的作用。初乳中亦存在 SIgA，婴儿可以从母亲初乳中获得，故母乳喂养法可为婴儿提供胃肠道保护性免疫。

四、IgD

正常人血清 IgD 浓度很低，其功能不清。B 细胞膜表面的 IgD（mIgD）可作为 B 细胞分化发育成熟的重要标志，未成熟 B 细胞仅表达 mIgM，成熟 B 细胞可同时表达 mIgM 和 mIgD（BCR），活化的 B 细胞或记忆 B 细胞 mIgD 逐渐消失。

五、IgE

IgE 是正常人血清中含量最少的一类 Ig，血清浓度极低。IgE 为亲细胞抗体，其 Fc 段易与肥大细胞、嗜碱性粒细胞表面的高亲和力受体（IgE Fc 受体）结合，引起 I 型超敏反应。此外，IgE 还参与抗寄生虫免疫。

> **考点提示**
>
> 各类免疫球蛋白的特性及功能。

第五节　人工制备抗体

一、多克隆抗体

大多数天然抗原表面具有多种抗原决定簇（表位），每一种表位均可刺激机体内一个相应的 B 细胞克隆产生一种特异性抗体。传统方法制备抗体是用天然抗原（含多种抗原决定簇）免疫动物，刺激多种具有相应抗原识别受体的 B 细胞克隆发生免疫应答，从而产生多种针对不同抗原表位的抗体，这样获得的动物免疫血清实际上是含有多种抗体的混合物，称为多克隆抗体。该抗体特异性不高，易出现交叉反应，其应用受限。

二、单克隆抗体

单克隆抗体（monoclonal antibody，McAb）指由识别一种抗原表位的一个 B 细胞克隆增殖分化产生的抗体。制备单克隆抗体采用杂交瘤技术，即把经抗原免疫后的小鼠脾细胞（B 细胞）与小鼠骨髓瘤细胞融合成杂交瘤细胞，再选育出单个杂交瘤细胞增殖形成克隆。杂交瘤细胞既具有 B 细胞合成、分泌特异性抗体的能力，又具有骨髓瘤细胞无限增殖的特性。其产生的单克隆抗体具有高度特异性、高度均一性、高效价、高产量等特点，现已广泛应用于生命科学的各个领域。例如，单克隆抗体作为诊断试剂用于免疫学诊断，克服了多克隆抗体易产生交叉反应的缺点，大大提高了感染性疾病诊断的准确性；单克隆抗体还可与放射性核素、毒素、化学药物偶联，制备"生物导弹"用于肿瘤的检测或治疗。

三、基因工程抗体

为了减少动物源性单克隆抗体对人导致的超敏反应，目前利用基因工程技术制备的人 - 鼠嵌合抗体、重构抗体、单链抗体等，为第三代抗体。

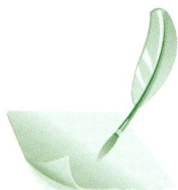

练习题

A₁ 型题

1. 在血清中含量最高的 Ig 是

    A. IgA   B. IgD   C. IgE

    D. IgG   E. IgM

2. 免疫应答中出现最早的 Ig 是

    A. IgA   B. IgD   C. IgE

    D. IgG   E. IgM

3. 胎儿宫内感染，脐带血中水平升高的 Ig 是

    A. IgA   B. IgD   C. IgE

    D. IgG   E. IgM

4. IgG 的补体结合位点位于

    A. C_L B. 铰链区   C. C_H1

    D. C_H2 E. C_H3

5. 免疫球蛋白 V 区的功能有

    A. 结合抗原   B. 调理作用   C. ADCC

    D. 穿过胎盘与黏膜   E. 激活补体

6. 新生儿能从母体获得的 Ig 是

    A. IgA   B. IgD   C. IgE

    D. IgG 与 SIgA   E. IgM

7. 人类天然血型抗体属

    A. IgA   B. IgD   C. IgE

    D. IgG   E. IgM

（周　灿）

第三十二单元

补体系统

扫码"学一学"

第一节　概　述

补体（complement，C）因其能补充协助抗体发挥溶细胞作用而得名。补体是存在于人和脊椎动物血清和组织液中的一组经活化后具有酶活性的蛋白质，补体包含三十余种组分，故称为补体系统。补体广泛参与机体抗病原生物的防御反应及免疫调节，也可介导免疫病理损伤性反应。

一、补体系统的组成及命名

（一）补体系统的组成

1. 补体的固有成分　是指存在于血清和体液中的、构成补体基本组成成分的物质。包括：①参与经典激活活化途径的 C1、C4、C2；②参与甘露聚糖结合凝集素（mannan-binding lectin，MBL）激活途径的 MBL、丝氨酸蛋白酶；③参与旁路激活途径的 B 因子、D 因子、P 因子；④补体活化的共同成分 C3、C5、C6、C7、C8、C9。

2. 补体调节蛋白　指存在于血浆中和细胞膜表面的能调节补体激活途径的关键酶，是控制补体活化强度和范围的蛋白质。包括 C1 抑制物、C4 结合蛋白、C8 结合蛋白、I 因子、H 因子、S 蛋白等。

3. 补体受体　指存在于不同细胞表面、能与补体活性片段相结合而发挥生物学效应的受体分子。包括 CR1、CR2、CR3、H 因子受体等。

（二）补体的命名

补体按其发现的先后顺序分别命名为 C1、C2……C9；其他补体成分以英文大写字母表示，如 B 因子等；补体活化后的裂解片段，以该成分的符号后面附加小写英文字

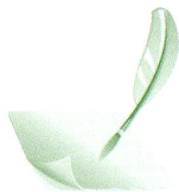

母表示，如 C3a、C3b 等；具有酶活性的成分或复合物，在其符号上划一横线表示，如，$\overline{3bBb}$；灭活的补体片段，在其符号前加英文字母 i 表示，如 iC3b。补体调节蛋白多以功能命名，如 C1 抑制物等。

二、补体的理化特性及生成

补体约占血清球蛋白总量的 10%，多数成分为 β 球蛋白，少数为 γ 或 α 球蛋白。补体含量最多的成分是 C3。补体的性质很不稳定，尤其对热敏感，56℃ 30 分钟能使多数补体成分失活，即补体灭活。其他能使蛋白质变性的理化因素，均可破坏补体活性。欲保持补体活性，则应在低温 − 20℃ 以下保存。在临床上检测补体含量，应采集新鲜的血清。

体内多种组织细胞均能合成补体蛋白，其中肝细胞和巨噬细胞是产生补体的主要细胞，90% 的血浆补体来自于肝。

第二节　补体的激活

在生理情况下，血清中大多数补体成分均以无活性的酶前体形式存在，只有在某些活化物的作用下，或在特定的固相表面上，通过级联酶促反应补体各成分才能依次被激活，产生生物学活性效应。补体的活化途径包括经典激活途径、MBL 激活途径和旁路激活途径。三条活化途径均具有共同的末路终端。

一、经典激活途径

经典激活途径又称传统途径，其主要激活物是 IgM 或 IgG（IgG1、IgG2、IgG3）类抗体与抗原结合形成的抗原抗体复合物。整个激活过程可分为识别、活化和攻膜三个阶段（图 32 − 1）。

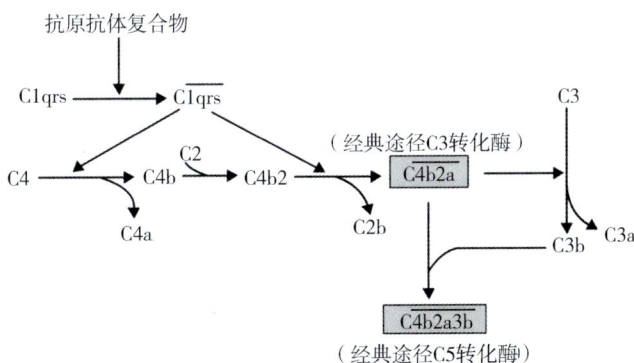

图 32 − 1　补体活化的经典途径

1. 识别阶段　即 C1 酯酶的形成。C1 是由 C1q、C1r 和 C1s 分子组成的多聚体复合物，当抗原与相应抗体结合后，抗体发生构象改变，其 Fc 段的补体结合部位暴露，被 C1q 识别，并与之结合。C1q 进而变构，相继激活 C1r、C1s，活化的 C1s 即为 C1 酯酶，这一过程需 Ca^{2+} 参与。

C1 活化需要一定条件，每一个 C1q 分子必须同时与两个以上 Ig 的 Fc 段结合形成桥联，C1q 发生构象改变，才能导致 C1r 和 C1s 的相继活化。由于 IgM 分子为五聚体，含 5 个 Fc 段，故单个 IgM 分子即可结合 C1q。而 IgG 是单体，需要两个或两个以上 IgG 分子凝聚后，才能与 C1q 结合。因此，IgM 激活补体的能力比 IgG 强。

2. 活化阶段 即 C3 转化酶（C$\overline{\text{4a2a}}$）和 C5 转化酶（C$\overline{\text{4b2a3b}}$）的形成。有酶活性的 C1s 在 Mg^{2+} 存在的条件下依次分别酶解 C4、C2 为 a 片段和 b 片段。C4a 和 C2b 释放入液相，C4b 和 C2a 结合在已与抗体结合的靶细胞膜上，形成 C$\overline{\text{4b2a}}$，即经典途径 C3 转化酶。C$\overline{\text{4b2a}}$ 裂解 C3 为 C3a 和 C3b，C3a 释放入液相，C3b 与 C$\overline{\text{4b2a}}$ 中的 C4b 结合，形成 C$\overline{\text{4b2a3b}}$，即经典途径 C5 转化酶。这一过程中产生的 C4a、C2b、C3a 释放到液相中发挥各自的生物学效应。C5 转化酶能裂解 C5，进入终末途径。

二、MBL 激活途径

MBL 激活途径又称为凝集素途径，其激活物是含 N - 氨基半乳或甘露糖基的病原微生物。在病原微生物感染的早期，体内巨噬细胞可产生 TNF - α、IL - 1 和 IL - 6，从而导致机体发生急性期炎症反应，并诱导肝细胞合成与分泌急性期蛋白，其中参与补体活化的有甘露聚糖结合凝集素（MBL）和 C 反应蛋白。

MBL 是一种钙依赖性糖结合蛋白，正常血清中 MBL 水平极低，急性炎症反应时，其水平明显升高。MBL 首先与细菌的甘露糖残基结合，然后与丝氨酸蛋白酶结合，形成 MBL 相关的丝氨酸蛋白酶（MBL associated serine protease，MASP），MASP 具有与 C1s 相同的酶活性，可裂解 C4 和 C2 分子，继而形成 C3 转化酶，其后的反应过程与经典途径相同。凝集素途径的补体活化属于非特异性的自然免疫反应。

此外，C 反应蛋白也可与 C1q 结合并使之激活，然后与经典途径相同依次激活补体的其他成分（图 32 - 2）。

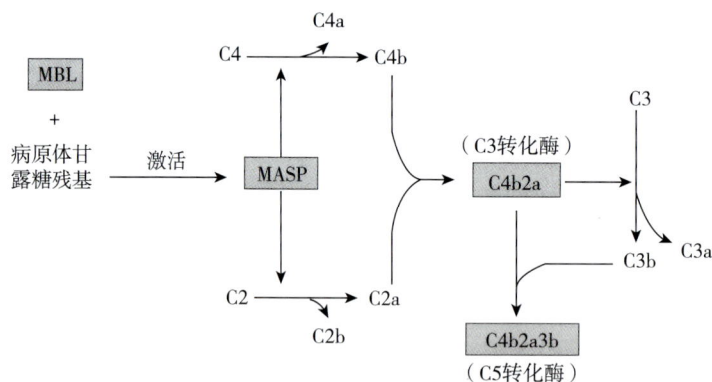

图 32 - 2 补体活化的凝集素途径

三、旁路激活途径

旁路激活途径又称替代途径。该途径激活的特点是，不依赖于抗体，没有补体成分 C1、C2、C4 参加，由微生物或外源性异物直接激活 C3。

旁路激活途径的主要激活物是细菌脂多糖、酵母多糖、凝聚的 IgA 和 IgG4 等，这些成分实际上是提供了使补体激活的级联反应得以进行的接触表面。因该途径的激活可不依赖

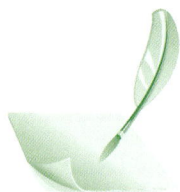

于特异性抗体的形成，从而在感染早期为机体提供了有效的防御机制。

C3 是启动旁路激活途径的关键分子。在上述两条途径中产生或自发产生的 C3b 可与 B 因子结合，血清中 D 因子继而将结合状态的 B 因子裂解成 Ba 和 Bb。Ba 释放入液相，Bb 仍附着于 C3b，所形成的 C$\overline{3bBb}$ 复合物即是旁路途径的 C3 转化酶。C$\overline{3bBb}$ 极不稳定，可被迅速降解。但血清中的备解素（P 因子）能稳定 C$\overline{3bBb}$ 的活性，使 C3 水解生成 C3a 和 C3b，C3b 沉积在颗粒表面并与 C$\overline{3bBb}$ 结合形成 C$\overline{3bBb3b}$，此复合物即为旁路途径的 C5 转化酶，能裂解 C5，引起与前两条途径相同的末端效应。

旁路激活途径是补体系统重要的放大机制。稳定的 C$\overline{3bBb}$ 能使 C3 裂解，产生出更多的 C3b 再参与旁路激活途径，形成更多的 C3 转化酶。从而形成正反馈放大效应。

机体在发挥抗感染作用的过程中，最先发挥作用的依次是不依赖抗体的旁路途径和 MBL 途径，之后才是依赖抗体的经典途径（图 32 - 3）。

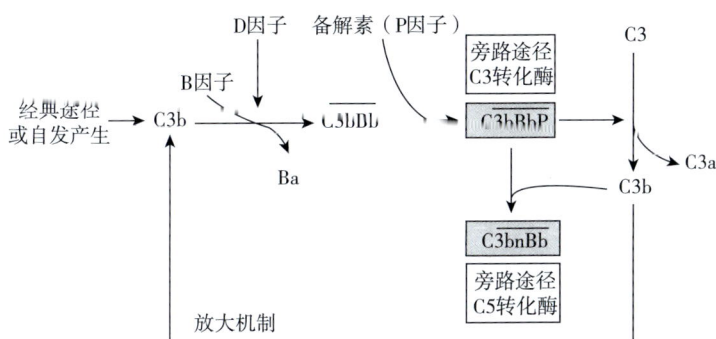

图 32 - 3　补体活化的旁路途径

四、补体激活的共同末路终端

补体三条激活途径的共同末路终端相同，均是形成膜攻击复合物（membrane attack complex，MAC）。三条补体活化途径形成的 C5 转化酶均可裂解 C5，形成 C5a 和 C5b。前者释入液相，后者仍结合在细胞表面，依次与 C6、C7、C8 结合成 C5b678 复合物，该复合物可牢固地附着于细胞表面，与 12 ~ 15 个 C9 分子结合，组成膜攻击复合物 C5b6789n。膜攻击复合物插入靶细胞膜，形成一个内径为 11nm 的小孔，以致小的可溶性分子、离子以及水分子可以自由通过细胞膜，蛋白质类大分子却难以从细胞质中逸出，胞内渗透压降低，最终靶细胞膨胀溶解。此外，MAC 插入胞膜，可使致死量钙离子向胞内弥散，导致细胞死亡。

补体的三条激活途径出现的先后顺序依次是旁路途径、MBL 途径和经典途径。三条途径虽然起点各异，但具有共同的末路终端。旁路途径无须抗体存在即可激活补体，存在正反馈放大作用，在感染早期或初次感染即可发挥作用；凝集素途径对经典途径和旁路途径具有交叉促进作用，无须抗体参与，在感染早期对未免疫个体可发挥效应；经典途径的启动有赖于特异性抗体的形成，故在感染后期才能发挥作用，还可参与再次应答（图 32 - 4）。

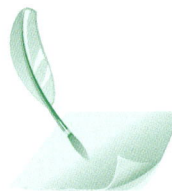

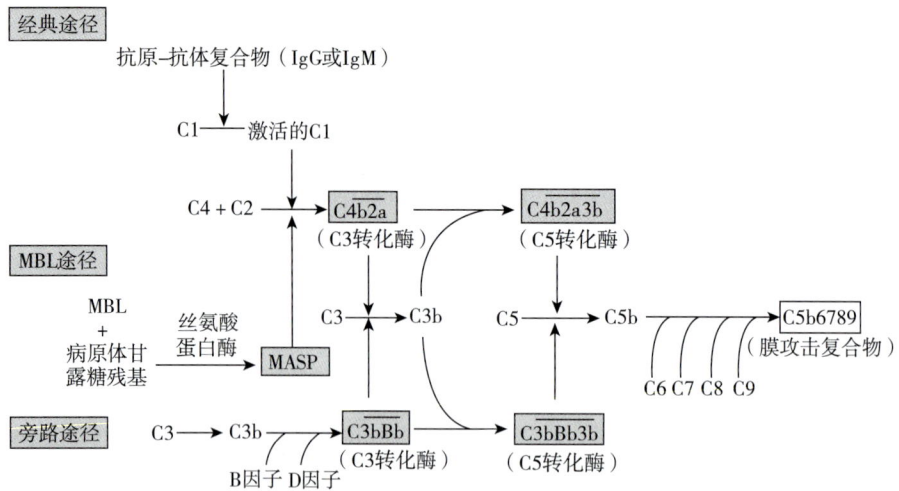

图 32 - 4　补体激活三条途径的比较

第三节　补体活化的调控

补体的激活是一种高度有序的、快速放大的级联反应，所产生的生物学效应对机体具有双重性。正常情况下，补体的活化及其末端效应均处于严密的调控之下。这样既能保证补体系统的正常激活，对机体起到保护作用，又能防止补体成分过度消耗和对自身组织细胞造成损伤，从而维持机体的自身稳定。

一、补体的自身调控

三条补体活化途径中形成的 C3 转化酶均可裂解 C3，产生 C3b。C3b 与 B 因子结合为 C3bB，在 D 因子作用下形成的 C3bBb 为 C3 转化酶，可进一步裂解 C3 产生更多的 C3b，具有很强的生物放大效应。然而，不同途径形成的 C3 转化酶（C4b2a 和 C3bBb）均极易衰变，从而限制了 C3 裂解以及其后的酶促反应。此外，未与固相结合的 C4b、C3b、C5b 以及 C5 转化酶均易衰变失活，以阻断补体级联反应。

二、补体调节因子的作用

1. 体液调节因子　C1 抑制物可使 C1 失去裂解 C4 和 C2 的能力，使 C3 转化酶不能形成；C4 结合蛋白能抑制 C4b 与 C2a 结合，影响 C3 转化酶 C4b2a 的组装；I 因子能降解 C3b、C4b；H 因子能促进 I 因子裂解 C3b；P 因子与 C3bBb 结合，可使 C3bBb 半衰期延长 10 倍；S 蛋白能干扰 C5b67 与细胞膜结合，抑制 MAC 形成，阻碍补体对细胞的破坏作用。

2. 细胞膜上的调节因子　C8 结合蛋白与 C8 结合后，能干扰 C8 与 C9 结合；膜反应性溶解抑制物能阻碍 C7、C8 与 C5b6 复合物结合，从而抑制 MAC 形成。因这两种调节因子存在于正常细胞膜表面，故可保护宿主正常细胞免遭补体的溶细胞作用。

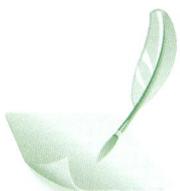

第四节　补体的生物学作用

补体激活后具有多种生物学作用，主要包括补体在细胞表面形成 MAC 导致的细胞毒效应以及不同补体水解片段发挥的各种生物学效应。其主要生物学作用如下。

一、补体介导的细胞毒作用

补体系统被激活后，可在靶细胞表面形成 MAC，从而导致靶细胞溶解，这是机体抵抗病原生物感染的重要防御机制。如革兰阴性菌在无抗体存在的情况下，可激活补体旁路途径而被溶解。补体的溶细胞效应不仅可以抗菌，也可以抗其他致病微生物及寄生虫感染。但是，在病理情况下若体内产生了针对自身组织细胞的抗体，激活补体后则可导致自身细胞的溶解。

扫码"看一看"

二、补体活性片段介导的生物学效应

补体激活过程产生的多种活性片段可通过与表达在不同细胞表面的相应补体受体结合而发挥作用。

1. 调理作用　补体激活过程中产生的 C3b、C4b 和 iC3b 与细菌、病毒及其他颗粒物质结合，可促进吞噬细胞的吞噬作用，被称为补体的调理作用。如 C3b 一端与细菌等靶细胞（或免疫复合物）结合，另一端与表面具有 C3b 受体的吞噬细胞（中性粒细胞、巨噬细胞等）结合，C3b 在细菌与吞噬细胞之间起桥梁作用，促进吞噬细胞吞噬、杀伤细菌，这是机体抗感染的主要防御机制之一。

2. 免疫黏附与清除免疫复合物　免疫复合物激活补体之后，可通过 C3b 黏附于表面有 C3b 受体的红细胞、血小板或某些淋巴细胞上，形成较大的聚合物，有助于吞噬细胞吞噬清除免疫复合物，即为免疫黏附。这些聚合物主要通过血流运送到肝而被清除。由于具有 C3b 受体的红细胞数量巨大，因此红细胞是清除免疫复合物的主要参与者。中等分子量的可溶性免疫复合物因不易被及时清除，若沉积于血管壁，通过激活补体可造成周围组织损伤。因此，免疫黏附作用在机体清除中等大小可溶性免疫复合物时具有重要意义。

3. 炎症介质作用　①C3a、C4a、C5a 具有过敏毒素作用。它们作为过敏毒素与肥大细胞、嗜碱性粒细胞等表面的相应受体结合，激发细胞脱颗粒，释放组胺等血管活性介质，从而增强血管通透性并刺激内脏平滑肌收缩。C3a、C4a 也可直接与平滑肌表面的受体结合而刺激其收缩。②C5a 还是一种有效的吞噬细胞趋化因子，能吸引具有 C5a 受体的吞噬细胞游走到炎症部位，吞噬清除病原生物。这些由补体介导的急性炎症反应既可针对抗原，对机体有利；也可造成自身组织损害。

此外，补体还参与特异性免疫应答的调节，发挥广泛的生物学作用。

扫码"练一练"

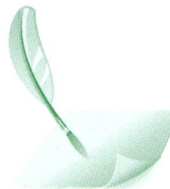

练习题

A₁ 型题

1. 补体主要来源于
　　A. 肝细胞　　　　　　　B. 上皮细胞　　　　　　　C. 肾小球

D. 淋巴细胞   E. 巨噬细胞

2. 血清中含量最高的补体成分是

A. C1   B. C2   C. C3

D. C4   E. C5

3. 经典激活途径首先激活的补体成分是

A. D 因子   B. C1   C. I 因子

D. P 因子   E. H 因子

4. 在三条途径中都参与的补体成分为

A. C3   B. C2   C. C4

D. B 因子   E. C5

5. 不能经经典激活途径活化补体的 Ig 是

A. IgG1   B. IgG2   C. IgG3

D. IgM   E. IgA

6. 吞噬细胞的趋化因子是

A. C3a   B. C5a   C. C3b

D. C4a   E. C2b

7. 具有调理作用的补体成分是

A. C3a   B. C5a   C. C3b

D. C4a   E. C5b

8. 具有免疫黏附作用的补体片段为

A. C3a   B. C5a   C. C3b

D. C4a   E. C4b

（周　灿）

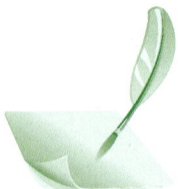

第三十三单元

细胞因子

扫码"学一学"

细胞因子是由机体多种细胞分泌的小分子蛋白质，通过结合细胞表面的受体发挥多种生物学效应。主要由活化的免疫细胞（单核－巨噬细胞、T细胞、B细胞、NK细胞等）或间质细胞（血管内皮细胞、成纤维细胞、表皮细胞等）所合成、分泌，是具有调节细胞生长、分化成熟、免疫应答，参与炎症反应，促进创伤愈合或参与肿瘤消长等功能的多肽类活性分子。临床上已应用某些重组细胞因子治疗肿瘤、自身免疫病和免疫缺陷病等。

第一节　细胞因子的共同特性

一、理化性质及产生特点

（一）理化性质

大多数细胞因子是低分子量（8～80kD）的分泌型多肽或糖蛋白，多数以单体存在，少数为二聚体或三聚体。

（二）产生特点

1. 多源性　单一刺激（如抗原、病毒感染等）可使同一种细胞分泌多种细胞因子，而一种细胞因子又可由多种细胞产生，即多源性。

2. 短暂和自限性　细胞因子一般无前体状态的储存。当细胞因子产生细胞受到刺激后，启动细胞因子基因转录，该过程通常十分短暂，且细胞因子的mRNA极易降解，一旦刺激结束，细胞因子随即停止表达，即自限性。

二、作用方式及特点

（一）作用方式

多数细胞因子以自分泌、旁分泌形式发挥效应，即主要作用于产生细胞本身和（或）邻近细胞，多在局部发挥效应。但在一定条件下，某些细胞因子（如IL－1、IL－6、TNF－α）

扫码"看一看"

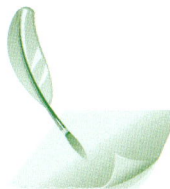

也可以内分泌形式作用于远端靶细胞，介导全身性反应。

（二）作用特点

细胞因子主要通过结合细胞表面高亲和力受体发挥生物学效应。其作用特点包括：①高效性：由于细胞因子与其受体间有很高的亲和力，为抗原抗体亲和力的 100～1000 倍，因此，极微量细胞因子（10^{-15}～10^{-1} mol/L）即能产生明显的生物学效应，

> **考点提示**
>
> 细胞因子的概念及作用特点。

即高效性；②重叠性：不同细胞因子可作用于同一种靶细胞，产生相同或相似的功能，即重叠性；③多效性：一种细胞因子可作用于多种靶细胞，产生不同的功能，即多效性；④拮抗性：一种细胞因子对另一种细胞因子的功能可能有抑制作用，称为拮抗性；⑤协同性：一种细胞因子也可强化另一种细胞因子的生物学功能，称为协同性；⑥双向性：适量细胞因子具有生理性调节作用，过量细胞因子可能损伤机体。

第二节　细胞因子的分类

一、白细胞介素

白细胞介素（interleukin，IL）是一类主要由淋巴细胞、单核－巨噬细胞产生的具有重要免疫调节作用的细胞因子。目前发现三十余种白细胞介素，分别被命名为 IL－1～IL－29 等（表 33－1）。白细胞介素的主要功能包括：促进细胞免疫，主要有 IL－1、IL－2、IL－12、IL－15 等；促进体液免疫，主要有 IL－2、IL－4、IL－5、IL－6、IL－10、IL－13；刺激骨髓多能造血干细胞和各种不同分化阶段前体血细胞生长，主要有 IL－3、IL－7、IL－11；参与炎症反应，主要有 IL－1、IL－6、IL－8、IL－16。各种常见的白细胞介素的来源和性质见表 33－1。

表 33－1　白细胞介素的生物学特性比较

名称	产生细胞	靶细胞	主要生物学作用
IL－1	单核－巨噬细胞等	T、B 细胞活化；介导炎症和引起发热	
IL－2	Th1 细胞	T、B、NK 细胞	T、B 细胞增殖、分化；NK 细胞活化
IL－3	T 细胞	骨髓多能造血干细胞	刺激造血干细胞增殖、分化
IL－4	Th2 和肥大细胞	B、T 细胞和肥大细胞	活化 B 细胞并促进其增殖
IL－5	Th2 和肥大细胞	B、嗜酸性粒细胞	嗜酸性粒细胞增殖、分化；B 细胞产生 IgA
IL－6	单核－巨噬细胞、血管内皮细胞	B、T 细胞	T、B 细胞增殖、分化和成熟；介导炎症反应
IL－7	骨髓、胸腺基质细胞	B、T 前体细胞	促进 B、T 细胞发育；促进 CTL 功能
IL－8	单核－巨噬细胞、血管内皮细胞		趋化作用、活化白细胞
IL－9	T 细胞	T 细胞、肥大细胞	刺激 Th2、肥大细胞
IL－10	Th2、B 细胞、单核－巨噬细胞	Th1 细胞	抑制 Th1 和 NK 细胞活化和产生细胞因子；促进 B 细胞增殖和产生抗体
IL－11	骨髓基质细胞	骨髓干细胞	促进造血干细胞增殖分化
IL－12	B 细胞、单核－巨噬细胞	T/NK 细胞	促进 T、NK 细胞功能；诱导 T 细胞向 Th1 分化
IL－13	Th2 细胞	单核、B 细胞	功能类似 IL－4

续表

名称	产生细胞	靶细胞	主要生物学作用
IL-14	T、B细胞	活化的B细胞	促进活化B细胞增殖分化
IL-15	单核-巨噬细胞	T、NK细胞	功能类似IL-2
IL-16	CD8$^+$T细胞	CD4$^+$T细胞	趋化CD4$^+$T、单核和嗜酸性粒细胞
IL-17	CD4$^+$T细胞	成纤维细胞	诱导上皮、成纤维细胞产生细胞因子
IL-18	单核-巨噬细胞		促进T、NK细胞活化和产生IFN-γ

二、干扰素

干扰素（interferon，IFN）是一类由病毒或其他IFN诱生剂诱导人或动物细胞产生的糖蛋白，是能在机体细胞内增殖与复制的细胞因子。根据其来源与结构的不同，分为α、β和γ三种（表33-2）。IFN-α和IFN-β受体相同，属于Ⅰ型干扰素，抗病毒能力强。IFN-γ属于Ⅱ型干扰素，主要发挥免疫调节功能。

表33-2　干扰素的分类和特性

类别	主要来源	主要功能
IFN-α	白细胞	抑制病毒增殖；促进MHC Ⅰ类分子表达
IFN-β	成纤维细胞	抑制病毒增殖；促进MHC Ⅰ类分子表达
IFN-γ	NK、T细胞	激活巨噬细胞、NK细胞；抑制Th2，促进MHC Ⅰ/Ⅱ分子表达；抗肿瘤和抗感染作用

三、肿瘤坏死因子

肿瘤坏死因子（tumor necrosis factor，TNF）是能使肿瘤组织出血、坏死的一类细胞因子，目前至少有19种，可分为TNF-α和淋巴毒素，后者也称为TNF-β。它们具有非常相似的生物学功能，如调节适应性免疫、杀伤靶细胞和诱导细胞凋亡等。

四、集落刺激因子

集落刺激因子（colony stimulating factor，CSF）是指能够在体内外选择性刺激骨髓多能造血干细胞增殖、分化并形成相应细胞集落的细胞因子。包括粒细胞集落刺激因子（G-CSF）、巨噬细胞集落刺激因子（M-CSF）、粒细胞-巨噬细胞集落刺激因子（GM-CSF）。此外，干细胞因子（stem cell factor，SCF）、红细胞生成素（erythropoietin，EPO）和促血小板生成素（thrombopoietin，TPO）也归属于集落刺激因子一类。

五、生长因子

生长因子（growth factor，GF）是一类可刺激细胞生长和分化的细胞因子。包括转化生长因子β（TGF-β）、神经生长因子（NGF）、成纤维细胞生长因子（FGF）、血管内皮生长因子（VEGF）、表皮生长因子（EGF）、血小板源生长因子（PDGF）等。

六、趋化因子

趋化因子又称趋化性细胞因子，主要招募血液中的单核细胞、中性粒细胞、淋巴细胞等进入炎症部位。已发现五十余种，根据半胱氨酸的排列分为4个亚家族，即CC、CXC、C、CX3C（C代表半胱氨酸，X代表其他任意一种氨基酸）。

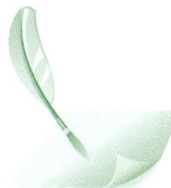

第三节　细胞因子的生物学功能

一、免疫调节作用

免疫细胞间存在错综复杂的调节关系，细胞因子是传递这种调节信号必不可少的信息分子，对固有免疫应答和适应性免疫应答都具有重要的双向调节作用。

参与固有免疫应答的细胞主要有树突状细胞（DC）、单核－巨噬细胞、中性粒细胞、NK 细胞等，IL－1 和 TNF－α 可诱导未成熟树突状细胞（iDC）成熟分化；趋化因子一方面可调节 DC 迁移和归巢，另一方面可趋化单核细胞到达炎症局部发挥作用；IL－15 是早期促进 NK 细胞分化的关键因子；IFN－γ 可上调 DC MHC Ⅰ类和Ⅱ类分子的表达；而 IL－10 和 IL－13 可以抑制巨噬细胞的功能，发挥负调控作用。

在适应性免疫应答中，IL－4、IL－5、IL－6、IL－13 等可促进 B 细胞活化、增殖分化为抗体产生细胞，多种细胞因子可调控 B 细胞产生 Ig 类别的转换。IL－2、IL－7、IL－18等能活化 T 细胞并促进其增殖；IL－12 和 IFN－γ 可诱导 Th0 细胞向 Th1 细胞分化，而 IL－4 促进其向 Th2 细胞分化；IL－6、IL－2 和 IFN－γ 能明显促进 CTL 的分化并增强其杀伤能力。

二、刺激造血功能

从造血干细胞到成熟的血细胞的分化发育过程中，每一阶段都需要细胞因子参与，其中起主要作用的是各类集落刺激因子。它们通过促进造血功能，参与调节机体的生理或病理过程。

三、促进凋亡，直接杀伤靶细胞

活化的 T 细胞表达的 Fas 配体（FasL）可结合靶细胞上的 Fas，诱导其凋亡；而肿瘤坏死因子超家族（TNFSF）中的 TNF－α 和 LT－α 可直接杀伤病毒感染的细胞和肿瘤细胞。

四、参与炎症反应

IL－1、IL－8、INF－γ 及 TNF－α 等细胞因子能够促进单核－巨噬细胞和中性粒细胞等炎性细胞聚集，并可激活这些炎性细胞和血管内皮细胞，使

> **考点提示**
>
> 细胞因子的生物学功能。

之表达黏附分子和释放炎症介质，引起或加重炎症反应。此外，IL－1 和 TNF－α 还可直接作用于下丘脑体温调节中枢，引起体温升高。

> **知识链接**
>
> ### 细胞因子的受体
>
> 细胞因子的功能发挥依赖于细胞因子与靶细胞膜上的特异性受体的结合。细胞因子受体根据其结构和信号转导途径可分为Ⅰ型细胞因子受体家族（造血因子受体家族）、Ⅱ型细胞因子受体家族（干扰素受体家族）、Ⅲ型细胞因子受体家族（肿瘤坏死因子受体家族）和趋化性细胞因子受体家族等不同的家族或超家族。细胞因子受体可通过多种途径调节细胞因子效应，高浓度的细胞因子受体可抑制相应的细胞因子的活性，而低浓度的细胞因子受体则可增强其生物学作用。

第四节 细胞因子的医学意义

采用现代生物技术研制开发的一些种类的细胞因子已在临床应用，并具有更加广阔的应用前景。如 IFN 用于病毒性肝炎、角膜炎、尖锐湿疣、淋巴瘤、黑色素瘤等疾病；GM-CSF 和 G-CSF 进而促进骨髓移植患者白细胞的生成；重组 EPO 是治疗慢性肾衰竭及抗艾滋病药物引起的重度贫血的生物制剂；IFN-γ 可通过抑制 IL-4 对 IgE 抗体的诱生作用，对 I 型超敏反应产生防治作用；IL-2 用于移植物抗机体反应或机体抗移植物反应的防治。

练习题

扫码"练-练"

A₁ 型题

1. 关于细胞因子的叙述，下列哪项是错误的
   A. 一般是小分子量蛋白质
   B. 与细胞因子受体结合后才能发挥作用
   C. 主要以内分泌方式发挥作用
   D. 生物学效应具有拮抗性
   E. 生物学效应具有重叠性

2. 下列哪类细胞不能分泌细胞因子
   A. T 淋巴细胞
   B. B 淋巴细胞
   C. 浆细胞
   D. 单核细胞
   E. 成纤维细胞

3. 细胞因子不包括
   A. 淋巴毒素
   B. 过敏毒素
   C. 白细胞介素
   D. 生长因子
   E. 干扰素

4. 能增强 MHC I 类分子表达的细胞因子是
   A. IFN
   B. TNF
   C. IL-1
   D. IL-2
   E. CSF

5. 白细胞介素所不具备的生物学作用是
   A. 促进活化 B 细胞增殖分化和产生免疫球蛋白
   B. 趋化单核巨噬细胞
   C. 促进造血干细胞增殖分化
   D. 促进 Th1 细胞分泌细胞因子，增强细胞免疫功能
   E. 诱导肿瘤细胞坏死

（周 灿）

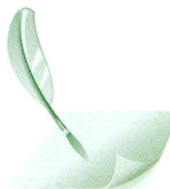

主要组织相容性复合体及其编码分子

扫码"学一学"

要点导航

学习要点

1. 掌握：主要组织相容性抗原系统及主要组织相容性复合体的概念，HLA 抗原的分布，HLA 在医学上的意义。

2. 熟悉：HLA 复合体的遗传特征，HLA 的生物学功能。

3. 了解：HLA 复合体的基因构成及 HLA 的结构。

技能要点

认识 HLA 及其复合体的基本概念、特征与功能，能解释临床相关现象并能进行临床应用。

第一节　概　述

20 世纪 40 年代已经发现，在不同种属或同一种属不同个体间进行组织移植会发生排斥反应。后来证明这种排斥现象本质是一种免疫应答，它是由细胞表面的同种异型抗原所导致的。这种代表个体特异性的同种异型抗原，称为组织相容性抗原（histocompatibility antigen）或移植抗原（transplantation antigen）。机体内与排斥反应有关的抗原系统有二十多种，其中能引起强而快速排斥反应的抗原称为主要组织相容性抗原（major histocompatibility antigen，MHA），在排斥反应中起主要作用。编码主要组织相容性抗原的基因群称为主要组织相容性复合体（MHC）。MHC 不仅参与移植排斥反应，也广泛参与免疫应答的诱导和调节。

不同动物的 MHC 及其编码产物的抗原名称不一样，人类 MHA 因首先在白细胞表面发现，又称为人类白细胞抗原（human leukocyte antigen，HLA），编码 HLA 的基因群称为 HLA 复合体。

考点提示

MHC 的概念。

第二节　HLA 复合体

一、HLA 复合体的组成

人类的 MHC 又称人类白细胞抗原（HLA）复合体，是一组紧密连锁的基因群，结构复杂。它位于第 6 号染色体的短臂上，全长 3600kb，共有 224 个基因座位，其中 128 个为功能性基因（能表达产物），其余 96 个为假基因。HLA 复合体是人体最复杂的基因系统，由

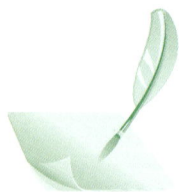

Ⅰ类、Ⅱ类和Ⅲ类基因组成（图 34-1）。

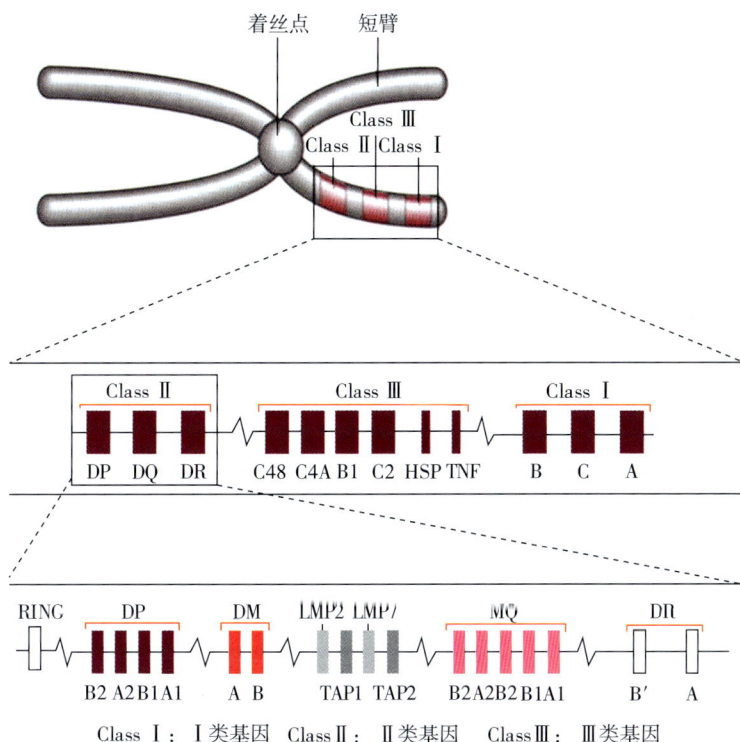

扫码"看一看"

Class Ⅰ：Ⅰ类基因　Class Ⅱ：Ⅱ类基因　ClassⅢ：Ⅲ类基因

图 34-1　HLA 复合体结构模式图

（一）HLA Ⅰ类基因

经典的 HLA-Ⅰ类基因集中在第 6 号染色体短臂远离着丝点的一端，由近及远依次为 *B*、*C*、*A* 三个座位，其产物称 HLA Ⅰ类分子。

（二）HLA Ⅱ类基因

经典的 HLA Ⅱ类基因集中在第 6 号染色体短臂近着丝点一端，结构最为复杂，由近及远依次为 *DP*、*DQ*、*DR* 三个亚区，每个亚区又包括两个或两个以上的功能基因座位，分别编码分子量相近的 α 链和 β 链，即 DRα-DRβ、DQα-DQβ 和 DPα-DPβ 三种异二聚体，称 HLA Ⅱ类分子。

（三）HLA Ⅲ类基因

位于 HLA Ⅰ类与Ⅱ类基因之间，主要包括编码补体成分（C4、C2、B 因子）、抗原加工提呈相关分子及炎症相关分子（肿瘤坏死因子、热休克蛋白）等免疫分子的基因。HLA Ⅲ类基因现在与新近确认的多种基因一起组成免疫功能相关基因，能参与调控固有免疫应答。

二、HLA 复合体的遗传特征

（一）多基因性

多基因性是指 HLA 复合体由多个紧密连锁的基因座位组成，编码的产物具有相同或相似的功能。这一特点在第一部分中已经详细阐述。

（二）单倍型遗传

HLA 基因在同一条染色体上的组合称为单倍型（单元型）；在人体细胞两条染色体上

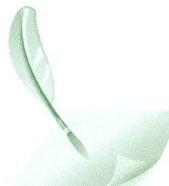

的组合称基因型。在生殖细胞进行减数分裂的过程中，同源染色体间的等位基因很少发生交换，故遗传过程中 HLA 单倍型作为一个完整的遗传单位由亲代传给子代，称为单倍型遗传。人是二倍体生物，每一个细胞均有两个同源染色体组，其中一条单倍型来自于父亲，另一条必然来自于母亲。因此，亲代与子代之间必然有一个单倍型相同，也只能是一个单倍型相同。除同卵双生子 HLA 型别完全相同之外，同胞兄弟之间 HLA 型别只能有以下三种可能性：①两个单倍型完全相同的概率为 25%；②两个单倍型完全不同的概率为 25%；③有一个单倍型相同的概率为 50%（图 34-2）。这一遗传特征适用于器官移植时供者的选择及法医学的亲子鉴定。

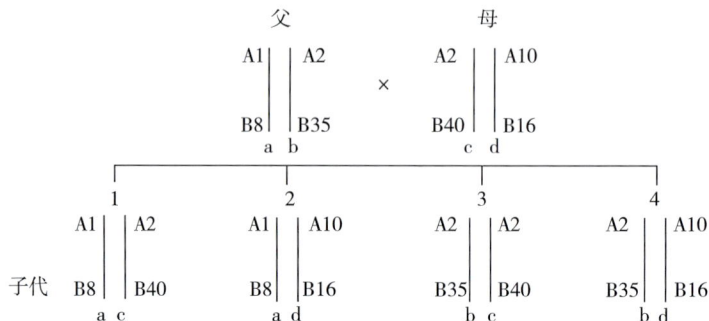

图 34-2　HLA 单倍型遗传示意图

注：a、b、c、d 代表单体型；A1、B8、A2、B35 等代表 HLA 基因座位等位基因。

（三）高度多态性

多态性是指在染色体同一基因座位上存在多个等位基因，可编码两种以上的基因产物。对某一个体而言，一个基因座位只能有两种基因入座，分别来自父母双方的同源染色体。但是 HLA 多态性是个群体概念，是指人群中不同的个体在等位基因拥有的状态上存在差别，即各座位等位基因数量上的变化。HLA 是目前已知的人类最丰富的基因系统，截至 2006 年 7 月，已确定的等位基因总数达 2641 个，以 HLA-B（805 个）和 HLA-DRB1（527 个）最多。这就使得非亲缘关系的个体之间很难存在相同的等位基因。HLA 复合体的多态性是生物体长期进化过程中通过自然选择形成的，其重要意义有：赋予种群适应多变环境的能力、调控机体免疫应答的能力、个体的终身遗传标志和寻找同种器官移植体的依据。

（四）共显性

HLA 复合体的每一对等位基因均显性表达，能编码表达特异性 HLA 的抗原分子，称为共显性。共显性极大地增加了人群中 HLA 表型的多样性。

（五）连锁不平衡

HLA 复合体不同基因座位中的各等位基因并非完全随机分布，而是某些基因总是经常在一起出现，而另一些基因则较少地在一起出现，这种现象称为连锁不平衡。这样染色体上 HLA 复合体不同座位等位基因的特定组合称为单体型。检测单体型比分析单一的等位基因频率更有利于在一般人群中搜寻 HLA 相匹配的器官移植供者。

> **考点提示**
>
> HLA 复合体的遗传特征。

第三节　HLA 分 子

一、HLA 分子的结构

HLA Ⅰ类分子是由 HLA – A、B、C 基因编码的重链（α链）和第 15 号染色体编码的轻链（β2 微球蛋白，β2m）以非共价键形式组成的异二聚体。HLA Ⅱ类抗原分子是由两条基本相同的 α、β 链以非共价键结合组成的异二聚体，分别由 HLA Ⅱ类基因区的 A 和 B 编码。它们均可以分成 4 个功能区：①肽结合区：是 MHC 分子结合抗原肽的部位；②Ig 样区：是与 T 细胞上的 CD8/CD4 分子识别与结合的部位；③跨膜区：可将 HLA 抗原锚定在细胞膜上；④胞质区：参与细胞内外信号的传递（图 34 – 3）。

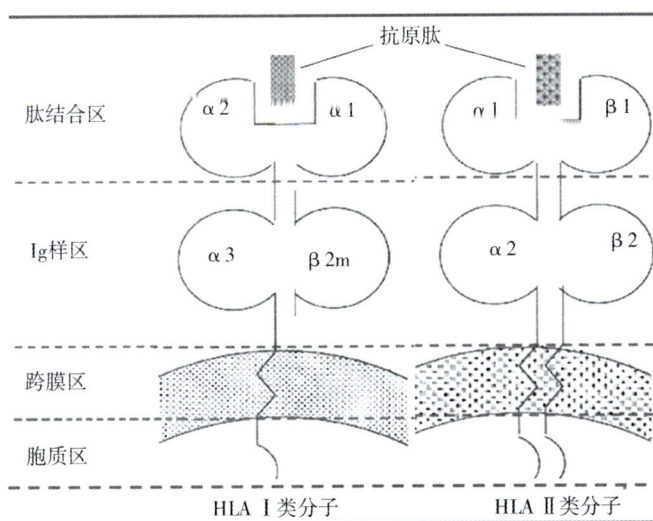

图 34 – 3　HLA 分子结构模式图

二、HLA 分子的分布

（一）HLA Ⅰ类分子

HLA Ⅰ类分子广泛分布于人体各种有核细胞表面（成熟红细胞、神经细胞、成熟的滋养层细胞不表达），也包括血小板和网织红细胞表面。

（二）HLA Ⅱ类分子

HLA Ⅱ类分子分布不如Ⅰ类分子分布广，主要分布在各种抗原提呈细胞（单核 – 巨噬细胞、树突状细胞、B 细胞）、活化的 T 细胞及胸腺上皮细胞表面，内皮细胞及精子细胞表面有少量表达。有些组织在病理状态下可以表达。

HLA Ⅰ、Ⅱ类抗原分子也可以以可溶性形式出现在血清、尿液、唾液、精液和乳汁中。

三、HLA 分子的生物学功能

HLA 分子是参与免疫应答和免疫调节的关键分子。HLA 分子众多生物学功能中，最主要的是参与对抗原的加工、处理和提呈。

（一）参与加工提呈抗原

在免疫应答中，HLA Ⅰ类分子和Ⅱ类分子主要参与对内源性和外源性抗原的处理与提

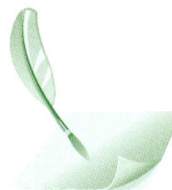

呈。内源性抗原肽与靶细胞内 HLA Ⅰ类分子结合，形成内源性抗原肽 HLA Ⅰ类分子复合物，提呈给 CD8⁺T 细胞。外源性抗原肽与 APC 内 HLA Ⅱ类分子结合，形成外源性抗原肽 HLA Ⅱ类分子复合物，表达于 APC 表面，提呈给 CD4⁺T 细胞。

（二）参与 T 细胞限制性识别

T 细胞抗原受体在识别抗原肽的同时，还需要识别与抗原肽结合的相应的 MHC 分子，这一现象称为 MHC 限制性。CD8⁺T 细胞在识别抗原肽时，需识别 HLA Ⅰ类分子；CD4⁺T 细胞在识别抗原肽的同时，需识别 HLA Ⅱ类分子。

（三）参与 T 细胞分化及自身耐受的建立

T 细胞须在胸腺中经过阳性选择和阴性选择才能发育为成熟的 T 细胞，MHC 分子参与这两种选择。

（四）参与免疫应答的调节

MHC 通过抗原的提呈，MHC 的限制性识别，参与 T 细胞分化、活化和成熟，建立自身耐受等环节调节免疫应答。

> **考点提示**
> HLA 分子的分布。

第四节　HLA 的医学意义

一、HLA 与器官移植

同种异体器官移植物存活率的高低，主要取决于供、受者之间 HLA 型别相吻合的程度，其中 HLA 等位基因的匹配程度起关键作用。移植物存活率顺序分别是：同卵双胞胎 > 同胞 > 亲属 > 无亲缘关系个体。建立扩大骨髓库和脐血库，可扩大在无亲缘人群个体间寻找合适的配型范围，提高适配率。

二、HLA 的异常表达与临床疾病

1. HLA Ⅰ类分子异常表达与临床疾病　许多恶性肿瘤细胞表面 HLA Ⅰ类分子的表达减弱或缺失，以致不能有效激活 CD8⁺CTL 细胞，使肿瘤细胞容易逃脱免疫监视。近年还发现，某些病毒（如 HIV）感染的宿主细胞 HLA Ⅰ类分子的表达也降低，可能亦是病毒逃避机体免疫攻击的机制之一。

2. HLA Ⅱ类分子异常表达与临床疾病　某些自身免疫病的靶细胞，可异常表达 HLA Ⅱ类分子，将自身抗原提呈给免疫细胞，从而出现异常的自身免疫应答，导致自身免疫病。如 1 型糖尿病患者的胰岛素 β 细胞有 HLA Ⅱ类分子异常表达。

三、HLA 与疾病的关联

HLA 复合体是第一个被发现与疾病有明确关联的遗传系统。目前记录在案与 HLA 有关联的疾病有五十余种，大部分为自身免疫病。不同个体对疾病的易感性的差异在很大程度上是由遗传因素决定的。如强直性脊柱炎（ankylosing spondylitis，AS）患者中 91% 以上带有 HLA – B27 抗原；有 HLA – DR4 者易患类风湿关节炎。研究 HLA 复合体与疾病相关性，将有助于对某些疾病诊断、预测、分类及预后的判断。

四、HLA 与非溶血性输血反应

多次接受输血的患者可发生非溶血性输血反应，主要是因为患者在多次接受输血后，体内产生抗白细胞和抗血小板的 HLA 抗体所致。表现为发热、白细胞减少、荨麻疹等。为预防此类反应，对多次接受输血的患者应尽量选择不含 HLA 抗体的血液或选择 HLA 相同的供血者。

五、HLA 与法医学的关系

由于 HLA 复合体呈高度多态性，无关个体间在 HLA 复合体基因座位上拥有完全相同等位基因的机会几乎等于零。每个人所拥有的 HLA 复合体等位基因型别终身不变，是伴随终生的特异性遗传标志。因此，鉴定 HLA 基因或其编码产物在法医学上可作为个体识别和亲子鉴定的重要依据。

> **考点提示**
>
> HLA 的医学意义。

扫码"练一练"

练习题

一、A₁ 型题

1. 机体内代表个体特异性的能引起强烈而迅速排斥反应的抗原系统称为

   A. 组织相容性抗原　　　　B. 移植抗原　　　　C. 白细胞抗原

   D. 主要组织相容性抗原系统　　E. 主要组织相容性复合体

2. 人类 MHC 的染色体定位是

   A. 第 17 号染色体　　　　B. 第 6 号染色体　　　　C. 第 9 号染色体

   D. 第 2 号染色体　　　　E. 第 22 号染色体

3. 下列哪种细胞尚未检出 HLA Ⅰ类抗原

   A. T 淋巴细胞　　　　B. B 淋巴细胞　　　　C. 神经细胞

   D. 上皮细胞　　　　E. 中性粒细胞

4. 一男性患者接受器官移植的最适宜供者是

   A. 其父　　　　B. 其母　　　　C. 其妻

   D. 同血型兄弟　　　　E. 孪生兄弟

5. 90% 以上的强直性脊柱炎患者具有下列哪种 HLA 抗原

   A. HLA－CW6　　　　B. HLA－B8　　　　C. HLA－B27

   D. HLA－B7　　　　E. HLA－B35

二、简答题

1. HLA 基因的遗传特征是什么？有何意义？

2. HLA 的医学意义是什么？

（夏　菁）

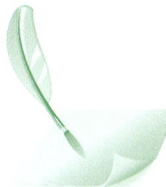

第三十五单元

免疫应答 ◂●●

扫码"学一学"

第一节 概 述

一、免疫应答的概念与类型

免疫应答（immune response）是指免疫系统识别和清除抗原性异物的全过程。

免疫应答可分为固有免疫（innate immunity）和适应性免疫（adaptive immunity）两大类。免疫系统对外来抗原产生免疫应答的实质是机体受到抗原刺激后，免疫活性细胞对抗原进行特异性识别，自身活化、增殖、分化，产生免疫效应细胞或效应分子发挥免疫效应的全过程，即适应性免疫，所以通常所说的，免疫应答指的是适应性免疫。适应性免疫分为两种类型：T 淋巴细胞介导的细胞免疫应答和 B 淋巴细胞介导的体液免疫应答。正常情况下 T、B 细胞接受抗原刺激后产生的特异性免疫应答能识别和清除抗原，但对自身组织成分可发生特异性免疫无应答现象（即免疫耐受），前者称为正免疫应答，后者称为负免疫应答。

生理情况下免疫应答对机体有保护作用，在异常情况下免疫应答可导致疾病的发生。

二、免疫应答的过程

适应性免疫应答是多种免疫细胞和免疫分子在外周免疫器官相互作用下，共同完成的复杂生理过程。可分为以下三个阶段（图 35-1）。

（一）抗原提呈与识别阶段

这是指抗原提呈细胞（antigen presenting cell，APC）摄取、加工、处理、提呈抗原和免疫活性细胞（T、B 细胞）并识别抗原阶段。

扫码"看一看"

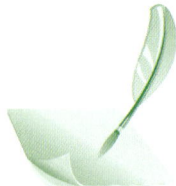

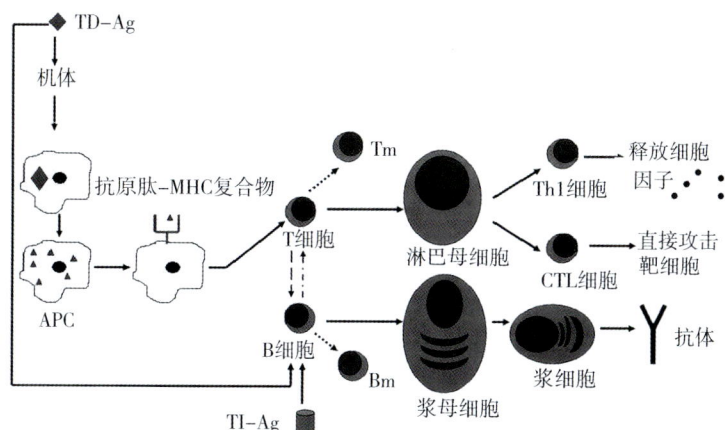

图 35 - 1 免疫应答基本过程示意图

在此阶段，T 细胞的抗原受体 TCR 识别的抗原必须由 APC 来提呈，而 B 细胞表面的抗原受体 BCR 可直接识别和吞噬抗原。APC 摄取、加工、处理抗原，以抗原肽 - MHC 复合物的形式提呈给 T 细胞，供其表面的 TCR 识别。

（二）活化、增殖与分化阶段

这是指识别抗原的 T、B 细胞在细胞因子的参与下，活化、增殖、分化，产生效应细胞和记忆细胞的阶段。T 细胞分化为效应 T 细胞（Th 和 CTL），并分泌细胞因子；B 细胞分化为浆细胞并合成、分泌抗体。在此阶段，有部分 T、B 细胞分化为长寿的记忆细胞（Tm、Bm）。

（三）效应阶段

这是指效应细胞和效应分子共同清除抗原，发挥特异性细胞免疫和体液免疫作用的阶段。

三、免疫应答的特点

免疫应答具有特异性、放大性、记忆性、排他性、多样性、耐受性和 MHC 限制性等特点。其中最重要的是特异性、放大性、记忆性和 MHC 限制性。

（一）特异性

特异性是指机体内的 T、B 细胞只能被某种抗原物质激活而产生相应的免疫效应物质，同时，免疫效应物质只能和相应的抗原物质发生结合。

（二）放大性

在免疫应答过程中，少量抗原的进入即可引起全身免疫系统的激活，并引起免疫应答。

（三）记忆性

免疫应答过程中产生的记忆细胞在机体再次接触相同抗原时，能产生比初次接触抗原更迅速、更强烈的免疫应答现象。

（四）MHC 限制性

T 细胞识别 APC 所提呈的抗原肽的过程中，必须同时识别与抗原肽形成复合物的 MHC 分子，称为 MHC 限制性。

考点提示

免疫应答的概念、类型、过程与特点。

第二节 抗原提呈

APC 将胞质内自身产生的或摄入胞内的抗原加工处理成多肽片段，与 MHC 分子结合，然后以抗原肽－MHC 复合物的形式表达于细胞表面，提呈给 T 细胞的 TCR 识别的过程称为抗原提呈（antigen presentation）。

根据来源不同，抗原分成两类：细胞内合成的抗原称为内源性抗原，如病毒感染细胞内合成的病毒蛋白、肿瘤细胞自身合成的肿瘤抗原等；来源于 APC 之外的抗原称为外源性抗原，如细菌、异种蛋白、细胞等。对不同来源和性质的抗原，APC 加工处理的方式也不同：MHC Ⅰ类分子途径提呈内源性抗原，MHC Ⅱ类分子途径提呈外源性抗原。

一、内源性抗原的提呈

由于所有有核细胞均可表达 MHC Ⅰ类分子，因此，它们都具有通过 MHC Ⅰ类分子途径加工处理和提呈抗原的能力。提呈内源性抗原的基本过程如下：①内源性抗原在胞质中被蛋白酶体（LMP）降解成抗原肽；②抗原肽与内质网（endoplasmic reticulum，ER）表面的抗原加工相关转运物（transporter associated with antigen processing，TAP）结合，通过主动转运将抗原肽（8～12 个氨基酸残基）转移至内质网腔内；③抗原肽与内质网中新组装的 MHC Ⅰ类分子结合形成抗原肽－MHC Ⅰ类分子复合物；④抗原肽－MHC Ⅰ类分子复合物通过高尔基复合体，再经由分泌小泡转运至细胞膜上，供 CD8$^+$T 细胞识别（图 35－2）。

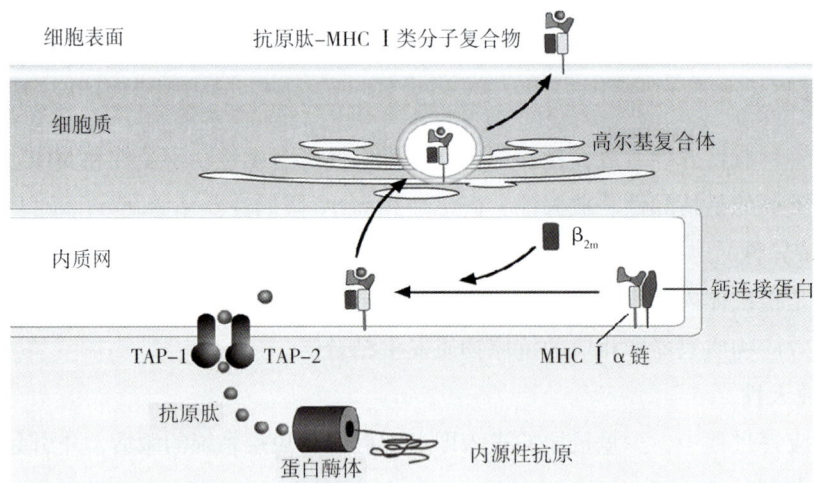

图 35－2 内源性抗原加工提呈示意图

二、外源性抗原的提呈

APC 对外源性抗原的提呈过程如下：①APC 识别并摄入外源性抗原，在胞内形成内体；②在内体内外源性抗原蛋白被水解为多肽片段，并转移至溶酶体或与溶酶体融合；③在溶酶体内蛋白抗原被降

> **考点提示**
>
> 内源性与外源性抗原的提呈。

解为适合与 MHC Ⅱ类分子结合的抗原肽（10~30 个氨基酸残基）；④内质网中新合成的 MHC Ⅱ类分子与内质网膜上的和 Ia 相关串恒定链（Ii）的辅助分子结合形成（αβIi）₃九聚体，经高尔基复合体转运至内体，形成富含 MHC Ⅱ类分子腔室（M Ⅱ C）；⑤在 M Ⅱ C 中，Ii 被降解，仅在 MAC Ⅱ类分子的抗原肽结合槽留下一小片段，即 MHC Ⅱ类分子相关的恒定链多肽，抗原肽与 MHC Ⅱ类分子结合形成抗原肽 - MHC Ⅱ类分子复合物；⑥抗原肽 - MHC Ⅱ类分子复合物经胞吐作用与细胞膜融合，表达于 APC 表面，供 CD4⁺T 细胞识别（图 35 - 3）。

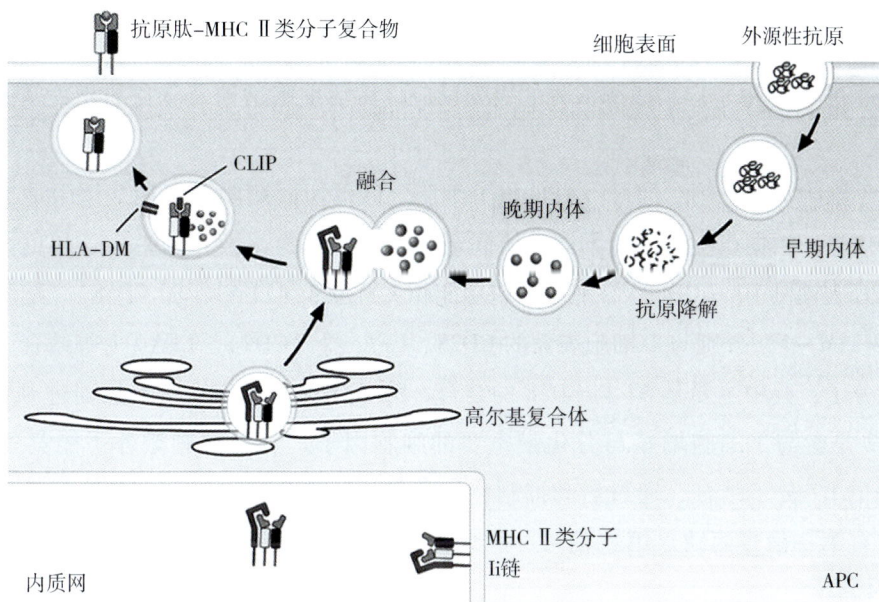

图 35 - 3　外源性抗原加工提呈示意图

第三节　T 细胞介导的细胞免疫应答

细胞免疫应答（cellular immune response）是指在抗原刺激下，由 T 淋巴细胞（T 细胞）介导的，效应 T 细胞（Th1 细胞和 CTL 细胞）参与的特异性免疫应答。能诱导细胞免疫的抗原主要是 TD - Ag，参与细胞免疫应答的细胞包括 APC、CD4⁺Th1 和 CD8⁺CTL 细胞。

一、T 细胞对抗原的识别与自身活化过程

（一）T 细胞对抗原的识别

T 细胞特异性活化的第一步是初始 T 细胞膜表面的抗原识别受体 TCR 与 APC 表面的抗原肽 - MHC 分子复合物发生特异性结合。外源性抗原可在局部或局部引流至淋巴组织，然后被这些部位的 APC 摄取、加工、处理，以抗原肽 - MHC Ⅱ类分子复合物的形式提呈给 CD4⁺T 细胞识别。内源性抗原经宿主的 APC 加工处理及提呈，以抗原肽 - MHC Ⅰ类分子的形式提呈给 CD8⁺T 细胞识别。

在 T 细胞与 APC 的结合过程中，T 细胞与 APC 之间的作用是通过免疫突触来完成的。免疫突触的中央聚集着一组 TCR，其周围是一圈黏附分子。T 细胞膜表面的 TCR 识别相应

的特异性抗原肽，CD4 和 CD8 分子分别识别和结合 APC 或靶细胞表面的 MHC Ⅱ类分子和 MHC Ⅰ类分子，由此获得 MHC 限制性。同时，T 细胞与 APC 表面表达多种协同刺激分子所提供的协同刺激信号，对启动细胞免疫应答起到了极其重要的作用。

（二）T 细胞的活化、增殖与分化

1. T 细胞活化所需要的分子 T 细胞的活化需要双信号和细胞因子的作用。T 细胞活化的第一信号是 TCR 与抗原肽 – MHC 分子复合物的特异性结合，第二信号是 APC 表达的协同刺激分子与 T 细胞表面的相应受体相互作用介导的信号（协同刺激信号）。

（1）T 细胞活化的第一信号　APC 将抗原肽 – MHC Ⅰ/Ⅱ类分子复合物提呈给 T 细胞，TCR 特异性识别和结合 MHC 分子槽中的抗原肽，获得 T 细胞活化的第一信号，即抗原识别信号，再通过 CD3 分子启动激酶活化的级联反应，激活细胞增殖及分化的相关基因，发挥相应功能。

（2）T 细胞活化的第二信号　APC 与 T 细胞之间的协同刺激分子相互作用是 T 细胞活化的第二信号。根据产生效应的不同，协同刺激分子可分为正性共刺激分子和负性共刺激分子。APC 表面的 B7（CD80）、淋巴细胞功能相关抗原 3（LFA3，即 CD58）、细胞间黏附分子 1（ICAM – 1）分别与 T 细胞表面的 CD28、LFA – 2（CD2）、LFA – 1 等结合，属于正性共刺激分子，其中主要是 B7 与 CD28 的结合。B7 与 CD28 的结合能有效促进 IL – 2 的合成，IL – 2 是参与 T 细胞增殖与分化最重要的细胞因子。负性共刺激分子能竞争性地与 APC 表面的 B7 分子结合，通过启动抑制性信号有效调节免疫应答。在 T 细胞活化的过程中，若只有第一信号而缺乏第二信号，T 细胞会进入克隆无应答状态，称为 T 细胞无能（图 35 – 4）。

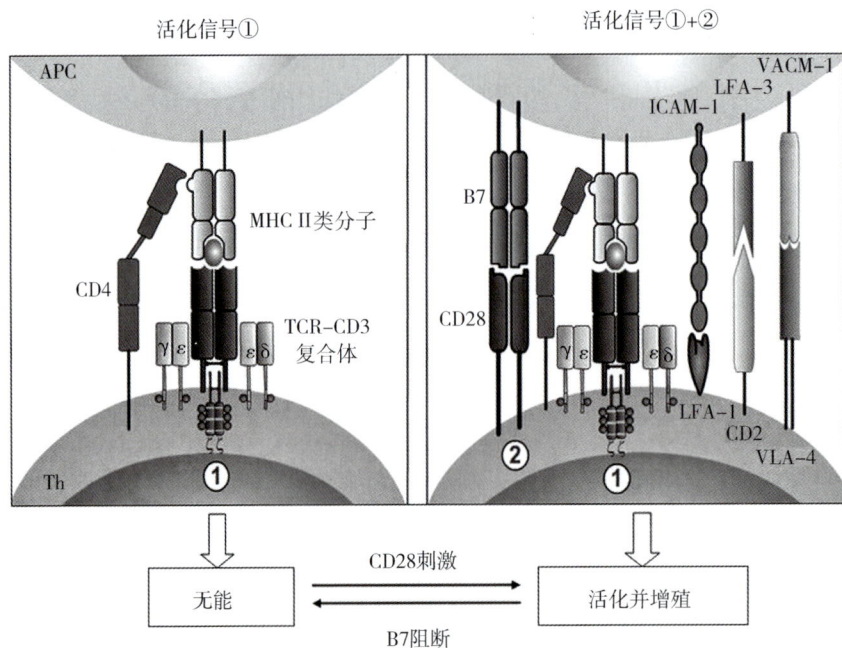

图 35 – 4　T 细胞活化相关信号分子示意图

细胞因子在 T 细胞活化过程中起到了重要作用。APC 在递呈抗原的过程中自身也被激

活，与活化的 T 细胞一起分泌 IL－1、IL－2、IL－4、IL－6、IL－10、IL－12、IL－15 和 IFN－γ 等细胞因子，它们在 T 细胞活化过程中发挥了重要作用。

2. T 细胞的增殖与分化

（1）CD4$^+$T 细胞的增殖与分化　初始 CD4$^+$T 细胞（Th 细胞）接受双信号刺激活化后，增殖分化为 Th0 细胞，其细胞表面表达 IL－2、4、12 等受体，在 APC 与活化 T 细胞分泌的细胞因子作用下进行分化。IL－12 和 IFN－γ 等促进 Th0 细胞向 Th1 细胞极化，IL－4 等促进 Th0 细胞向 Th2 细胞极化。Th1 细胞主要介导细胞免疫，Th2 细胞通过分泌 IL－4、IL－5、IL－6、IL－10、IL－13 促进 B 细胞的增殖与分化，参与体液免疫。在此过程中，部分 CD4$^+$T 细胞可分化为记忆 T 细胞（Tm），参与再次免疫应答。

（2）CD8$^+$T 细胞的增殖与分化　初始 CD8$^+$T 细胞的活化也需要双信号，但其活化有两种方式。一种为 Th 细胞依赖性的，这种方式作用下的靶细胞一般低表达或不表达协同刺激分子，必须在 APC 和 CD4$^+$T 细胞的辅助下才能有效激活初始 CD8$^+$T 细胞增殖分化为 CTL。另一种为 Th 细胞非依赖性的，可不需要 Th 细胞的辅助直接刺激 CD8$^+$T 细胞自身增殖分化为 CTL。

二、T 细胞的效应功能

（一）CD4$^+$Th1 细胞介导的炎症反应

CD4$^+$Th1 细胞通过释放 IL－2、IFN－γ 和 TNF－β（淋巴毒素，LT）等多种细胞因子，发挥细胞免疫效应，同时使局部组织产生以淋巴细胞和单核－巨噬细胞浸润为主的慢性炎症反应或迟发型超敏反应。因此，Th1 细胞又称为炎性 T 细胞，在宿主抗胞内病原体感染中起到了重要作用。CD4$^+$Th1 细胞释放的主要细胞因子的生物学作用如下。

1. IL－2　①促进 CD8$^+$T 细胞增殖分化为效应 CTL 细胞；②促进 CD4$^+$Th1 细胞增殖分化并分泌多种细胞因子，扩大细胞免疫效应；③活化并增强单核－巨噬细胞（MΦ）和 NK 细胞的作用。

2. IFN－γ　①活化并增强 MΦ 的吞噬杀伤能力，并使其获得杀伤肿瘤的功能；②活化 NK 细胞，增强杀瘤和抗病毒能力；③增强巨噬细胞和内皮细胞 MHC Ⅱ 类分子的表达，提高抗原提呈能力；④促使活化巨噬细胞产生多种引发炎症反应的细胞因子和介质。

3. TNF－β　①产生慢性炎症反应和杀伤靶细胞；②激活中性粒细胞，增强其吞噬和杀菌能力；③局部产生高浓度 TNF－β，导致周围组织发生损伤坏死。

（二）CD8$^+$CTL 细胞介导的细胞毒作用

CTL 在特异性抗原刺激下，可高效、特异性杀伤靶细胞，而不损伤正常组织细胞。主要针对胞内寄生病原体（病毒、某些胞内寄生菌等）的宿主细胞、肿瘤细胞等，其杀伤作用受 MHC Ⅰ 类分子限制。CTL 在特异性识别和结合靶细胞后，主要通过以下两条途径杀伤靶细胞。

1. 穿孔素/颗粒酶途径　穿孔素是储存于 CTL 胞质颗粒中的细胞毒素，属于蛋白质。当效应 CTL 与靶细胞相互识别、紧密结合后，可激发效应 CTL 脱颗粒，释放穿孔素。穿孔素单体可插入靶细胞膜，在钙离子存在的情况下，通过多聚化作用形成跨膜孔道，使水和

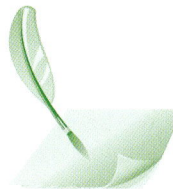

电解质迅速进入细胞内，导致靶细胞崩解。颗粒酶是一类重要的丝氨酸蛋白酶，也储存于CTL胞质颗粒中，随CTL脱颗粒而分泌到细胞外。颗粒酶不能单独杀伤靶细胞，但可沿穿孔素在靶细胞膜上所形成的孔道进入靶细胞，激活内切酶系统，导致靶细胞凋亡。

2. Fas/FasL 途径　效应CTL可高效价表达FasL（Fas配体），并分泌TNF-α，它们能与靶细胞表面的Fas和TNF受体结合，诱导靶细胞凋亡。

效应CTL的杀伤作用具有抗原特异性、高效性、连续性和MHC限制性的特点。效应CTL杀伤靶细胞后自身不受损伤，在与溶解破坏后的靶细胞分离后可继续攻击杀伤其他靶细胞。通常一个效应CTL在几小时内可连续杀伤数十个靶细胞。

> **考点提示**
>
> 　T细胞的活化过程及效应功能。

细胞免疫在抗胞内寄生病原体及抗肿瘤方面有重要作用，在某些情况下，也可引起迟发型超敏反应、移植排斥反应及某些自身免疫性疾病。

第四节　B细胞介导的体液免疫应答

体液免疫应答（humoral immune response）是指抗原进入机体诱导B细胞活化、增殖，最终分化为浆细胞，浆细胞产生特异性抗体，发挥重要的免疫效应作用，由于抗体存在于体液中，故称其为体液免疫应答。B细胞识别的抗原包括胸腺依赖性抗原（TD-Ag）和胸腺非依赖性抗原（TI-Ag）两种，其中B细胞对TD-Ag的应答需要Th细胞辅助。

一、TD-Ag诱导的体液免疫应答

（一）B细胞对TD-Ag的识别

B细胞通过BCR识别特异性抗原。BCR对抗原的识别有两个作用：一是BCR对抗原的识别可产生B细胞活化的第一信号；二是B细胞能内化、加工、处理抗原，形成抗原肽-MHCⅡ类分子复合物，提呈给Th细胞，而活化的Th细胞可以为B细胞活化提供第二信号。

（二）B细胞的活化、增殖与分化

B细胞活化与T细胞类似，也需要双信号。特异性抗原传递第一信号，协同刺激分子提供B细胞活化的第二信号。

知识链接

Burnet 与克隆选择学说

　1957年，澳大利亚免疫学家MacFarlane Burnet提出了克隆选择学说（clonal selection theory）。其基本内容是：①机体内存在随机形成的多样性免疫细胞克隆，每一种克隆细胞表达同一特异性受体；②抗原进入体内能选择表达特异性受体的免疫细胞并与之反应，然后特异性免疫细胞克隆扩增，产生大量后代细胞，其受体的特异性与亲代淋巴细胞相同，此种细胞能合成大量具有相同特异性的抗体；③带有能识别自身抗原的淋巴细胞在发育早期被清除，在成熟的淋巴细胞库中不复存在。

　克隆选择学说是免疫学发展史上最为重要的理论，提出的一个细胞克隆产生一种特异性抗体的预见，为单克隆抗体的产生提供了理论依据并得以证实。

1. B 细胞活化的第一信号 B 细胞表面的 BCR 与特异性抗原结合，通过与 mIg 组成 BCR 复合物的 Igα/Igβ 将 B 细胞活化的第一信号转入 B 细胞内，调控 B 细胞活化、增殖的基因的表达，是 B 细胞活化的第一信号。在此过程中，B 细胞膜表面的 CD19、CD21、CD81 以非共价键形式组成的 B 细胞活化共受体复合物能加强 B 细胞活化信号的转导，大大提高了 B 细胞对抗原刺激的敏感性。

2. B 细胞活化的第二信号 协同刺激分子间的相互作用提供了 B 细胞活化的第二信号。B 细胞不仅是体液免疫应答的介导细胞，同时也是一种抗原提呈细胞。B 细胞作为 APC 将抗原提呈给 CD4$^+$T 细胞，在 Th 细胞活化后，其表面能表达 CD40L，CD40L 能与表达在 B 细胞表面的协同刺激分子 CD40 结合，构成 B 细胞活化最重要的第二信号。其他还包括 ICAM - 1 与 LFA - 1、LFA - 2 与 LFA - 3 之间的结合。

B 细胞活化后，开始增殖、分化，其表面出现多种受体，接受活化的 Th 细胞分泌的细胞因子。在 Th1 细胞分泌的 IL - 2、IFN - γ 和 Th2 细胞分泌的 IL - 4、IL - 5 及 IL - 6 等细胞因子的作用下，B 细胞增殖分化为浆细胞。部分 B 细胞在分化过程中分化为长寿的记忆 B 细胞（Bm），Bm 不产生 Ig，但与相同抗原再次接触时可迅速活化，产生大量抗原特异性 Ig，在再次应答中起到了重要作用（图 35 - 5）。

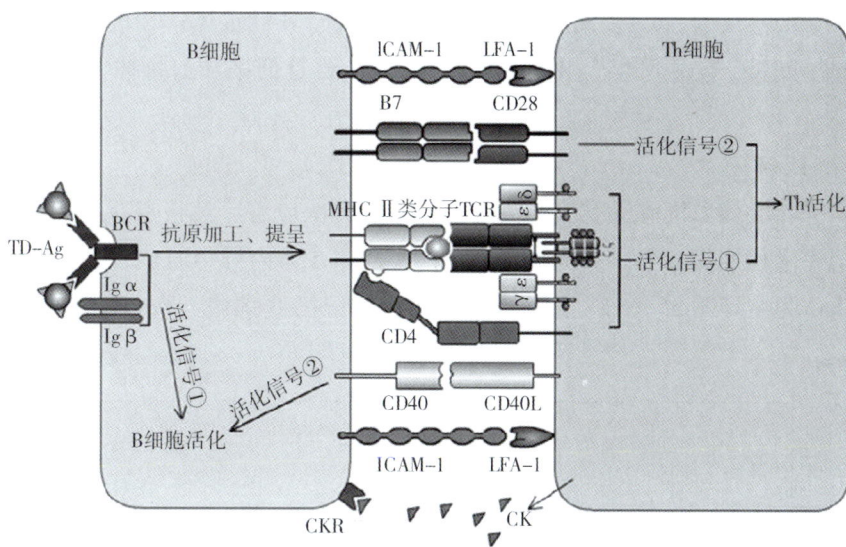

图 35 - 5 B 细胞活化相关信号分子示意图

（三）效应阶段

这是浆细胞产生抗体发挥特异性体液免疫效应的阶段。浆细胞接受不同的细胞因子产生不同的 Ig 类别。抗体本身不具有杀伤或排斥作用，必须借助于机体的其他免疫细胞或免疫分子的协同作用，达到清除抗原的目的。因为抗体不能进入细胞内，所以 B 细胞介导的体液免疫应答在抗毒素、清除胞外菌感染、阻止胞外病毒在体内扩散等方面有重要作用，但在某些情况下，可引起病理性免疫损伤，如 I、II、III 型超敏反应。

二、TI - Ag 诱导的体液免疫应答

TI - Ag 可直接激活 B 细胞而不需要 Th 细胞辅助。根据抗原分子构型不同，TI - Ag 可分为 TI - 1 抗原和 TI - 2 抗原两类。

（一）TI-1 抗原对 B 细胞的活化

细菌脂多糖、聚合鞭毛蛋白等属于 TI-1 抗原。此类抗原活化 B 细胞需要双信号，TI-1抗原表面的特异性抗原决定簇与 BCR 结合产生第一信号，其表面的丝裂原成分与 B 细胞膜上的丝裂原受体结合产生第二信号。成熟和不成熟的 B 细胞均可被 TI-1 抗原诱导活化，产生低亲和力抗体 IgM。机体对 TI-1 抗原产生的免疫应答发生较早，但无 Ig 类别转换和记忆 B 细胞形成，在抗某些胞外病原体感染中发挥了重要作用。

（二）TI-2 抗原对 B 细胞的活化

细菌胞壁多糖、荚膜多糖等属于 TI-2 抗原，具有高度重复性抗原表位，能与 BCR 结合，使 BCR 广泛交联而激活 B 细胞。TI-2 抗原只能激活成熟的 B 细胞，对其产生应答的主要是 B1 细胞。B1 细胞在人 5 岁左右才能发育成熟，故婴幼儿易感染带有 TI-2 抗原的病原体。大多数胞外菌有胞壁多糖，能抵抗吞噬细胞的吞噬作用。B 细胞对 TI-2 抗原产生的抗体，能发挥调理作用，促进了吞噬细胞对病原体的吞噬和提呈。

三、抗体产生的一般规律

（一）初次应答

特异性抗原初次进入机体引发的免疫应答称为初次应答。其特点有：①潜伏期长，一般要经过一定的潜伏期（1~2 周），血清中才能出现特异性抗体；②抗体效价低；③抗体在体内维持时间短；④先产生 IgM，后产生 IgG，主要是低亲和力抗体，以 IgM 为主（图35-6）。

（二）再次应答

相同抗原再次刺激机体所引起的免疫应答称为再次应答。其特点有：①潜伏期短，一般为初次应答潜伏期的一半；②抗体效价高；③抗体在体内维持时间长；④抗体类型以高亲和力的 IgG 为主（图35-6）。初次应答后形成的记忆 B 细胞（Bm）是再次应答形成的细胞学基础。

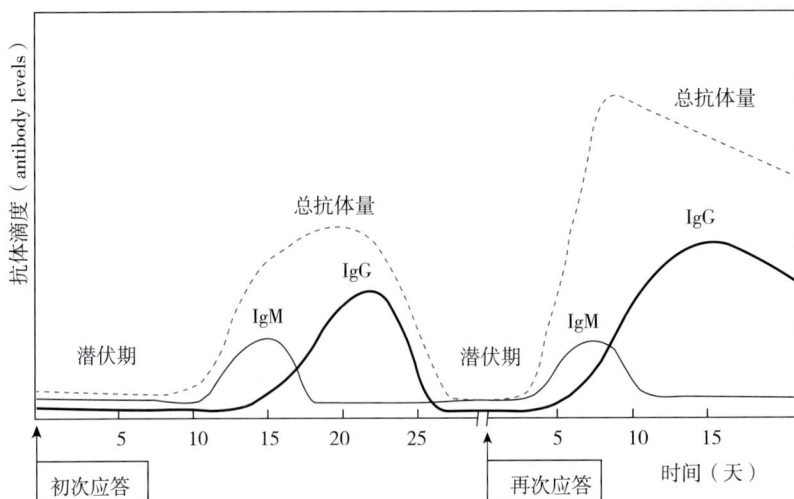

图35-6 抗体产生的初次和再次应答规律示意图

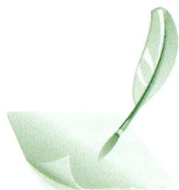

抗体产生的一般规律有重要的医学意义：①可制定最佳免疫接种方案。疫苗接种或制备免疫血清，应采取再次或多次加强免疫，以获得较好的免疫效果。②无论初次应答还是再次应答，IgM 出现早，消失快，因此，检查特异性 IgM 可作为传染病早期诊断的依据。③根据抗体含量变化掌握患者病程及评估疾病转归，若恢复期血清抗体效价高于初期 4 倍以上则有诊断意义。

> **考点提示**
>
> 　　抗体产生的一般规律及其应用。

第五节　免疫耐受

免疫耐受（immunological tolerance）是机体免疫系统对某种抗原刺激产生的特异性免疫无应答状态。免疫耐受具有特异性，仅对特定的抗原无应答，对其他抗原刺激仍具有正常应答的能力，在一般情况下，不影响免疫应答的整体功能。对某种抗原产生免疫耐受的个体，再次接触相同抗原刺激仍保持免疫无应答状态。因此，免疫耐受与免疫缺陷、免疫抑制有本质的区别。

诱导免疫耐受的抗原称为耐受原（toleragen）。由自身抗原诱导产生的免疫耐受称为天然耐受（natural tolerance）或自身耐受（self tolerance）；由外来抗原诱导产生的免疫耐受称为获得性耐受（acquired tolerance）或人工诱导的免疫耐受。机体的免疫系统一方面对自身抗原产生自身耐受，避免发生自身免疫病；另一方面，对外来抗原或内源性新生抗原产生免疫应答，执行防卫功能。

一、诱导免疫耐受的条件

抗原物质能否诱导机体产生免疫耐受取决于两方面因素：一是抗原，二是机体。

（一）抗原方面

1. 抗原的剂量　抗原剂量过低和过高均可引起免疫耐受。剂量过低诱导的耐受称为低带耐受，抗原剂量过高诱导的耐受称为高带耐受。通常诱导 T 细胞耐受较容易，所需抗原剂量低，耐受持续时间较长；而诱导 B 细胞耐受所需抗原剂量大，耐受持续时间较短。

2. 抗原的种类和性质　小分子、可溶性、非聚合单体物质往往是良好的耐受原，而大分子颗粒性物质和蛋白质聚合物往往是免疫原；无活化的 APC 提供的共刺激分子下持续存在的抗原往往容易诱导免疫耐受。

3. 抗原免疫的途径　口服和静脉注射容易诱导全身耐受；腹腔注射次之；皮内或皮下免疫往往引起免疫应答。

（二）机体方面

1. 机体的免疫状态　胚胎期最容易诱导免疫耐受，新生期次之，成年期最难，这与机体免疫系统发育程度有关。

2. 动物品系和种属　动物品系和种属不同，免疫耐受的诱导难易程度也不同。如兔、有蹄类和灵长类通常只能在胚胎期诱导免疫耐受，而大鼠和小鼠在胚胎期和新生期均可诱导耐受。

二、研究免疫耐受的意义

免疫耐受与许多临床疾病的发生、发展及转归有密切关系。生理性免疫耐受可维持机体的稳态，防止自身免疫病的发生；病理性的免疫耐受，如对病原微生物和肿瘤细胞无应答状态，容易导致疾病的发展和迁延。人为诱导建立或终止免疫耐受，对清除病原体、杀伤肿瘤细胞及某些自身免疫病的防治，都有着重要的意义，为相关疾病的治疗提供了新的方向和策略。

第六节 免 疫 调 节

免疫调节是指免疫系统在免疫应答过程中通过免疫细胞与免疫分子间、免疫细胞间及免疫系统与其他系统间相互作用，以维持合适的免疫应答强度，保持机体内环境的稳定的生理过程。免疫系统对自身应答的强度的感知是启动和实施调节的前提。而在此感知基础上的调节，可分为正向和负向两种，其中负反馈调节是免疫调节的主流。免疫调节与临床疾病密切相关，调节中任何一个环节出现异常或失调，将导致自身免疫性疾病、持续性感染、超敏反应或肿瘤等的发生。

固有免疫经遗传获得，其免疫应答主要受到控制免疫应答基因的调节。本节主要介绍适应性免疫应答的调节。

一、抗原的影响

抗原对机体的刺激是启动免疫应答最重要的因素。抗原的性质、数量直接影响免疫应答的强度及类型。如适度的抗原刺激能使 T 细胞持续分裂、增殖，但过于强烈和频繁的刺激将导致 T 细胞凋亡。若两种以上不同的抗原同时进入机体会存在抗原竞争现象。

二、分子水平的调节

（一）抗体的免疫调节

抗原刺激机体导致血清中特异性抗体水平升高，所产生的抗体对 B 细胞免疫应答可发挥负反馈调节作用。这是因为抗体与 BCR 竞争抗原，从而阻断 B 细胞活化。抗体的 Fc 段在负反馈中发挥重要的作用，如果 FcR 结合的抗体分子与 BCR 同时识别同一抗原物质，BCR 将受到抑制。

（二）抑制性受体介导的免疫调节

1. 免疫细胞激活信号转导的调节　免疫细胞激活信号转导中存在两种功能相反的分子，即蛋白激酶和蛋白磷酸酶，它们能促成蛋白质磷酸化和脱磷酸化，分别参与免疫细胞受体活化信号和抑制信号的传递。同时，免疫细胞活化中也有两类功能相反的免疫受体，即激活性受体和抑制性受体。激活性受体胞内段通常携带免疫受体酪氨酸激活模体（ITAM），抑制性受体分子胞内段携带免疫受体酪氨酸抑制模体（ITIM），因此在同一个免疫细胞中构筑了两种相互对立的反应途径。两类受体在表达上会有时相上的差别，抑制性受体的表达往往在免疫细胞执行功能活化之后。这就使得免疫调节既能保证免疫细胞的活化并行使其功能，也能通过负向调节保持应答的适度性。

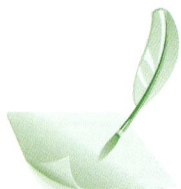

2. 免疫细胞抑制性受体的调节 在细胞免疫应答过程中，T 细胞通过双信号刺激而激活，在激活约 24 小时后可在 T 细胞膜上表达抑制性受体 CTLA - 4。比起 CD28 与 B7 分子的结合来讲，CTLA - 4 与 B7 分子因高亲和力而优先结合，启动抑制信号，从而对 T 细胞活化进行反馈调节。而 B 细胞通过跨膜分子 FcγR Ⅱ - B 受体与 BCR 的交联发挥对体液免疫应答的反馈调节。参与交联的主要成分是抗 BCR 分子的抗体（又称抗抗体）和抗原 - 抗体复合物，而抗抗体形成的条件是 BCR 或相应抗体分子的大量出现。抗体越多，抗抗体就越多，使抗体的产生自动减少（图 35 - 7）。

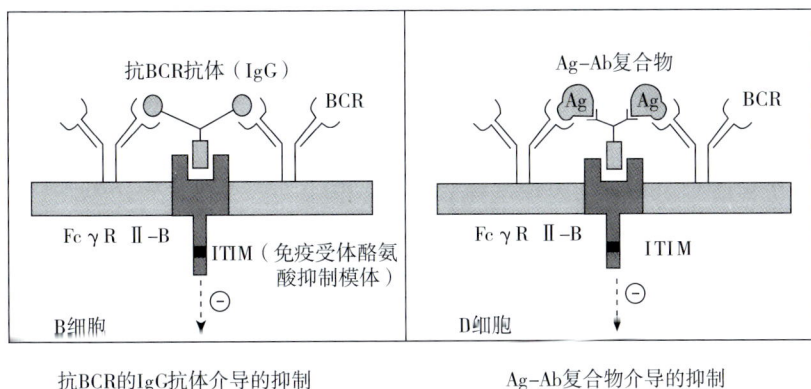

图 35 - 7　B 细胞通过 FcγR Ⅱ - B 受体启动反馈调节

（三）细胞因子的调节

细胞因子之间既相互协同又相互抑制，组成复杂的细胞因子网络，是免疫细胞间调节的重要方式。

三、细胞水平的调节

（一）T 细胞的免疫调节

CD4$^+$T 细胞（Th）可分为 Th1 细胞和 Th2 细胞。Th1 细胞主要分泌 IL - 2、IFN - γ、TNF - β，参与细胞免疫和炎症反应，同时，IFN - γ 具有免疫调节作用。Th2 细胞分泌 IL - 2、IL - 5、IL - 10 和 IL - 13，参与体液免疫。两者各自分泌的细胞因子以对方作为抑制对象而进行免疫调节（图 35 - 8）。

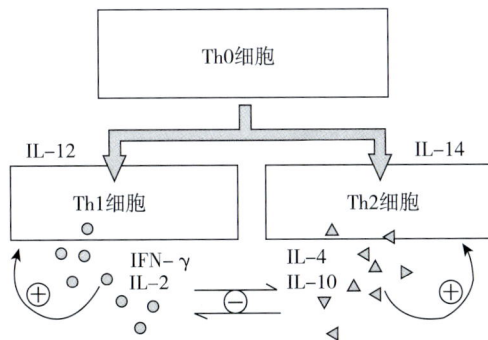

图 35 - 8　Th1 与 Th2 细胞相互拮抗的免疫调节过程

（二）独特型网络调节

抗原进入机体后，其抗原决定簇可选择性诱导带有特定 BCR 的 B 细胞克隆增殖，产生大量特异性抗体（Ab1），当 Ab1 数量积累到足够多时，其 V 区独特型抗原决定簇可诱导机体产生抗独特型抗体（抗抗体，Ab2）。Ab2 有两种：针对抗体分子可变区的骨架区的 α 型抗独特型抗体（Ab2α）和针对抗原结合部位的 β 型抗独特型抗体（Ab2β），两类抗体都可以对特异性抗体 Ab1 的分泌起抑制作用。然而，大量抗抗体的出现又可诱导机体出现抗抗抗体（Ab3），Ab3 与 Ab1 结构相似，又使得 Ab3 与 Ab1 协同对付 Ab2，如此反复交错，构成独特型网络，对免疫应答起到了调节作用。

独特型网络真正涉及的是 B 细胞表面 BCR 之间的相互作用，其关键成分是表达特定 BCR 的 B 细胞克隆及克隆增殖。独特型网络调控的实质是淋巴细胞克隆在 BCR 或 TCR 之间引发的相互作用。因此，这种以抑制效应为主的负反馈调节方式既适用于体液免疫应答，也适用于细胞免疫应答，是机体内免疫调节的重要形式。

四、神经－内分泌－免疫系统的相互调节

神经－内分泌系统与免疫系统有着密切联系，常常发生相互作用，构成精细复杂的调节网络。一方面，神经－内分泌系统可通过神经纤维、神经递质和激素来调节免疫系统的功能，也可合成与分泌多种细胞因子影响免疫应答。如雌激素、生长激素、甲状腺素、胰岛素、白细胞介素（IL）、干扰素（IFN）等可增强免疫应答，而皮质类固醇、雄激素和转化生长因子（TGF－β）等可降低免疫应答；另一方面，免疫细胞产生的多种细胞因子和抗体也可作用于神经－内分泌系统，对其产生广泛的影响。它们三者之间的相互作用和调节，共同维持了机体内环境的平衡与稳定。

练习题

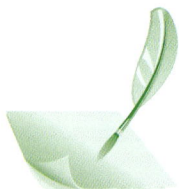

扫码"练一练"

一、A₁ 型题

1. 免疫应答的特点不包括
    A. 特异性   B. 记忆性   C. 放大性
    D. 隐蔽性   E. MHC 限制性

2. CD4⁺T 细胞识别的是
    A. 脂类抗原   B. 抗原肽－MHC Ⅰ类分子复合物
    C. 蛋白质抗原   D. 核酸抗原
    E. 抗原肽－MHC Ⅱ类分子复合物

3. 体液免疫初次应答时产生 Ig 的特征是
    A. 产生的抗体以 IgG 为主
    B. IgG 出现较晚
    C. 抗体为高亲和力抗体
    D. 抗体含量比再次应答高
    E. 抗体的产生持续时间较长

4. 细胞免疫应答的效应物质是
    A. 抗体   B. 效应 T 细胞   C. IL－4

D. 溶酶体   E. IFN - γ

5. 可直接特异性杀伤靶细胞的是

    A. 巨噬细胞   B. 中性粒细胞   C. Th 细胞

    D. NK 细胞   E. CTL 细胞

6. 关于记忆细胞的叙述错误的是

    A. 已接受抗原刺激

    B. 仅限于 B 细胞

    C. 属于长寿细胞

    D. 参与淋巴细胞再循环

    E. 再次遇到抗原时能迅速增殖、分化

7. 免疫耐受是指

    A. 对超抗原不发生反应的状态

    B. 对任何抗原都不发生反应的状态

    C. 对某种抗原不发生反应的状态

    D. 对自身抗原不发生反应的状态

    E. 对隐蔽的自身抗原不发生反应的状态

8. 能够抑制免疫应答的物质是

    A. 雌激素   B. 乙酰胆碱   C. 雄激素

    D. 甲状腺素   E. 白细胞介素

二、简答题

1. 试述 T 细胞的效应功能。

2. 抗体的产生有何规律？这些规律的医学意义是什么？

3. 谈谈 TD - Ag 对 T 细胞的活化与 B 细胞的活化过程。

（夏　菁）

超敏反应

扫码"学一学"

扫码"看一看"

超敏反应（hypersensitivity）是指在某些抗原刺激时，机体出现生理功能紊乱或组织细胞损伤的异常适应性免疫应答。超敏反应常常也被称为变态反应（allergy）。

根据超敏反应发生机制和临床特点，分为四型：Ⅰ型超敏反应，即过敏反应或速发型超敏反应；Ⅱ型超敏反应，即细胞溶解型或细胞毒型超敏反应；Ⅲ型超敏反应，即免疫复合物型或血管炎型超敏反应；Ⅳ型超敏反应，即迟发型超敏反应。其中，Ⅰ、Ⅱ和Ⅲ型超敏反应由体液免疫介导，Ⅳ型超敏反应由细胞免疫介导。

第一节　Ⅰ型超敏反应

Ⅰ型超敏反应是临床上最常见的超敏反应，其主要特点为：①发生快，消退也快；②病变以生理功能紊乱为主，一般不发生严重组织细胞损伤；③主要由IgE抗体介导；④具有明显个体差异和遗传倾向。

一、参与Ⅰ型超敏反应的主要成分

（一）变应原

变应原（allergens）是指能刺激机体产生特异性IgE抗体，引起速发型变态反应的抗原。常见的变应原主要有：①某些药物或化学物质，如青霉素、磺胺类药、抗毒素、普鲁卡因、阿司匹林、有机碘化合物等。②吸入性变应原，如花粉、动物皮毛、尘螨排泄物、昆虫的毒液、真菌孢子和菌丝等。③食入性变应原，如鱼、虾、蟹、蛋、奶等。④某些酶类物质，如枯草杆菌产生的枯草杆菌蛋白酶（枯草菌溶素）可导致支气管哮喘。

（二）IgE抗体

变应原刺激机体形成的特异性IgE抗体是参与Ⅰ型超敏反应的主要因素。正常人血清中 IgE 抗体浓度很低，而发生Ⅰ型超敏反应患者体内，IgE 抗体浓度会显著升高。易对变应原产生 IgE 抗体的个体，常被称为特应性个体。IgE 为亲细胞抗体，可通过其 Fc 段与肥大细胞、嗜碱性粒细胞表面的高亲和力 IgE Fc 受体结合，而使机体处于致敏状态。

（三）参与细胞

1. 肥大细胞和嗜碱性粒细胞　肥大细胞和嗜碱性粒细胞性均来自于骨髓髓样前体细胞。肥大细胞主要分布于呼吸道、胃肠道和泌尿生殖道的黏膜上皮下及皮肤下的结缔组织内靠近血管处；嗜碱性粒细胞主要分布于外周血中，数量较少。两种细胞表面都可表达高亲和力的 IgE Fc 受体（FcεRⅠ），胞质中均含有丰富的嗜碱性颗粒，储存有组胺、白三烯、激肽原酶和嗜酸性粒细胞趋化因子等生物活性介质。

2. 嗜酸性粒细胞　嗜酸性粒细胞主要分布于呼吸道、胃肠道和泌尿生殖道的黏膜上皮下的结缔组织内，外周血中仅少量存在，在某些细胞因子刺激下可活化表达 FcεRⅠ。活化的嗜酸性粒细胞一方面能释放具有毒性作用的酶类物质及与肥大细胞和嗜碱性粒细胞相似的介质杀伤病原生物；另一方面能释放组胺酶和芳基硫酸酯酶，灭活肥大细胞和嗜碱性粒细胞释放的组胺和白三烯，从而抑制Ⅰ型超敏反应的发生。

（四）生物学活性介质

致敏的肥大细胞或嗜碱性粒细胞活化后释放的介导Ⅰ型超敏反应的生物学活性介质包括以下两种。

1. 预先储备的介质

（1）组胺　能与相应的组胺受体结合，导致毛细血管扩张、通透性增加；腺体分泌增加；诱导支气管和胃肠道平滑肌痉挛收缩。

（2）激肽原酶　作用于血浆中的激肽原，使其生成具有生物学活性的激肽。其中的缓激肽能引起毛细血管扩张、通透性增加；支气管平滑肌收缩；吸引中性粒细胞和嗜酸性粒细胞等的趋化。

2. 新合成的介质

（1）白三烯（leukotrienes，LTs）　是引起Ⅰ型超敏反应晚期反应的主要介质，能导致支气管平滑肌强烈而持久的收缩；还能导致毛细血管扩张、通透性增加；腺体分泌增加。

（2）前列腺素 D2（PGD2）　能刺激支气管平滑肌收缩，血管扩张、通透性增加。

（3）血小板活化因子（platelet activating factor，PAF）　能凝聚和活化血小板使之释放组胺、5-羟色胺等血管活性胺类物质，参与Ⅰ型超敏反应的晚期反应。

（4）细胞因子　包括 IL-1、IL-3、IL-5、IL-10、TNF-α、TGF-β、GM-CSF 等，它们能发挥不同的生物学效应，促进Ⅰ型超敏反应的发生。

二、发生机制

Ⅰ型超敏反应的发生过程可分为三个阶段。

（一）致敏阶段

变应原初次进入机体，刺激 B 细胞产生大量 IgE。IgE 通过其 Fc 段结合于肥大细胞和嗜碱性粒细胞表面的 FcεRⅠ，使机体处于致敏状态。表面结合有特异性 IgE 的肥大细胞和嗜碱性粒细胞，称为致敏肥大细胞和致敏嗜碱性粒细胞（致敏靶细胞）。通常致敏状态可维持数月甚至更长。若长期不接触相应变应原，致敏状态可逐渐消失。

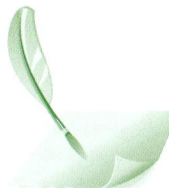

（二）发敏阶段

相同变应原再次进入已致敏的机体，可迅速与致敏肥大细胞或嗜碱性粒细胞表面的 IgE 特异性结合。只有变应原与致敏细胞表面的 2 个或 2 个以上相邻的 IgE 抗体结合，与 FcεR Ⅰ交联形成复合物，即 Fc 受体发生桥联，细胞才能活化。活化的细胞开始脱颗粒释放多种生物学活性介质，包括组胺、白三烯、激肽原酶、前列腺素 D2、血小板活化因子等（图36 – 1）。

图 36 – 1　活化的肥大细胞或嗜碱性粒细胞释放生物学介质示意图

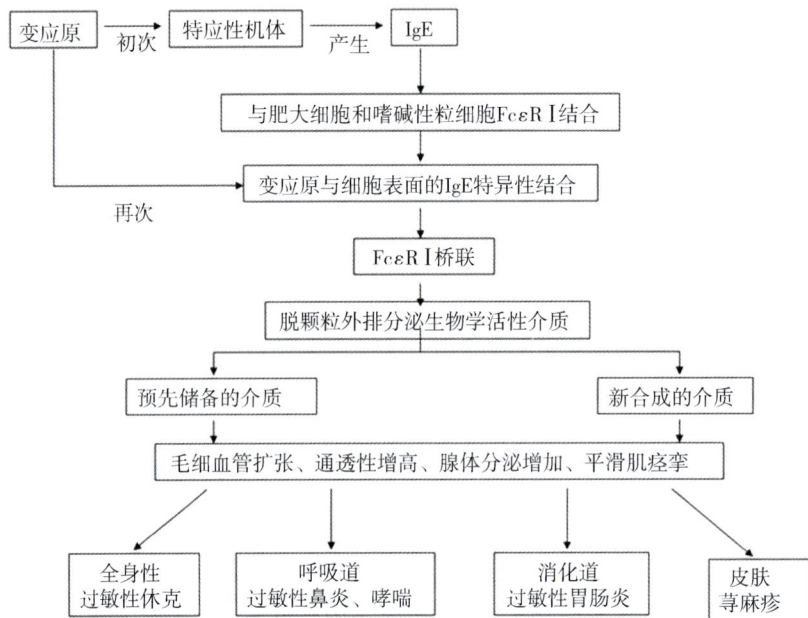

（三）效应阶段

生物学活性介质作用于效应组织和器官，引起毛细血管扩张、通透性增加，腺体分泌增加，平滑肌收缩等病理变化，出现以生理功能紊乱为主要表现的局部或全身的超敏反应（图36 – 2）。

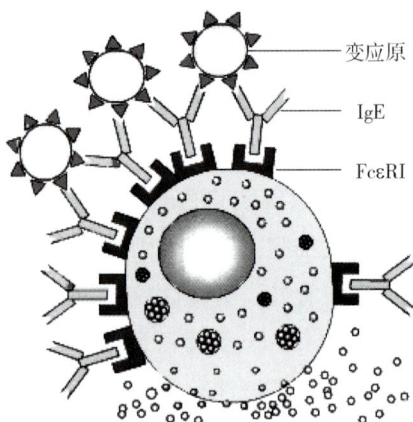

图 36 – 2　Ⅰ型超敏反应发生机制示意图

Ⅰ型超敏反应根据反应发生的快慢和持续时间的长短可分为即刻/早期反应和晚期反应两种。即刻/早期反应常在接触变应原后数秒钟内发生，持续数小时，主要由组胺、前列腺素等引起。晚期反应往往发生在接触变应原后 4~6 小时，可持续数天或更长时间。晚期反应引起的是以嗜酸性粒细胞、中性粒细胞、嗜碱性粒细胞、巨噬细胞等浸润为主的炎症反应。

三、临床常见疾病

（一）过敏性休克

过敏性休克是最严重的Ⅰ型超敏反应，多于再次注射药物或抗毒素血清后数秒至数分钟内发生。患者出现胸闷、气急、呼吸困难、面色苍白、出冷汗、手足发凉、脉搏细速，

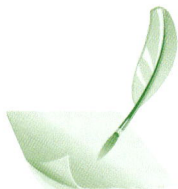

甚至血压下降、意识障碍或昏迷。严重者若抢救不及时可致死亡。

1. 药物过敏性休克 最常见为青霉素所引发，此外链霉素、头孢菌素、普鲁卡因等也可引起。青霉素分子量小，本身无免疫原性，但其降解产物（青霉噻唑醛酸、青霉烯酸等）可与体内组织蛋白结合成为完全抗原，可刺激机体产生特异性抗体 IgE，使肥大细胞和嗜碱性粒细胞致敏。当机体再次接触青霉素时发生过敏反应，重者可发生过敏性休克甚至死亡。青霉素在弱碱性溶液中，易形成青霉烯酸，因此使用青霉素应临用前配制，放置 2 小时后不宜使用。少数人初次注射青霉素时也会发生过敏性休克，这可能是由于曾使用过被青霉素污染的医疗器械或吸入空气中的青霉菌孢子等所致。

2. 血清过敏性休克 临床上使用动物免疫血清如破伤风抗毒素、白喉抗毒素进行治疗或紧急预防时，也可引发过敏性休克，可能与患者曾经注射过相同的动物血清制剂使机体处于致敏状态有关。

（二）呼吸道过敏反应

过敏性哮喘和过敏性鼻炎是最常见的呼吸道过敏反应。常因吸入花粉、真菌、尘螨、毛屑等变应原或呼吸道病原微生物感染引起。

（三）消化道过敏反应

少数人食入鱼、虾、蛋、奶、蟹等食物后，可发生过敏性胃肠炎，出现恶心、呕吐、腹痛、腹泻等症状，严重时也可出现过敏性休克。患者与胃肠道黏膜表面 SIgA 含量明显减少和蛋白水解酶缺乏可能与消化道过敏反应有关。

（四）皮肤过敏反应

主要包括荨麻疹、湿疹和血管神经性水肿。多由药物、食物、肠道寄生虫或冷热刺激等引起。

四、防治原则

（一）远离变应原

查明变应原、避免再次接触是预防 I 型超敏反应的最有效方法。

1. 询问过敏史 通过询问过敏史寻找可疑变应原，明确变应原后避免接触。

2. 皮肤试验 皮肤试验是临床检测变应原最常用的方法。通常是将容易引起过敏反应的药物、生物制品或其他可疑变应原稀释后（青霉素 25U/ml、抗毒素血清 1：100、花粉 1：10000、尘螨 1：100000），取 0.1 ml 在受试者前臂内侧做皮内注射，15～20 分钟后观察结果。若注射局部出现红晕，风团直径 ＞ 1cm 为皮试阳性。青霉素皮试阳性者忌用青霉素，应改用其他抗生素。抗毒素皮试阳性者可行脱敏注射。

（二）脱敏疗法

1. 异种免疫血清脱敏疗法 抗毒素皮试阳性但又必须使用者，可采用小剂量、短间隔（20～30 分钟）、多次注射的方法进行脱敏治疗。其机制可能是小剂量变应原进入机体与有限数量致敏靶细胞上的 IgE 结合后释放的生物学活性介质数量少，不足以引起明显的临床症状，同时介质作用时间短，很快被灭活。因此短时间内连续多次注射，使致敏靶细胞分期分批脱敏，最终全部解除致敏状态。此时大剂量注射抗毒素血清就不会发生过敏反应。但是这种脱敏是暂时的，经一定时间后机体再次处于致敏状态。

2. 特异性变应原脱敏疗法 某些患者的变应原（如花粉、尘螨等）已被查明，但难以

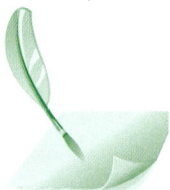

避免再接触，可采用小剂量、长间隔、反复多次皮下注射的方法进行脱敏治疗。其机制可能是通过改变变应原进入机体途径，诱导机体产生大量特异性 IgG 类抗体，降低了 IgE 抗体应答。另外 IgG 类抗体可与致敏靶细胞上的 IgE 竞争结合相应变应原，从而阻断变应原与致敏靶细胞结合。因此这种 IgG 抗体又称封闭抗体。

案例 某人因上呼吸道感染需静脉注射青霉素，皮试阴性，在注射 30 分钟后，患者出现胸闷、气急、呼吸困难、面色苍白、出冷汗、手足发凉、脉搏细速、血压下降、意识障碍等症状。

问题与思考：

试问可能是哪种疾病？发生机制是什么？如何治疗？

（三）药物防治

1. 抑制生物学活性介质合成和释放的药物 ①色甘酸钠可稳定细胞膜，阻止致敏靶细胞脱颗粒释放生物学活性介质。②阿司匹林为环氧合酶抑制剂，可抑制前列腺素 D2 等介质合成。③肾上腺素、异丙肾上腺素和前列腺素 E 可通过激活腺苷酸环化酶，促进环腺苷酸（cAMP）合成；而甲基黄嘌呤和氨茶碱可抑制磷酸二酯酶的活化，阻止 cAMP 的分解。这两类药物均可使细胞内 cAMP 浓度升高，抑制致敏靶细胞脱颗粒释放生物学活性介质。

2. 生物学活性介质拮抗药物 苯海拉明、氯苯那敏（扑尔敏）、异丙嗪、赛庚啶等抗组胺药，可通过与组胺竞争结合效应器官细胞膜上的组胺受体而发挥抗组胺的作用；阿司匹林可拮抗缓激肽；多根皮苷酊磷酸盐可拮抗白三烯。

3. 改善效应器官反应性的药物 肾上腺素不仅可解除支气管平滑肌痉挛，还可使外周毛细血管收缩而升高血压，因此在抢救过敏性休克时具有重要作用；葡萄糖酸钙、氯化钙、维生素 C 等不仅可以解痉，还可降低毛细血管通透性和减轻皮肤黏膜的炎症反应。

> **考点提示**
>
> I 型超敏反应的发生机制、常见疾病及防治原则。

第二节　II 型超敏反应

II 型超敏反应是由 IgG 和 IgM 类抗体与靶细胞表面抗原结合后，在补体、吞噬细胞和 NK 细胞的参与下引起以细胞溶解或组织损伤为主要病理改变的病理性免疫应答。

一、发生机制

（一）靶细胞及其表面抗原

正常组织细胞、改变的自身组织细胞和被抗原或抗原表位结合的自身组织细胞，均可成为 II 型超敏反应攻击杀伤的靶细胞。靶细胞表面抗原包括：①正常细胞表面的同种异型抗原，如 ABO 血型抗原、HLA 抗原；②异嗜性抗原，如链球菌与肾小球基膜、关节滑膜之间的共同抗原；③改变或修饰的自身抗原；④外源性抗原结合在自身组织细胞表面形成的抗原抗体复合物。

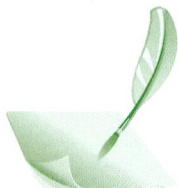

(二) 靶细胞损伤

参与Ⅱ型超敏反应的抗体主要是 IgG 和 IgM。针对靶细胞表面抗原的抗体通过与补体和效应细胞（巨噬细胞、中性粒细胞和 NK 细胞）相互作用，杀伤靶细胞（图 36-3）。主要途径有以下 3 条：①活化补体：抗体与靶细胞表面抗原结合后，可通过激活补体经典途径，形成膜攻击复合物而溶解靶细胞。②调理作用：抗体与补体都可通过与吞噬细胞表面相应的受体结合而发挥调理作用，促进吞噬细胞吞噬靶细胞。③ADCC 作用：IgG 抗体与靶细胞表面抗原特异性结合后，其 Fc 段与 NK 细胞表面 Fc 受体结合，从而介导 ADCC 作用而杀伤靶细胞。

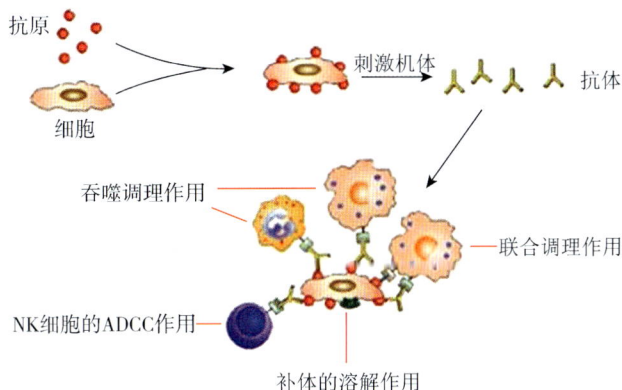

图 36-3　Ⅱ型超敏反应发生机制示意图

二、临床常见疾病

1. 输血反应　多发生于 ABO 血型不符的输血。如将 A 型供血者的血液误输给 B 型受血者，则 A 型红细胞表面的 A 抗原与 B 型受血者血清中的天然存在的抗 A 抗体（IgM）特异性结合，从而激活补体，导致红细胞溶解破坏，出现溶血反应。

2. 新生儿溶血症　多由母子间 Rh 血型不符引起。Rh⁻ 的母亲由于输血、流产、分娩等原因接受红细胞表面 Rh⁺ 抗原刺激后，产生抗 Rh 抗体（IgG 类）。在此情况下再次妊娠，且胎儿血型为 Rh⁺ 时，母体内的抗 Rh 抗体通过胎盘进入胎儿体内，并与胎儿红细胞 Rh 抗原结合，激活补体，导致胎儿红细胞溶解破坏，引起流产或新生儿溶血症。对初产妇在分娩后 72 小时内注射抗 Rh 抗体，可即时清除进入母体内的 Rh⁺ 红细胞，从而有效预防再次妊娠时发生新生儿溶血症。母子间 ABO 血型不符引起的新生儿溶血症也很常见，但症状较轻，目前尚无有效的预防方法。

3. 自身免疫性溶血性贫血　服用甲基多巴类药物，或感染流感病毒、EB 病毒等，可使红细胞膜成分发生改变，从而刺激机体产生自身抗体而引起自身免疫性溶血性贫血。

4. 药物过敏性血细胞减少症　青霉素、磺胺类药、安替比林、奎尼丁、非那西丁、氯丙嗪和司腾勃龙（司眠脲）等药物半抗原能与血细胞膜蛋白或血浆蛋白结合成为完全抗原，从而刺激机体产生特异性抗体。抗体、药物半抗原和血细胞相互作用，可引起药物性溶血性贫血、粒细胞减少症或血小板减少性紫癜。

5. 肺出血肾炎综合征　又称为 Goodpasture 综合征。由于某些病毒感染造成基膜损伤，患者产生针对基膜抗原的自身 IgG 类抗体。而肺泡基膜和肾小球基膜之间存在共同抗原。

此种自身抗体可与两处的基膜结合，激活补体或通过调理作用，导致肺出血和肾炎。

6. 甲状腺功能亢进 又称 Graves 病。该病患者体内可产生针对甲状腺细胞表面促甲状腺素（thyrotropin，TSH）受体的自身抗体。该种抗体与甲状腺细胞表面的 TSH 受体结合后，刺激甲状腺细胞合成分泌大量甲状腺素，从而引起甲状腺功能亢进。

> **考点提示**
> Ⅱ型超敏反应的发生机制及常见疾病。

第三节　Ⅲ型超敏反应

Ⅲ型超敏反应主要由 IgG、IgM、IgA 介导，因中等大小的可溶性免疫复合物沉积在局部或全身多处毛细血管基膜后，激活补体，在肥大细胞、嗜碱性粒细胞、中性粒细胞及血小板等的参与下，引起以充血水肿、局部坏死和中性粒细胞浸润为主的炎症反应和组织损伤。

一、发生机制

（一）可溶性免疫复合物形成与沉积

存在于血循环中的可溶性抗原与相应的 IgG、IgM 或 IgA 类抗体结合，可形成抗原-抗体复合物，即免疫复合物（immune complex，IC）。正常情况下，免疫复合物的形成有利于机体对抗原异物的清除，如大分子免疫复合物可被单核-巨噬细胞吞噬、清除，小分子免疫复合物可被肾小球滤过排出。但是，若机体清除免疫复合物的能力降低，导致中等大小的可溶性免疫复合物不能有效地被清除，可长期存在于血循环中，在血管内血压较高、形成涡流的肾小球基膜、关节滑膜等处沉积，引起炎症反应和组织损伤（图 36-4）。

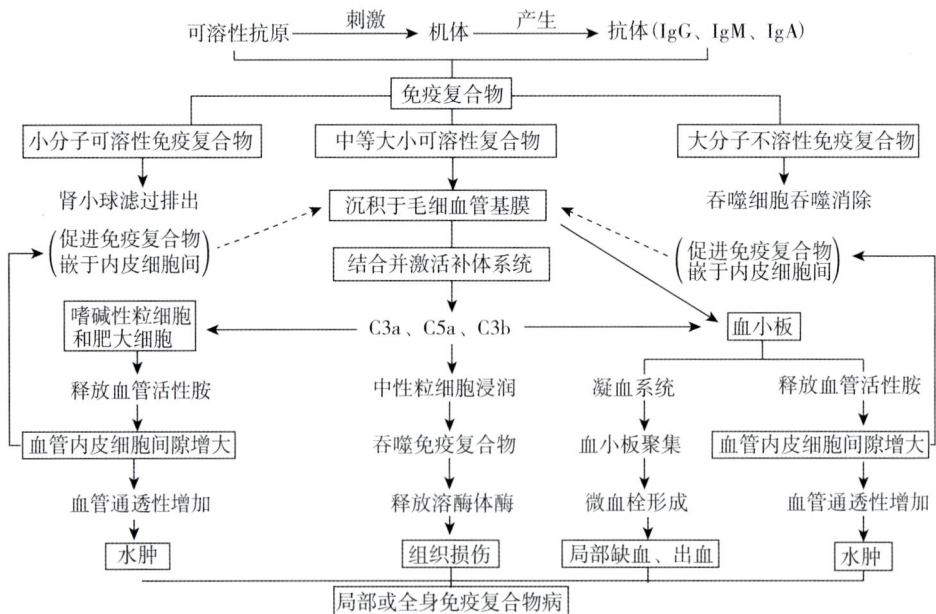

图 36-4　Ⅲ型超敏反应发生机制示意图

（二）免疫复合物沉积引起的组织损伤

1. 补体的作用　免疫复合物通过经典途径激活补体，产生 C3a、C5a 等，能使肥大细胞或嗜碱性粒细胞释放组胺等活性介质，导致局部毛细血管通透性增高，引起渗出增多、局部水肿，组织细胞溶解破坏。同时，C3a、C5a 还能趋化中性粒细胞在免疫复合物的沉积部位聚集，进一步加重组织损伤。

2. 中性粒细胞的作用　聚集的中性粒细胞在吞噬免疫复合物的同时，还释放蛋白酶、胶原酶、弹性纤维酶、碱性蛋白酶等多种溶酶体酶，导致血管基膜和周围组织的损伤。

3. 血小板的作用　肥大细胞或嗜碱性粒细胞活化释放的血小板活化因子（PAF）可使血小板聚集、活化，形成血栓，导致局部出血、坏死；还可产生血管活性胺类物质，引起局部水肿、出血和坏死。

二、临床常见疾病

（一）局部免疫复合物病

1. Arthus 反应　1903 年 Arthus 发现给家兔多次皮下注射马血清后，注射局部可出现红肿、出血和坏死等剧烈炎症反应。此种现象被称为 Arthus 反应。

2. 类 Arthus 反应　胰岛素依赖性糖尿病患者在局部反复注射胰岛素后，体内产生相应 IgG 类抗体，再次注射胰岛素时可在局部出现水肿、出血和坏死等与 Arthus 反应类似的局部炎症反应。

（二）全身免疫复合物病

1. 血清病　通常是在初次大剂量注射抗毒素马血清后 7～14 天发生，患者出现发热、皮疹、关节肿痛、淋巴结肿大、一过性蛋白尿等主要临床表现。原因是初次注入大量异种蛋白，可刺激机体生成少量抗体，后者与尚未被清除的抗毒素结合，形成可溶性免疫复合物所致。此外，大剂量使用青霉素、磺胺类药等也可出现血清病样反应。

2. 链球菌感染后肾小球肾炎　常见于 A 族溶血性链球菌感染 2～3 周后。原因是抗链球菌抗体与相应链球菌可溶性抗原结合形成免疫复合物，沉积于肾小球基膜上，引起免疫复合物型肾炎。此外，在葡萄球菌、肺炎链球菌、乙型肝炎病毒或疟原虫感染后也可发生。

3. 类风湿关节炎　发病机制尚不完全清楚。可能与病毒或支原体持续感染有关。病毒或支原体及其代谢产物能使 IgG 发生变性，刺激机体产生抗变性 IgG 的自身抗体。这类自身抗体以 IgM 为主，临床上称为类风湿因子（rheumatoid factor，RF）。当自身变性 IgG 与 RF 结合时形成循环免疫复合物，反复沉积于小关节滑膜时即可引起类风湿关节炎。

4. 系统性红斑狼疮（systemic lupus erythematosus，SLE）　SLE 好发于女性，原因不明。患者体内会出现多种自身抗体，如抗核抗体、抗线粒体抗体等。自身抗体与自身相应成分形成的 IC 沉积在全身各处血管基膜，导致全身多器官病变。

> **考点提示**
> Ⅲ型超敏反应的常见疾病。

第四节　Ⅳ型超敏反应

Ⅳ型超敏反应是由 T 细胞介导的、引起以单核细胞浸润和组织损伤为主要特征的炎症

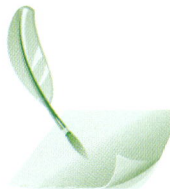

反应。此型超敏反应发生较慢，通常在接触相同抗原 24～72 小时后出现反应，与抗体和补体无关，故又称为迟发型超敏反应。

一、发生机制

（一）T 细胞致敏

引起Ⅳ型超敏反应的抗原主要有胞内寄生菌、病毒、寄生虫和一些化学物质。这些抗原物质经抗原提呈细胞（APC）摄取、加工处理成抗原肽 - MHC Ⅰ/Ⅱ类分子复合物，表达于 APC 表面，供抗原特异性的 T 细胞识别，并使其活化、增殖、分化为效应 T 细胞，或称致敏 T 细胞。效应 T 细胞主要为 CD4 $^+$ Th1 细胞和 CD8 $^+$ CTL 细胞。

（二）T 细胞介导炎症反应和组织损伤

1. Th1 细胞介导的炎症反应和组织损伤　效应 Th1 细胞与抗原识别结合后活化，释放多种细胞因子，如 IFN - γ、TNF - β、IL - 2、IL - 3、GM - CSF 等。这些细胞因子通过相应的途径引起炎症反应和组织损伤。

2. CTL 细胞介导的细胞毒作用　效应 CTL 细胞识别靶细胞表面特异性抗原后活化，通过释放穿孔素、颗粒酶或 FasL/Fas 途径，引起靶细胞溶解或凋亡（图 36 - 5）。

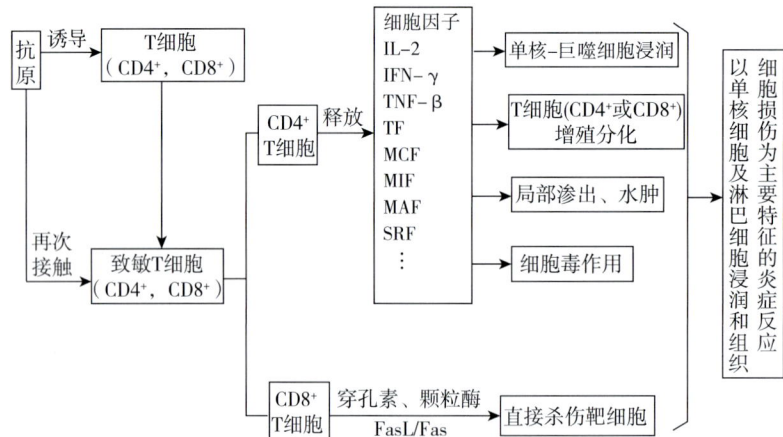

图 36 - 5　Ⅳ型超敏反应发生机制示意图

二、临床常见疾病

1. 感染性迟发型超敏反应　多见于胞内病原体感染，如结核分枝杆菌、麻风分枝杆菌、病毒、真菌或寄生虫。机体抵抗胞内感染的病原体主要依靠细胞免疫，但在清除病原体或阻止病原体扩散的同时，也可导致组织炎症损伤。如肺结核患者出现肺空洞、干酪样坏死；麻风、血吸虫病患者形成的肉芽肿都是迟发型超敏反应导致的。

2. 接触性皮炎　某些个体接触油漆、染料、化妆品、农药或某些药物后，可发生接触性皮炎，导致局部皮肤出现红肿、皮疹、水疱，严重者可出现剥脱性皮炎。皮肤症状一般在接触抗原 24 小时后出现，48～96 小时达高峰。

超敏反应根据发生机制分为四型，但临床实际情况是复杂的。有些超敏反应性疾病可由多种免疫损伤机制引起。同一抗原在不同条件下可引起不同类型的超敏反应。如链球菌感染后肾小球肾炎可由

考点提示

Ⅳ型超敏反应的常见疾病。

Ⅱ型和Ⅲ型超敏反应引起；又如青霉素除了诱发Ⅰ型超敏反应出现过敏性休克外，还能通过Ⅱ、Ⅲ、Ⅳ型超敏反应机制诱发不同病症。

练习题

扫码"练一练"

一、A₁型题

1. 不是Ⅰ型超敏反应特点的是
   - A. IgE 介导
   - B. 发生速度快
   - C. 有明显个体差异
   - D. 引起功能紊乱
   - E. 造成严重组织细胞损伤

2. 不参与Ⅰ型超敏反应的细胞是
   - A. 嗜碱性粒细胞
   - B. 肥大细胞
   - C. 浆细胞
   - D. 中性粒细胞
   - E. 嗜酸性粒细胞

3. 属于Ⅰ型超敏反应的疾病是
   - A. 血清病
   - B. 过敏性休克
   - C. 免疫复合物性肾小球肾炎
   - D. 类风湿关节炎
   - E. 感染性迟发型超敏反应

4. 如遇一位异种动物血清过敏者（仍需注破伤风抗毒素）应当如何处理
   - A. 停止注射
   - B. 用色甘酸钠后再注射
   - C. 少量多次注射
   - D. 一次性皮下注射
   - E. 与肾上腺素同时注射

5. 补体、中性粒细胞、血小板共同参与的超敏反应类型是
   - A. Ⅰ型
   - B. Ⅱ型
   - C. Ⅲ型
   - D. Ⅳ型
   - E. 以上均不对

6. 有补体参与的变态反应性疾病是
   - A. 支气管哮喘
   - B. 青霉素引起的休克
   - C. 粒细胞减少症
   - D. 剥脱性皮炎
   - E. 荨麻疹

7. 属于Ⅱ型超敏反应的疾病是
   - A. 血小板减少性紫癜
   - B. 血清病
   - C. SLE
   - D. 过敏性鼻炎
   - E. 荨麻疹

8. 属于Ⅲ型超敏反应性疾病的是
   - A. 过敏性溶血性贫血
   - B. SLE
   - C. 过敏性鼻炎
   - D. 结核
   - E. 青霉素引起的过敏性休克

9. 糖尿病患者反复注射胰岛素在注射局部出现红肿、出血、坏死等炎症反应，应是
   - A. 类风湿关节炎
   - B. 类 Arthus 反应
   - C. 血清病
   - D. 免疫复合物型肾小球肾炎
   - E. SLE

10. 使用化妆品后 24 小时出现面部水肿、渗出、痒痛，应属于

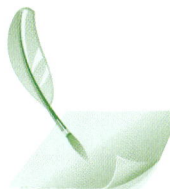

A. Ⅰ型变态反应　　　　　　B. Ⅱ型变态反应　　　　　　C. Ⅲ型变态反应

D. Ⅳ型变态反应　　　　　　E. 以上都不是

二、简答题

1. 以青霉素过敏性休克为例，阐述Ⅰ型超敏反应的发生机制及防治原则。

2. 在Ⅱ型和Ⅲ型超敏反应性疾病发生过程中，其参与因子有何异同?

（夏　菁）

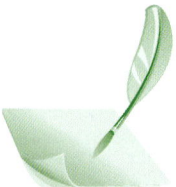

免疫缺陷病与自身免疫性疾病

扫码"学一学"

第一节　免疫缺陷病

免疫缺陷病（immunodeficiency disease，IDD）是免疫系统先天发育不全或后天损害而使免疫细胞的发育、增殖、分化和代谢异常，并导致机体免疫功能降低或出现缺陷所表现出的临床综合征。

按发病原因不同，免疫缺陷病分为原发性免疫缺陷病（primary immunodeficiency disease，PIDD）和获得性免疫缺陷病（acquired immunodeficiency disease，AIDD）两大类。

扫码"看一看"

一、原发性免疫缺陷病

原发性免疫缺陷病是由于免疫系统遗传基因异常或先天性发育障碍而致免疫功能不全引起的疾病。根据所累及的免疫细胞或免疫分子，分为适应性免疫缺陷病（如 B 细胞缺陷病、T 细胞缺陷病、联合免疫缺陷病）和固有免疫缺陷病（如补体缺陷病和吞噬细胞缺陷病）（表 37 - 1）。

表 37 - 1　常见原发性免疫缺陷病发病机制及遗传方式

分类	代表性疾病	发病机制	遗传方式
B 细胞缺陷病	X - 性联无丙种球蛋白血症	Btk 缺陷	XL
	X - 性联高 IgM 综合征	CD40L 缺陷	XL
	选择性 IgA 缺乏综合征	不明	AR 或 AD
T 细胞缺陷病	DiGeorge 综合征	胸腺发育不全	AD
	T 细胞信号转导缺陷	CD3ε 或 γ 链基因缺陷	不明
联合免疫缺陷病	严重联合免疫缺陷（SCID）	X - 性联 SCID	XL
	Wiskott - Aldrich 综合征（WAS）	γ 链缺陷	XL
		ADA 缺陷	
		PNP 缺陷	
		MHC Ⅱ类基因启动子缺陷	
		WASP 基因缺陷	

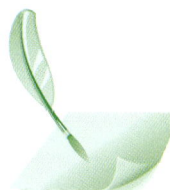

分类	代表性疾病	发病机制	遗传方式
补体缺陷病	补体固有成分缺陷 阵发性夜间血红蛋白尿 遗传性血管神经性水肿	补体固有成分缺陷 pig-α 基因缺陷 C1NH 缺陷	AR AD
吞噬细胞缺陷病	慢性肉芽肿病 白细胞黏附缺陷病	cyt p91^{phox} 缺陷 cyt p67^{phox} 缺陷 cyt p22^{phox} 缺陷 整合素 β2 缺陷	XL AR AR AR

注：AR：常染色体隐性遗传；AD：常染色体显性遗传；XL：性联遗传；cyt：细胞溶质蛋白。

二、获得性免疫缺陷病

获得性免疫缺陷病是指由于某些后天因素造成的、继发于某些疾病或使用药物后产生的免疫缺陷病。

获得性免疫缺陷病的常见诱发因素有两类。

1. 感染 某些病毒、细菌和寄生虫感染，均可不同程度地影响机体免疫系统，导致获得性免疫缺陷病。导致免疫缺陷病的常见病原微生物有：HIV、麻疹病毒、风疹病毒、巨细胞病毒、EB 病毒以及结核分枝杆菌、麻风分枝杆菌等。

2. 非感染因素

（1）恶性肿瘤 免疫系统肿瘤如霍奇金病（Hodgkin disease，HD）、骨髓瘤等能进行性损伤患者免疫系统，导致免疫功能障碍。

（2）营养不良 是引起获得性免疫缺陷病的常见因素。

（3）医源性免疫缺陷 长期应用免疫抑制剂、某些抗生素及放射性损伤等均可引起免疫缺陷。

三、免疫缺陷病的主要临床特征

免疫缺陷病的临床表现复杂多样，主要临床表现的共同特征如下。

1. 感染 IDD 患者对各种病原体的易感性增加，易发生反复感染且难以控制，往往是造成死亡的主要原因。尤其是条件致病微生物所致的感染比例最高。感染的性质主要取决于免疫缺陷的类型，如体液免疫缺陷、吞噬细胞和补体缺陷导致的感染，主要由化脓性细菌如葡萄球菌、链球菌和肺炎链球菌等引起；细胞免疫缺陷导致的感染主要由病毒、真菌、胞内寄生菌和原虫引起。

2. 恶性肿瘤 PIDD 患者尤其是细胞免疫缺陷者，恶性肿瘤的发病率比同龄正常人群高 100～300 倍，以白血病和淋巴系统肿瘤等居多。

3. 自身免疫病 PIDD 有高度伴发自身免疫性疾病的倾向，正常人群自身免疫病的发病率为 0.001%～0.01%，而免疫缺陷者可高达 14%，以系统性红斑狼疮、类风湿关节炎和恶性贫血等多见。

4. 遗传倾向 多数 PIDD 有遗传倾向性，约 1/3 为常染色体遗传，1/5 为性染色体隐性遗传。15 岁以下 PIDD 患者多为男性。

四、免疫缺陷病的治疗原则

免疫缺陷病的基本治疗原则是：尽可能减少感染并及时控制感染；通过过继免疫细胞

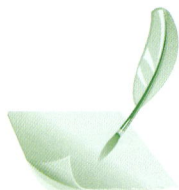

或移植免疫器官以替代受损或缺失的免疫系统组分。

1. 抗感染 应用抗生素治疗反复发作的细菌感染，并应用抗真菌、抗原虫、抗病毒药物治疗，以控制感染，缓解病情。

2. 免疫重建 通过造血干细胞移植以补充免疫细胞，重建机体免疫功能。目前已用于治疗 SCID、WAS、DiGeorge 综合征等疾病。

3. 基因治疗 某些原发性免疫缺陷病，如由于腺苷脱氨酶（ADA）或嘌呤核苷磷酸化酶（PNP）缺乏导致的联合免疫缺陷病、白细胞黏附缺陷病等，是单基因缺陷所致，通过基因治疗可获得良好疗效。

4. 免疫制剂 即补充各种免疫分子（免疫球蛋白、细胞因子）以增强机体免疫功能。例如，用混合 γ 球蛋白治疗抗体缺乏的免疫缺陷病，以维持免疫球蛋白缺乏症患者血清免疫球蛋白水平，有助于防止普通细菌感染；应用基因工程单克隆抗体可预防特异病原体感染，应用重组 IL-2 可增强 AIDS 患者免疫功能等。

> **考点提示**
>
> 免疫缺陷病的概念及特点。

第二节　自身免疫性疾病

正常情况下，机体的免疫系统对自身的组织细胞、成分不发生免疫应答，处于免疫耐受状态。然而，当这种自身免疫耐受状态被打破时，可发生自身免疫性疾病。自身免疫（autoimmunity）是指机体免疫系统对自身细胞或自身成分发生免疫应答。自身免疫存在于所有的个体。短时的自身免疫是普遍存在的，通常不引起机体持续性的病理损伤。

自身免疫性疾病（autoimmune disease，AID）是指机体免疫系统对自身细胞或自身成分发生免疫应答而导致机体出现病理改变和相应临床症状的疾病。

一、自身免疫性疾病的特点

1. 患者血液中可检测到针对自身抗原的自身抗体和（或）自身反应性 T 淋巴细胞。

2. 自身抗体或自身反应性 T 淋巴细胞介导针对自身细胞或自身成分的病理性免疫应答，造成机体损伤或功能障碍。

3. 应用自身抗原或自身抗体可在动物体复制出具有相似病理变化的自身免疫模型，且通过血清和淋巴细胞转输可被动转移疾病。

4. 病情的转归与自身免疫反应强度密切相关，应用免疫抑制剂治疗有效。

5. 易反复发作，慢性迁延；有一定的遗传倾向，且与年龄和性别相关（老年、女性多见）。

二、自身免疫性疾病的分类及常见疾病

按病变组织涉及范围，自身免疫性疾病可分为器官特异性自身免疫性疾病和全身性自身免疫性疾病两大类（表 37-2）。

器官特异性自身免疫性疾病患者的病变一般局限于某一特定的器官，其产生原因是针对自身抗原的体液免疫和（或）细胞免疫通过效应机制损伤靶器官或腺体的细胞。此外，

某些自身抗体可通过对靶器官或腺体的正常的功能过度刺激或抑制而引发器官特异性自身免疫性疾病。

全身性自身免疫性疾病又称为系统性自身免疫性疾病，由针对多种器官和组织靶抗原的自身免疫反应引起，病变可见于多种器官和组织。

表37-2　人类的常见自身免疫性疾病

分类	常见自身免疫性疾病	发生机制
器官特异性自身免疫性疾病	桥本甲状腺炎	自身反应性T细胞引起
	毒性弥漫性甲状腺肿	自身抗体引起
	胰岛素依赖型糖尿病	自身反应性T细胞引起
	自身免疫性溶血性贫血	自身抗体引起
	重症肌无力	自身抗体引起
	风湿热	自身抗体引起
	肺出血肾炎综合征	自身抗体引起
全身性自身免疫性疾病	系统性红斑狼疮	免疫复合物引起
	类风湿关节炎	自身反应性T细胞、免疫复合物引起
	强直性脊柱炎	免疫复合物引起
	多发性硬化	自身反应性T细胞引起

三、自身免疫性疾病的发病机制

自身抗体和（或）自身反应性T淋巴细胞介导的对自身细胞或自身成分发生的免疫应答是自身免疫性疾病发生的原因。自身免疫性疾病实际上是由自身抗体、自身反应性T淋巴细胞，或二者共同引起的针对自身抗原的超敏反应性疾病，其发病机制和超敏反应的发病机制相同。

四、自身免疫性疾病发生的相关因素

目前对于启动自身免疫的确切原因仍不清楚，但下列因素与自身免疫性疾病的发生相关。

（一）抗原因素

1. 隐蔽抗原的释放　机体少数组织成分在正常情况下与免疫系统处于隔绝状态，这些组织成分被称为隐蔽抗原。如脑、眼球、甲状腺、睾丸、心肌和子宫等的成分。在免疫系统发育过程中，机体没有建立对这些组织的免疫耐受。出生后由于手术、外伤或感染等原因，隐蔽抗原释放出来，被免疫系统发现便能诱导相应的自身免疫应答，导致自身免疫性疾病发生。如因眼外伤释放的隐蔽抗原刺激机体产生特异性细胞毒T细胞，此效应细胞对健侧眼的细胞发动攻击，引发自身免疫性交感性眼炎。

2. 自身抗原的改变　物理、化学、药物、生物等因素可直接引起自身抗原改变，诱导自身应答，导致自身免疫性疾病。如青霉素、头孢菌素等小分子药物可吸附到红细胞上获得免疫原性，刺激人体产生自身抗体，引起药物诱导的自身免疫性溶血性贫血。

3. 共同抗原的存在　某些微生物与人体某些组织有相同或类似的抗原表位，这些外源性抗原进入人体后诱发的免疫应答可以针对微生物抗原，也能对人体自身相应的组织发生应答。例如A族链球菌与人的心肌细胞或肾小球基膜有共同抗原，所以在A族链球菌感染后容易发生风湿热或肾小球肾炎。

（二）免疫系统因素

MHC Ⅱ类分子的异常表达，调节性T细胞的功能失常，效应淋巴细胞的死亡障碍和淋

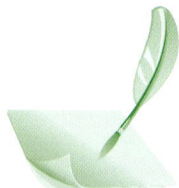

巴细胞的多克隆激活等免疫系统的异常因素与自身免疫性疾病的发生相关。

（三）遗传因素

1. 相关基因　遗传背景在一定程度上决定个体对自身免疫性疾病发生的易感性。某些带有特殊 HLA 抗原的人群容易发生自身免疫性疾病。如带有 HLA Ⅱ类分子 DR3 的人容易患重症肌无力、系统性红斑狼疮、胰岛素依赖型糖尿病；带有 HLA Ⅰ类分子 B27 的人容易患强直性脊柱炎。

2. 性别　女性发生多发性硬化和系统性红斑狼疮的可能性比男性大 10～20 倍。男性发生强直性脊柱炎的可能性约为女性的 3 倍。该易感性与性激素相关。

3. 年龄因素　自身免疫病多发生于老年人，可能与其胸腺功能低下或衰老导致免疫功能紊乱有关。

五、自身免疫性疾病的防治原则

1. 预防和控制微生物感染，谨慎使用药物　多种微生物可诱发自身免疫性疾病。控制微生物的持续性感染可降低某些自身免疫性疾病的发生率。要谨慎使用能引发自身免疫病的药物。

2. 应用免疫抑制剂　免疫抑制剂是治疗自身免疫性疾病的有效药物。如环孢素和他克莫司（FK－506）对多性疾种自身免疫性疾病的治疗有明显的临床疗效。糖皮质激素可通过抑制炎症反应减轻自身免疫性疾病的症状。

> **考点提示**
>
> 自身免疫性疾病的概念及特点。

3. 应用细胞因子及其受体的抗体或阻断剂　如 TNF－α 单克隆抗体和 IL－1 受体拮抗蛋白均对类风湿关节炎有明确的疗效。

4. 重建对自身抗原的免疫耐受。

练习题

一、A₁ 型题

1. 不属于免疫缺陷病临床表现的是
    A. 易发生自身免疫性疾病　　B. 易发生肿瘤　　　　　　　C. 具有遗传倾向
    D. 机体免疫功能正常　　　　E. 易发生反复感染

2. 确诊原发性免疫缺陷病最重要的指标是
    A. 白细胞计数和分类　　　　B. 各类 Ig 的检测
    C. T、B 及吞噬细胞的功能检测 D. 检测相关基因的缺陷
    E. 补体成分的检测

3. 选择性 IgA 缺陷症属于
    A. B 细胞缺陷病　　　　　　B. T 细胞缺陷病
    C. T、B 细胞联合免疫缺陷病　D. 吞噬细胞缺陷
    E. 补体缺陷病

4. 属于器官特异性自身免疫性疾病的是

扫码"练一练"

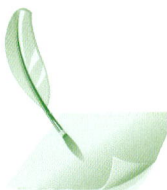

A. SLE   B. 全身性硬皮病   C. 多发性肌炎

D. 干燥综合征   E. 甲状腺功能亢进

5. 属于全身性自身免疫性疾病的是

A. 胰岛素依赖型糖尿病   B. 自身免疫性溶血性贫血   C. 重症肌无力

D. 类风湿关节炎   E. 风湿热

二、简答题

1. 简述免疫缺陷病的分类及其共同特点。

2. 简述自身免疫性疾病的概念、分类及特点。

（刘　琳）

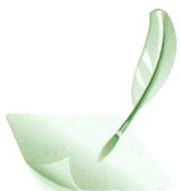

第三十八单元

肿瘤免疫 ◀••

扫码"学一学"

　　肿瘤是严重危害人类生命与健康的重大疾病。肿瘤细胞在突变过程中会出现新抗原，异常或过度表达抗原物质，这些抗原物质称为肿瘤抗原。肿瘤免疫学（tumor immunology）是研究肿瘤抗原的种类和性质、机体对肿瘤的免疫监视和免疫应答以及肿瘤的免疫逃逸的方式和机制、肿瘤的免疫诊断和免疫防治的科学。

第一节　肿　瘤　抗　原

一、肿瘤抗原产生的分子机制

　　目前认为肿瘤抗原产生的分子机制包括：①肿瘤癌变过程中新合成的蛋白质分子，正常蛋白质因基因突变或重排导致结构的改变；②糖基化等原因导致异常蛋白及其产物的出现；③隐蔽状态抗原表位的暴露；④胚胎抗原或分化抗原的异常表达；⑤异常聚集的多种膜蛋白分子。

二、肿瘤抗原的分类和特征

（一）根据肿瘤抗原特异性的分类

1. 肿瘤特异性抗原　肿瘤特异性抗原（tumor specific antigen，TSA）是指仅存在于某种肿瘤细胞而不存在于正常细胞的新抗原。机体的免疫系统把 TSA 识别为异己抗原，并对其产生体液免疫和（或）细胞免疫应答。目前人们已发现了多种肿瘤细胞的多种肿瘤特异性抗原。如 MAGE、BAGE、MART、gp100 是人黑色素瘤的肿瘤特异性抗原。肿瘤特异性抗原的不断发现对肿瘤的临床诊断有重大意义。

2. 肿瘤相关抗原　肿瘤相关抗原（tumor associated antigen，TAA）是指肿瘤细胞和正常细胞均可表达的抗原，只是其在肿瘤细胞中含量明显升高。此类抗原无严格肿瘤特异性，只表现出量的变化。肿瘤相关抗原典型的代表是甲胎蛋白（α-fetoprotein，AFP）和癌胚抗

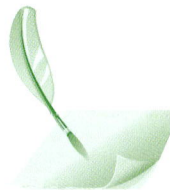

原（carcinoembryonic antigen，CEA）等胚胎抗原。

（二）根据肿瘤诱发因素的分类

1. 理化因素诱发的肿瘤抗原　物理或化学因素诱发的肿瘤所表达的肿瘤抗原特异性高而抗原性弱，而且同一化学或物理因素诱发的肿瘤，在不同宿主体内，甚至在同一宿主不同部位发生的肿瘤，各自具有不同的抗原性。这种特点使得该类肿瘤的免疫诊断和免疫治疗比较困难。

2. 病毒诱发的肿瘤抗原　某些肿瘤是由病毒感染引起的。例如 EB 病毒与 B 细胞淋巴瘤和鼻咽癌的发生有关，人乳头瘤病毒与宫颈癌的发生有关，HBV 和 HCV 与人原发性肝癌的发生有关，HTLV-1 与成人 T 细胞白血病的发生有关。病毒诱发的肿瘤抗原的特点是：凡是由同一种病毒诱发的不同类型肿瘤，无论其组织来源或动物种系如何，均可表达相同的抗原且抗原性较强。

3. 自发性肿瘤的抗原　自发性肿瘤是指一些无明确诱发因素的肿瘤，大多数人类肿瘤属于此类。该类抗原的特点类似于理化因素诱发的肿瘤抗原，各自具有独特的抗原性，很少具有交叉反应。但是，也有某些自发性肿瘤类似于病毒诱发的肿瘤，具有共同的抗原性。

4. 胚胎抗原　胚胎抗原是指在胚胎发育阶段由胚胎组织产生的正常成分，在胚胎发育后期减少，出生后仅极微量存留或逐渐消失。但是，当细胞癌变时此类抗原可重新合成而大量表达。胚胎抗原分为两种，一种是分泌性抗原，由肿瘤细胞产生和释放，如肝癌细胞产生的甲胎蛋白。另一种是肿瘤细胞高表达的膜抗原，与细胞膜结合疏松，容易脱落，如结肠癌细胞表达的癌胚抗原。

> **考点提示**
>
> 肿瘤抗原的概念、分类及意义。

第二节　机体抗肿瘤免疫效应

机体对肿瘤的免疫应答包括细胞免疫和体液免疫，固有免疫也参与抗肿瘤作用。一般认为细胞免疫在抗肿瘤免疫中发挥最主要作用，体液免疫仅在某些情况下起协同作用。

在控制免疫原性强的肿瘤细胞的生长中，CD8$^+$CTL 是抗肿瘤免疫的主要效应细胞。CD4$^+$Th1 细胞通过分泌 IL-2、IFN-γ 等细胞因子以及诱导和激活 CD8$^+$CTL，在抗肿瘤免疫应答中也起重要作用。

尽管肿瘤抗原可以诱导机体产生特异性抗体，并可通过激活补体系统、ADCC 等方式发挥抗肿瘤作用，但总体来说，在肿瘤患者体内自然产生的抗体并不是抗肿瘤免疫的重要效应分子。而且，在某些情况下，肿瘤特异性抗体反而会干扰细胞免疫的抗肿瘤作用。

对于大多数免疫原性强的肿瘤，适应性免疫应答是主要的，而对于免疫原性弱的肿瘤，固有免疫应答可能具有更重要的意义。参与抗肿瘤的固有免疫应答细胞包括巨噬细胞、NK、AST 细胞、NKT 细胞等。

第三节　肿瘤的免疫逃逸机制

虽然机体的免疫系统能对肿瘤细胞产生免疫应答，但是某些肿瘤能够逃避免疫系统的攻击，仍有一定比例的原发性肿瘤在宿主体内进行性生长，并易于转移和复发，甚至导致宿主死亡，这称为肿瘤的免疫逃逸。肿瘤的免疫逃逸机制相当复杂，尚不完全清楚，可能与下列因素有关。

一、肿瘤抗原免疫原性低下

某些肿瘤抗原即使正常细胞不存在，由于其免疫原性极弱，或与正常蛋白差异很小，无法诱导机体产生有效的抗肿瘤免疫应答。各种组织类型的肿瘤中，MHC Ⅰ类分子表达减少或缺失，可造成肿瘤细胞内抗原无法提呈，从而导致 CD8$^+$ CTL 无法识别和杀伤肿瘤细胞。另外，T 细胞活化除了需要通过 TCR 识别 MHC 分子提呈抗原肽产生的第一信号外，还需要 CD28 与 B7 等分子提供的共刺激信号。许多肿瘤细胞往往缺乏 B7 分子或其他黏附分子，无法为 T 细胞激活提供足够的第二信号，也就无法诱导有效的抗肿瘤免疫应答。

二、肿瘤细胞导致的免疫抑制

肿瘤细胞能通过分泌 TGF-β、IL-10 等细胞因子抑制抗原提呈细胞、T 细胞和固有免疫细胞的功能，导致宿主处于免疫抑制状态，从而在免疫应答的多个环节上抑制机体抗肿瘤免疫。

三、肿瘤细胞的"漏逸"

"漏逸"指的是由于肿瘤细胞生长过于迅速，超越了机体抗肿瘤免疫效应的限度，导致宿主不能有效地清除大量生长的肿瘤细胞。

四、肿瘤细胞的凋亡抵抗

肿瘤细胞可通过高表达多种抗凋亡分子（如 Bcl-2），不表达或弱表达 Fas 等凋亡诱导因子，从而抵抗细胞凋亡，逃避 CTL 的杀伤作用。

第四节 肿瘤的免疫诊断与治疗

扫码"看一看"

一、肿瘤的免疫诊断

1. 肿瘤抗原的检测 检测肿瘤抗原是目前肿瘤免疫诊断最常用的方法。例如癌胚抗原（CEA）的检测有助于结直肠癌的诊断，甲胎蛋白（AFP）的检测有助于原发性肝癌的诊断。

2. 肿瘤标记物的检测 目前对肿瘤细胞表面标记物的检测越来越重视，可通过流式细胞仪或免疫组化等技术手段进行检测。例如，对淋巴瘤和白血病细胞表面 CD 的检测有助于淋巴瘤和白血病的诊断和组织分型，为后续治疗提供有利线索。

二、肿瘤的免疫治疗

肿瘤的免疫治疗是应用免疫学的原理和方法，激发和增强机体的免疫功能，以达到控制和杀伤肿瘤细胞的目的。常将其作为手术、放疗、化疗等常规治疗后的一种辅助疗法。可提高肿瘤综合治疗的效果并有助于防止肿瘤转移和复发。

1. 肿瘤的非特异性免疫治疗 肿瘤的非特异性免疫治疗指的是应用一些免疫调节剂通

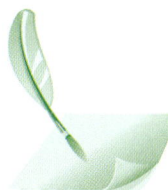

过非特异性地增强机体抗肿瘤免疫应答能力而达到杀伤肿瘤细胞的治疗方法。目前常用的非特异性免疫调节剂有卡介苗（BCG）、短小棒状杆菌、内毒素、脂质 A、海藻糖、胸腺肽、左旋咪唑等。

2. 肿瘤的主动免疫治疗　肿瘤的主动免疫治疗指的是给肿瘤宿主注射具有免疫原性的瘤苗，使宿主免疫系统产生针对肿瘤抗原的抗肿瘤免疫应答。常用的瘤苗有灭活的瘤苗、异构的瘤苗、抗独特型抗体的瘤苗等。该类方法有助于清除手术后残留的微小转移瘤和隐匿瘤，对预防肿瘤复发和转移有较好的效果。

3. 肿瘤的被动免疫治疗　肿瘤的被动免疫治疗指的是给机体输注抗体、细胞因子、免疫效应细胞等外源性的免疫效应物质，让其在体内发挥抗肿瘤作用。该类方法能比较快速地发挥治疗作用，且不依赖宿主本身的免疫功能状态。应用基因工程抗体治疗肿瘤是近年来最令人瞩目的进展之一，目前已有多种疗效确切的基因工程抗体广泛应用于临床。例如靶向抗原为人类表皮生长因子受体 - 2（HEGFR - 2）的基因工程抗体用于乳腺癌的治疗。另外，体内应用细胞因子不仅能增强机体的抗肿瘤免疫功能，而且可直接作用于肿瘤细胞发挥抗肿瘤作用。常用的细胞因子有 IL - 2、IFN、GM - CSF、IL - 4、IL - 6、IL - 12、TNF - α 等，其中 IL - 2 及 IFN - γ 应用最为广泛。

虽然目前已经建立了多种免疫治疗方法，但在临床应用时受到诸多因素的影响，其临床治疗的效果有待进一步提高。

练习题

扫码"练一练"

一、A₁ 型题

1. 关于肿瘤免疫的正确描述是
    A. 肿瘤抗原只存在于细胞表面
    B. 血清中抗甲胎蛋白抗体水平增高有助于原发性肝癌的诊断
    C. 血清中癌胚抗原水平增高有助于结肠癌的诊断
    D. 同种类型的肿瘤表达的肿瘤抗原相同
    E. HIV 与成人 T 淋巴细胞白血病的发病有关

2. 甲胎蛋白为
    A. 自身抗原　　　　　　　B. 异种抗原　　　　　　　C. 异嗜性抗原
    D. 肿瘤相关抗原　　　　　E. 肿瘤特异性抗原

3. 下列属于肿瘤特异性抗原的是
    A. 甲胎蛋白　　　　　　　B. 癌胚抗原　　　　　　　C. MAGE
    D. ABO 抗原　　　　　　　E. Rh 抗原

4. 在机体抗肿瘤免疫中发挥最主要作用的细胞是
    A. 巨噬细胞　　　　　　　B. 中性粒细胞　　　　　　C. NK 细胞
    D. T 细胞　　　　　　　　E. B 细胞

二、简答题

试述肿瘤抗原的分类及各类肿瘤抗原的主要特点。

（刘　琳）

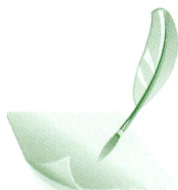

移植免疫

> **要点导航**
>
> **学习要点**
>
> 1. 掌握：移植的概念，移植排斥反应的类型。
> 2. 熟悉：同种异体移植排斥反应的机制。
> 3. 了解：移植的分类，移植排斥反应的防治原则。
>
> **技能要点**
>
> 能用移植排斥反应防治原则指导移植术后护理。

扫码"学一学"

扫码"看一看"

移植（transplantation）是指将异体（或自体）正常细胞、组织、器官置换病变的或功能缺损的细胞、组织、器官，以维持和重建机体生理功能。随着医学的发展，移植术已经成为治疗多种终末期疾病的重要手段。

根据移植物的来源不同，将移植分为 4 类：①自体移植：指移植物取自受者自身，不发生排斥反应；②同系移植：指遗传背景基本相似或完全相同的个体间移植，一般不发生排斥反应，如同卵双生子间的移植；③同种异体移植：指同种内遗传背景不同的个体间移植，目前临床上以此型居多，一般均发生排斥反应；④异种移植：指不同种属个体间的移植，移植后会发生严重的排斥反应。

第一节　同种异体移植排斥反应的机制

在不使用免疫抑制药物的情况下，同种异体间的器官移植一般均会发生排斥反应。排斥反应本质上是受者免疫系统对供者移植物抗原的免疫应答。

一、引起同种异体移植排斥反应的抗原

引起移植排斥反应的抗原称为移植抗原或组织相容性抗原。

（一）主要组织相容性抗原

能引起强烈排斥反应的抗原称为主要组织相容性抗原（MHC 抗原）。人类的 MHC 分子即为人类白细胞抗原（HLA）。

（二）次要组织相容性抗原

在供、受者 HLA 配型完全相同的情况下，发生的轻度、缓慢的移植排斥反应，与个体间存在的次要组织相容性抗原密切相关。

（三）其他参与移植排斥反应发生的抗原

1. 人 ABO 血型抗原　有广泛的组织分布性。主要分布在红细胞表面，也可表达于肝、

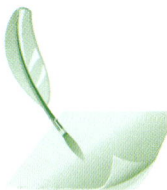

肾等组织细胞和血管内皮细胞表面。当受者血清中的血型抗体与移植物血管表面 ABO 抗原结合，通过激活补体而引起血管内皮细胞损伤和血管内凝血，导致超急性排斥反应的发生。

2. 组织特异性抗原 指特异性表达于某一器官、组织或细胞表面的抗原，属独立于 HLA 抗原和 ABO 血型抗原之外的一类抗原系统。如血管内皮细胞抗原和皮肤抗原。

二、同种异体移植排斥反应的效应机制

1. 细胞免疫损伤机制 细胞免疫是导致移植排斥反应中移植物组织细胞损伤的主要机制。在同种异体移植排斥反应中，CD4$^+$Th1 细胞是主要的效应细胞。CD4$^+$Th1 和巨噬细胞等释放多种细胞因子（如 IFN - γ、IL - 2 等），导致迟发型超敏反应，造成移植物组织损伤。此外，CD8$^+$CTL 细胞也可直接杀伤移植物细胞。

2. 体液免疫损伤机制 移植抗原特异性 CD4$^+$Th2 细胞被激活，可辅助 B 细胞活化并分化为浆细胞，分泌针对同种异型抗原的特异性抗体。抗体可通过调理作用、ADCC 及活化补体、损伤血管内皮细胞、血小板聚集和溶解移植物细胞等机制参与排斥反应。一般而言，除超急性排斥反应外，抗体在急性移植排斥反应中不发挥重要作用。

第二节　移植排斥反应的类型

移植术后，受者免疫系统识别移植物抗原并产生免疫应答，称为宿主抗移植物反应 （host versus graft reaction，HVGR）；移植物中免疫细胞识别受者组织抗原并产生免疫应答，称为移植物抗宿主反应（graft versus host reaction，GVHR）。前者见于一般器官移植，后者主要发生于骨髓移植或其他免疫细胞移植。

一、宿主抗移植物反应

根据排斥反应发生的时间、强度、发生机制和病理表现，可分为以下三种类型。

（一）超急性排斥反应

超急性排斥反应（hyperacute rejection）是移植器官在血液循环恢复后数分钟至24 小时内发生的不可逆转的排斥反应，见于反复输血、多次妊娠、长期血液透析或再次移植的个体。其原因是受者体内预先存在抗供者组织抗原的抗体，该类抗体随血液进入移植物，与移植物组织抗原结合，激发一系列免疫应答损伤，导致移植物发生不可逆性缺血、变性和坏死。免疫抑制药物治疗此类排斥反应效果不佳。

（二）急性排斥反应

急性排斥反应（acute rejection）是同种异体器官移植中最常见的一种排斥反应，一般在移植术后数天至 2 周出现，80% ~90% 发生于术后 1 个月内。其原因可能是残留于供者移植物内的抗原提呈细胞对受者机体的免疫系统提供最初的抗原性刺激。病理检查可见移植物组织中出现大量淋巴细胞和巨噬细胞浸润。此类排斥反应及早给予适当免疫抑制剂治疗，大多可或缓解。

（三）慢性排斥反应

慢性排斥反应（chronic rejection）发生于移植后数周、数月甚至数年。病程进展缓慢。正常组织结构的消失和纤维化是此类排斥反应的病理特点。慢性排斥反应的另一个病理特

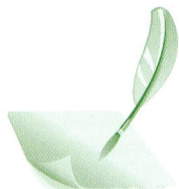

征是血管内皮细胞损伤，导致移植物血管破坏。慢性排斥反应的机制至今尚未完全阐明，移植脏器的功能衰退可能由免疫和非免疫两种机制造成。免疫学机制方面，CD4⁺T 细胞的活化及 IFN-8 等细胞因子的分泌可能发挥主要作用。非免疫学机制方面，与组织器官退行性变有关。此类排斥反应对免疫抑制剂不敏感，从而成为影响移植器官长期存活的主要原因。

二、移植物抗宿主反应

GVHR 是由移植物中的抗原特异性淋巴细胞识别宿主组织抗原而引起的一种排斥反应，发生后一般均难以逆转，导致移植失败，甚至威胁受者生命。主要见于骨髓移植后，此外胸腺、脾移植，以及新生儿接受大量输血时也可能发生。

GVHR 的发生与以下因素有关：①受者与供者间 HLA 抗原型别不符；②移植物中含有足够数量的免疫细胞，尤其是 T 细胞；③移植物受者处于免疫无能或免疫功能极度低下的状态。

骨髓移植患者由于接受骨髓移植后多伴有严重的免疫缺陷，主要发生 GVHR。GVHR 的严重程度和发生率与供、受者间 HLA 型别匹配的程度密切相关。

GVHR 的发生主要是骨髓移植物中成熟的 T 细胞，被宿主的异型组织相容性抗原所激活，增殖分化为效应 T 细胞，并随血循环在受者体内全身游走，对宿主的组织或器官发动免疫攻击。此外，细胞因子网络的失衡可能是造成 GVHR 组织损伤的重要原因。

案例 患者，男，50 岁，患未知病因的晚期尿毒症，2011 年 1 月起开始行血液透析，2011 年 5 月行肾移植手术，手术顺利。术后数天肾功能良好，用免疫抑制剂维持治疗。肾移植后一年，出现移植排斥反应。

问题与思考：

试问属于哪种移植排斥反应？发生机制是什么？

第三节 移植排斥反应的防治原则

移植排斥反应的防治很大程度上决定了器官移植术的成败。其主要原则是严格选择供者，抑制受者免疫应答，诱导移植免疫耐受以及移植后免疫监测等。

一、供者的选择

大量的研究表明，器官移植成败主要取决于供、受者间的组织相容性。因此，术前须进行一系列的检测，尽可能选择较理想的供者。

1. 红细胞血型检测 人红细胞血型抗原是一种重要的同种异型抗原，故供者的 ABO、Rh 血型抗原须与受者相同，或至少符合输血原则。

2. 受者血清中预存的细胞毒性抗 HLA 抗体检测 取受者血清和供者淋巴细胞进行交叉细胞试验，可检出受者血清中是否含有针对供者淋巴细胞的预存细胞毒性抗体，以防止超急性排斥反应发生。

3. HLA 分型 HLA 型别匹配程度是决定供者与受者之间的组织相容度的关键因素。不

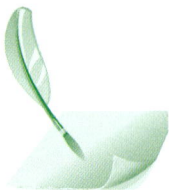

同的 HLA 基因座位的产物对移植排斥的影响各异。一般而言，HLA – DR 对移植排斥最为重要，其次为 HLA – B 和 HLA – A。

4. 交叉配型 为了避免组织相容性抗原配型中的遗漏，或由于某些同种异型抗原间的差异，应用目前的 HLA 分型技术尚难以检出，故有必要进行交叉配型，这在骨髓移植中尤为重要。

二、移植物的预处理

实质性脏器移植时，尽可能清除移植物中的过路细胞，有助于减轻或防止 GVHR 的发生。骨髓移植时预先清除骨髓移植物中的 T 细胞可预防 GVHR。

三、受者的预处理

某些情况下，为逾越 ABO 血型屏障而进行实质性脏器移植，有必要对受者进行预处理。其方法包括：术前给受者输注供者特异性血小板；借助血浆置换术去除受者体内的天然血型抗体；免疫抑制疗法；受者脾切除等。

四、免疫抑制疗法

同种异体移植术后一般均发生不同程度的排斥反应，所以免疫抑制疗法成为防治排斥反应的常规疗法。免疫抑制药物的种类包括化学类免疫抑制剂、生物类制剂和中草药类免疫抑制剂。免疫抑制疗法可有效地提高器官移植的成功率。

五、移植后的免疫监测

移植后对受者进行免疫监测，有助于早期诊断和监测排斥危象的出现，以便及时采取防治措施。临床常用监测指标包括：①淋巴细胞亚群百分比及功能监测；②免疫分子水平测定，如抗体、补体、细胞因子、HLA 分子及表面黏附分子等。

练习题

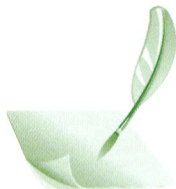

扫码"练一练"

一、A$_1$ 型题

1. 关于移植的分类不正确的是

    A. 自体移植   B. 同系移植   C. 同种移植

    D. 同种异体移植   E. 异种移植

2. 引起移植排斥反应最重要的抗原是

    A. Rh 血型抗原   B. ABO 血型抗原   C. 异嗜性抗原

    D. HLA 抗原   E. 变应原

3. 成人器官移植中最常发生 GVHR 的是

    A. 骨髓移植   B. 肾移植   C. 心脏移植

    D. 胸腺移植   E. 皮肤移植

4. 与同种异体移植物急性排斥反应关系最密切的细胞是

    A. NK 细胞   B. B 细胞   C. CD4$^+$T 细胞

    D. 肥大细胞   E. 嗜酸性粒细胞

5. 引起移植物抗宿主反应主要是由于

    A. 供体内预存有抗受体的 ABO 血型抗体

    B. 供体内预存有抗受体的 HLA Ⅰ类抗原的抗体

    C. 受体内预存有抗供体的 ABO 血型抗体

    D. 受体内有针对供体组织器官的 Tc 细胞

    E. 移植物中含有足够数量的免疫细胞

二、简答题

同种异体移植排斥反应的防治原则是什么？

（刘　琳）

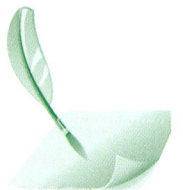

免疫学的临床应用

要点导航

学习要点

1. 掌握：人工主动免疫和人工被动免疫的概念、特点、用途，预防接种的程序。
2. 熟悉：死疫苗、减毒活疫苗、新型疫苗的特点，常用免疫学检测方法、原理、应用。
3. 了解：过继免疫治疗的特点与制剂，免疫增强剂和免疫抑制剂。

技能要点

能用预防接种知识指导护理工作。

第一节　免疫学防治

一、免疫预防

应用免疫学的方法使机体产生特异性免疫是预防传染病的主要措施。特异性免疫的获得有自然免疫和人工免疫两种方式。自然免疫主要指机体感染病原体后建立的特异性免疫，也包括胎儿或新生儿经胎盘或乳汁从母体获得抗体。人工免疫则是人为地使机体获得特异性免疫，是免疫预防的重要手段，包括人工主动免疫和人工被动免疫。

（一）人工主动免疫

人工主动免疫（artificial active immunization）是给机体接种疫苗，使之产生特异性免疫，从而预防感染的措施。习惯上将细菌性制剂、病毒性制剂以及类毒素等统称为疫苗（vaccine）。疫苗的基本要求是安全、有效、实用。人工主动免疫后产生的免疫力出现较慢，但维持时间较长，临床上主要用于疾病的预防。

1. 疫苗

（1）灭活疫苗（死疫苗）　灭活疫苗是用理化方法将病原微生物灭活后制备而成的制剂。由于死疫苗不能在机体内生长繁殖，要维持血清抗体水平，常需多次接种。常用的死疫苗有霍乱、伤寒、百日咳、流感、乙脑、狂犬病疫苗等。

（2）减毒活疫苗　减毒活疫苗是用减毒或无毒的活病原微生物制备而成的制剂。减毒活疫苗的免疫效果好，作用持久，一般只需接种一次。常用的减毒活疫苗有卡介苗及麻疹、风疹、脊髓灰质炎疫苗等。死疫苗与减毒活疫苗的比较见表40－1。

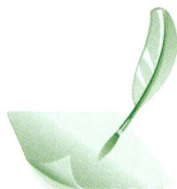

表 40 - 1　死疫苗与减毒活疫苗的比较

区别点	死疫苗	减毒活疫苗
制剂特点	死菌，强毒株	活菌，无毒或弱毒株
接种量及次数	量较大，2~3 次	量较小，1 次
保存及有效期	易保存，有效期约 1 年	不易保存，4℃数周
免疫效果	较低，维持数月至 2 年	较高，维持 3~5 年，甚至更长

（3）新型疫苗

①亚单位疫苗：是去除病原体中与激发保护性免疫无关甚至有害的成分，保留有效免疫成分而制成的疫苗。如乙型肝炎亚单位疫苗。

②合成肽疫苗：将人工合成的具有免疫保护作用的抗原肽结合到载体上，再加入佐剂而制成的疫苗。如目前正在研究的抗病毒和抗肿瘤疫苗。

③结合疫苗：是指将提取的细菌荚膜多糖成分与白喉类毒素结合制成的疫苗。如脑膜炎球菌疫苗。

④基因工程疫苗：是利用 DNA 重组技术制备的各种疫苗，属于第三代疫苗。包括重组抗原疫苗、重组载体疫苗、DNA 疫苗及转基因植物疫苗。

2. 类毒素　类毒素是用细菌的外毒素经 0.3%~0.4% 甲醛脱毒处理后制成的。类毒素虽失去毒性但保留免疫原性，接种机体后能诱导产生抗毒素。常用的类毒素有白喉、破伤风类毒素，这两种类毒素常与百日咳死疫苗混合制成白百破三联疫苗（DPT）。

（二）人工被动免疫

人工被动免疫（artificial passive immunization）是给机体输入抗体或细胞因子等制剂，以治疗或紧急预防的措施。输入这些免疫物质后，机体立即获得免疫力，但由于这些物质并非由接种者自己产生，故维持时间短暂，为 2~3 周。

1. 抗毒素　抗毒素是用外毒素或类毒素免疫动物制备的免疫血清，具有中和外毒素的作用。常用类毒素免疫马，待马体内产生高效价的抗毒素后，取其血清分离纯化精制而成。该制剂来自动物血清，对人来说是异种蛋白，使用时注意超敏反应的发生。常用的有白喉抗毒素、破伤风抗毒素等。

2. 人免疫球蛋白制剂　该类制剂是从混合血浆或胎盘血中分离免疫球蛋白制成。由于多数成人隐性或显性感染过某些常见传染病，血清中含有一定量的相应抗体，但因不同地区和人群的免疫状况不同，不同批号制剂所含的抗体种类和效价不尽相同。肌肉注射剂主要用于麻疹、甲型肝炎、丙型肝炎、脊髓灰质炎等疾病的预防。静脉注射剂须经特殊精制，主要用于原发性免疫缺陷病和慢性淋巴细胞性白血病、艾滋病等继发性免疫缺陷病的治疗。人特异性免疫球蛋白是用对某种病原体具有高效价抗体的血浆制备的，用于预防特定的病原体感染，如乙型肝炎免疫球蛋白。

考点提示

人工主动免疫与人工被动免疫的比较。

3. 细胞因子与单克隆抗体　细胞因子制剂与单克隆抗体制剂是近年来研制的新型免疫治疗剂，可望成为肿瘤、艾滋病等的有效治疗手段。

人工主动免疫与人工被动免疫的比较见表 40 - 2。

表 40 - 2　人工主动免疫与人工被动免疫的比较

区别点	人工主动免疫	人工被动免疫
接种物质	抗原（细菌疫苗、病毒疫苗等）	抗体（抗毒素、人免疫球蛋白等）
起效时间	慢，1~4 周	快，接种后立即生效
维持时间	长，数月至数年	短，2~3 周
主要用途	预防	紧急预防、治疗

（三）预防接种

接种疫苗是预防和控制传染病的重要手段。计划免疫是我国根据某些特定传染病的疫情监测和人群免疫情况分析，有计划地进行人群免疫接种（表 40 - 3），预防相应传染病，最终达到控制以至消灭传染病的目的而采取的重要措施。我国政府非常重视儿童的预防保健工作，制定了一系列的法规、政策，控制儿童传染病的发生。

表 40 - 3　我国计划免疫程序表

年龄	疫苗种类
基础接种	
出生	卡介苗、乙肝疫苗
1 个月	乙肝疫苗第 2 针
2 个月	脊髓灰质炎疫苗初服
3 个月	脊髓灰质炎疫苗复服、白百破第 1 针
4 个月	脊髓灰质炎疫苗复服、白百破第 2 针
5 个月	白百破第 3 针
6 个月	乙肝疫苗第 3 针、流脑多糖疫苗第 1 针（12 月份接种）
8 个月	麻疹疫苗初种
1 岁	乙脑疫苗 2 针，间隔 7~10 天（5 月份接种）
加强接种	
1 岁半	白百破加强 1 针、麻疹疫苗复种、脊髓灰质炎疫苗加服、流脑多糖疫苗第 2 针（12 月份接种）
2 岁	乙脑疫苗加强 1 针（5 月份接种）
3 岁	乙脑疫苗加强 1 针（5 月份接种）
4 岁	脊髓灰质炎疫苗加强 1 次
5 岁	白百破加强 1 针、麻疹疫苗复种、乙脑疫苗加强 1 针、卡介苗复种

二、免疫治疗

免疫治疗就是应用生物制剂或药物来改变机体的免疫功能状态，以达到治疗疾病的目的。免疫治疗包括两个方面：一是免疫调节，二是免疫重建。

（一）免疫调节

免疫调节是指用人为方法调节机体的免疫功能状态，使机体的免疫功能接近或达到正常人的水平。

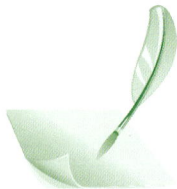

知识链接

过继免疫治疗

过继免疫治疗是指取自体淋巴细胞经体外激活、增殖后回输患者，直接杀伤肿瘤或激发抗体抗肿瘤免疫效应的治疗方法。例如，肿瘤浸润淋巴细胞在体外经 IL－2 诱导培养后的淋巴细胞能直接杀伤肿瘤细胞。应用时应考虑供受者之间 HLA 型别是否相同，防止出现移植排斥反应。

1. 生物应答调节剂 生物应答调节剂（biological response modifier，BRM）是指能促进和调节机体免疫功能的生物或非生物制剂，通常对免疫功能正常的人无影响。临床上用于治疗免疫缺陷病、某些病原微生物感染、肿瘤、自身免疫病等。常用的免疫增强剂有：①微生物制剂：如卡介苗、短小棒状杆菌等；②细胞因子：如干扰素（IFN）、白介素－2（IL－2）等；③化学制剂：如左旋咪唑和西咪替丁；④胸腺肽；⑤中草药制剂：如黄芪多糖、人参多糖等。

2. 免疫抑制剂 免疫抑制剂能抑制机体的免疫功能，常用于防止移植排斥反应的发生和自身免疫性疾病的治疗。常用的免疫抑制剂有：①微生物制剂：如环孢素（CoA）、他克莫司（FK－506）等；②化学制剂：如糖皮质激素、环磷酰胺、硫唑嘌呤等；③中草药：如雷公藤等。

（二）免疫重建

免疫重建是指将正常个体的造血干细胞或淋巴细胞转移给免疫缺陷个体，以部分或完全恢复其免疫功能。主要用于治疗免疫缺陷病、再生障碍性贫血和白血病等。①骨髓移植：指将异体或自体骨髓注入患者体内，使其恢复造血功能及免疫功能。常用的有自体骨髓移植、异体骨髓移植。②脐带血干细胞移植。

第二节 免疫学检测

免疫学检测技术的用途非常广泛，可用于免疫相关疾病的诊断、疗效评价及发病机制的研究等。随着免疫学的发展，新的检测方法层出不穷。本节仅介绍常用免疫学检测技术的基本原理及其应用。

一、抗原抗体的检测

抗原与抗体发生特异性结合，并在体外一定条件的影响下，出现凝集、沉淀等肉眼可见的反应。因此，既可用已知抗原检测未知抗体，也可用已知抗体检测未知抗原，进而达到诊断疾病的目的。由于抗体主要来自于血清，故此种检测又称为血清学检测。

（一）抗原抗体反应的特点

1. 特异性 指一种抗原一般只能结合由它刺激产生的抗体。抗原与抗体之间这种高度的特异性结合是所有抗原抗体检测技术的基础。但是许多抗原分子具有多种抗原决定簇，不同的抗原分子又可有相同的抗原决定簇，所以，一种抗体能与具有相同抗原决定簇的抗原结合，出现交叉反应。

2. 可逆性 抗原与抗体的结合只是分子表面的结合，它们各自的结构和生物活性均未

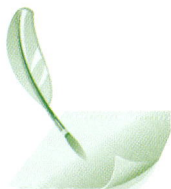

遭到破坏，在一定条件下可发生解离。解离后的抗原或抗体分子，仍保持原有的理化性质与活性。

3. 比例性 抗原抗体的结合能否出现肉眼可见的反应，取决于两者的比例。若两者比例合适，则可形成较大的肉眼可见复合物。若比例不当，虽可发生结合，但复合物体积小，肉眼不可见。

（二）抗原抗体反应的影响因素

1. 温度 适当的温度可增加抗原和抗体分子碰撞的机会，加快结合速度，加速反应现象出现。多数抗原抗体反应的最适温度是37℃。

2. 电解质 抗原抗体有对应的极性基团，发生特异性结合后，由亲水性变为疏水性。在电解质的作用下，抗原抗体复合物间的排斥力下降，则可出现肉眼可见的复合物。若没有电解质则不出现肉眼可见反应。所以，试验时常用生理盐水稀释抗原和抗体，同时为反应提供所需的电解质。

3. 酸碱度 pH过高或过低均可影响抗原抗体的理化性质。例如pH为3.0时，因接近细菌的等电点，细菌表面电荷消失，其相互间的排斥作用丧失，即使没有相应抗体存在也会出现凝集，影响试验结果的可靠性。

（三）抗原抗体检测的常用方法

1. 凝集反应（agglutination reactions） 细菌或细胞等颗粒性抗原与相应抗体结合，在适量电解质存在的情况下可出现肉眼可见的凝集块，称为凝集反应。常用的包括直接凝集反应和间接凝集反应。

（1）直接凝集反应 包括玻片法和试管法。前者为定性试验，如ABO血型鉴定、细菌鉴定等；后者为半定量试验，如肥达反应等（图40-1）。

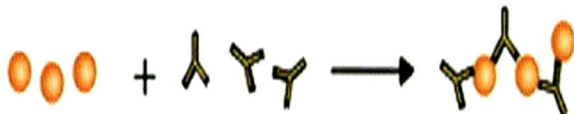

图40-1 直接凝集反应示意图

（2）间接凝集反应 是将可溶性抗原吸附于与免疫无关的载体颗粒表面，形成致敏颗粒（载体微球），再与相应抗体结合出现的凝集反应。常用的颗粒载体有红细胞、乳胶颗粒等。

2. 沉淀反应（precipitation reactions） 可溶性抗原与相应抗体结合，在有适量电解质存在的条件下，出现肉眼可见的沉淀物，称为沉淀反应。常见的沉淀反应有以下几种。

（1）单相琼脂扩散试验 是将一定量已知浓度抗体混入琼脂中制成凝胶板，打孔后加入待检抗原，抗原在扩散过程中与凝胶内相应抗体相遇，在比例适宜处形成肉眼可见的白色沉淀环，环的直径与抗原浓度相关。此试验为定量试验，常用于检测血清中各类免疫球蛋白、补体等的含量。

（2）双向琼脂扩散试验 在琼脂平板上打孔，分别加入抗原和抗体，使二者同时在琼脂中向周围扩散，在抗原与抗体孔间的两者比例适宜处形成白色沉淀线。该试验为半定量试验，常用于检测可溶性抗原或抗体，亦可进行抗原或抗体的纯度分析。

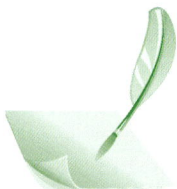

（3）**免疫电泳** 是区带电泳与琼脂扩散相结合的一项抗原抗体检测技术。试验时先将抗原加到琼脂板的小孔内进行电泳，然后在琼脂板中央挖一与电泳方向平行的小槽，加入相应的免疫血清，两者经一定时间相互扩散后，就会在抗原、抗体比例最适处形成沉淀弧。通过与正常血清形成的沉淀弧数量、位置和外形进行比较，即可分析样品中所含抗原成分的性质和含量。此方法样品用量少、特异性高、分辨力强。常用于血清蛋白组分分析、抗原或抗体纯度鉴定等（图40-2）。

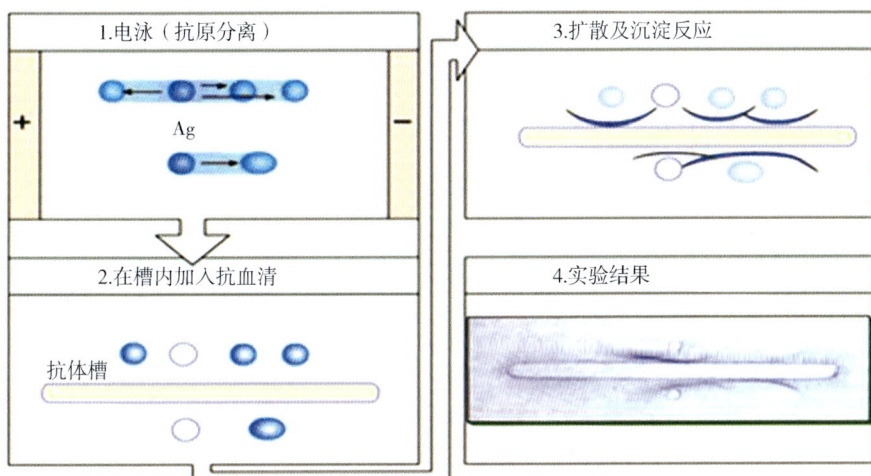

图40-2 免疫电泳示意图

3. 免疫标记技术（immunolabeling techniques） 是采用易于检测的物质对抗原或抗体进行标记，通过检测标记物来间接反映抗原抗体反应情况的一类免疫技术。该类技术具有灵敏度高、可定性或定量等优点，是目前应用最广泛的免疫学检测技术。常用的标记物有荧光素、酶、放射性核素、胶体金等。

扫码"看一看"

（1）**免疫荧光技术（immunofluorescence technique）** 是用荧光素标记抗体，再与待检标本中的抗原反应，置于荧光显微镜下观察，抗原-抗体复合物散发荧光，从而对标本中的抗原进行检测（图40-3）。常用的荧光素有异硫氰酸荧光素（FITC）、罗丹明等。免疫荧光法常用于细菌、病毒、螺旋体感染等疾病的诊断。此外，还可用于免疫细胞的CD分子测定、检测自身免疫病的抗核抗体等。

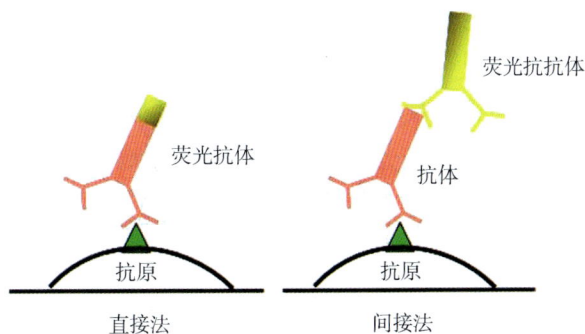

图40-3 免疫荧光法

（2）**酶免疫测定法（enzyme immunoassay，EIA）** 这是使用酶标记的一抗或二抗检测特异性抗原或抗体的方法。常用的有酶联免疫吸附试验（enzyme-linked immunosorbent

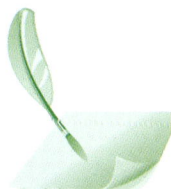

assay，ELISA）和酶免疫组化技术。其中 ELISA 是目前应用最广泛的酶免疫技术。其基本原理是将已知的抗原或抗体包被在固相载体表面，使抗原抗体反应在载体表面进行，通过洗涤将载体上的抗原–抗体复合物与游离成分分开。ELISA 常用的标记酶为辣根过氧化物酶（HRP），其底物是二氨基联苯胺，底物被分解后呈棕褐色，目测或借助酶标仪检测有色产物，可进行定性和定量检测（图40-4）。

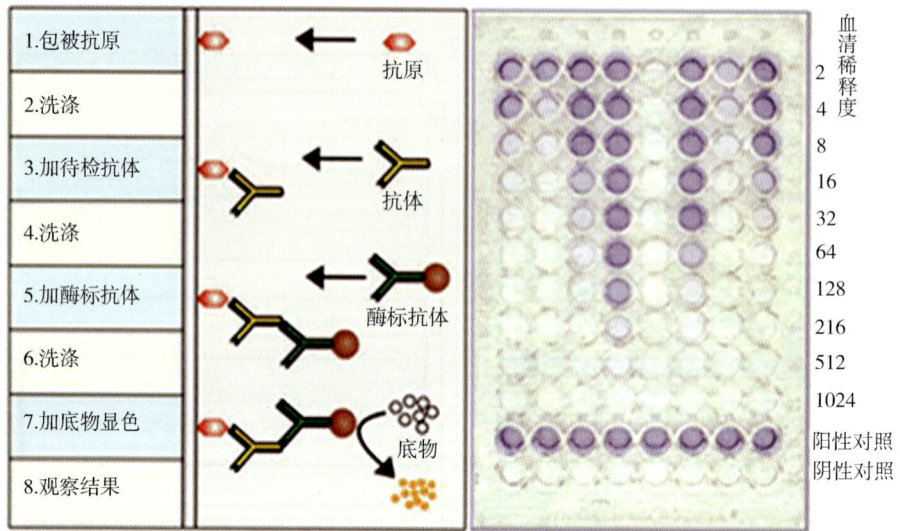

图 40-4　酶联免疫吸附试验（间接法）

（3）放射免疫测定法（radioimmunoassay，RIA）　是用放射性核素标记抗原或抗体进行的免疫检测方法。常用的放射性核素有 ^{131}I 和 ^{125}I 等。目前广泛应用于激素、药物等微量物质的检查，敏感度可达 pg/ml 级别。

二、免疫细胞的测定

（一）免疫细胞数量检测

1. B 细胞数量检测　目前多通过检测 mIg 来了解成熟 B 细胞的数量。用荧光素标记的抗 Ig 直接和淋巴细胞反应，在荧光显微镜下呈现特异性荧光的细胞为 mIg 阳性细胞，即 B 细胞。正常人外周血 mIg 阳性细胞率一般为 8%～12%。

2. T 细胞数量检测　目前常通过检测 T 细胞 CD 抗原来了解外周血 T 细胞数量和亚群的变化。其检测方法是：用抗人 T 细胞和 T 细胞亚群的单克隆抗体与人淋巴细胞反应，再用荧光素标记的兔抗鼠 IgG 做间接免疫荧光染色。在荧光显微镜下，结合有荧光素标记抗体的细胞发出荧光，凡是呈现特异性荧光的细胞即为阳性细胞，计数阳性细胞，从而确定 T 细胞及其亚群的百分率。

（二）免疫细胞功能检测

1. B 细胞功能检测　常通过测定体液中抗体和抗体形成细胞的数目来反映 B 细胞的功能状态。此处仅介绍 B 细胞增殖试验，其基本原理是 B 细胞受丝裂原（如含有 SPA 的金黄色葡萄球菌菌体）刺激后，进行分裂增殖，温育一定时间后检查抗体形成细胞数目，从而判断 B 细胞应答能力。

2. T 细胞功能检测　常用淋巴细胞转化试验，即 T 细胞在体外培养时，受到非特异性有丝分裂原或特异性抗原刺激后，可出现细胞体积增大，代谢旺盛，蛋白和核酸合成增加并能进行分裂，此时由淋巴细胞转变成淋巴母细胞。镜下观察形态，计算转化细胞的百分率。淋巴细胞转化率的高低可以反映机体细胞免疫功能。正常人的转换率一般为60% ~80% 。

三、免疫学检测的临床应用

（一）疾病的诊断

免疫学检测目前主要用于感染性疾病、免疫缺陷病、自身免疫病、超敏反应性疾病及肿瘤的诊断。

1. 感染性疾病　机体在发生病原体感染后，体内可检出相应抗原或特异性抗体。如肥达反应用于沙门菌的检测；ELISA 可快速诊断志贺菌、霍乱弧菌以及乙型肝炎病毒的抗原与抗体与 HIV 的抗体等。

2. 免疫缺陷病　免疫细胞的计数和功能测定辅助免疫缺陷病的诊断；抗体含量的测定有助于性联低丙种球蛋白血症、抗体缺陷病的诊断。

3. 自身免疫病　利用免疫学检测的方法检测类风湿因子、抗核抗体等有助于类风湿关节炎、系统性红斑狼疮的诊断。

4. 超敏反应性疾病　检测血清总 IgE 和变应原特异性 IgE 有助于 I 型超敏反应的诊断。

5. 肿瘤　肿瘤抗原的检测有助于肿瘤的诊断，如通过检测血清中甲胎蛋白和癌胚抗原水平，有助于原发性肝癌和结肠癌的早期诊断。细胞 CD 分子的检测有助于淋巴瘤、白血病的诊断和分型。

此外，激素、酶类的检测有助于内分泌疾病的诊断；抗精子抗体的检测有助于男性不育的诊断。

（二）免疫学监测

感染性疾病的免疫学监测有助于疾病的转归和预后判断，如监测乙型肝炎病毒的抗原和抗体含量的变化，有助于乙型肝炎预后的判定；HIV 感染者的 $CD4^+T$ 细胞计数有助于艾滋病的诊断、病情分析、疗效判定。对肿瘤患者的免疫功能状态以及肿瘤相关抗原的监测，有助于了解肿瘤的发展和预后判定。

练习题

一、A₁ 型题

1. 关于灭活疫苗哪项是错误的

　　A. 接种量大

　　B. 无繁殖能力

　　C. 仍有抗原性

　　D. 一次免疫可获强而持久的免疫力

　　E. 以上都不是

2. 关于减毒活疫苗哪项是错误的

　　A. 减毒活疫苗是抗原性物质　　　B. 用量较死疫苗少

　　C. 不易保存　　　　　　　　　　D. 免疫力维持时间长

　　E. 以上都不是

扫码"练一练"

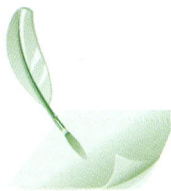

3. 属于人工被动免疫的生物制品是

    A. 卡介苗   B. 麻疹疫苗   C. 破伤风类毒素

    D. 人免疫球蛋白制剂   E. DNA 疫苗

4. 属于人工主动免疫特点的是

    A. 输入物质是抗体   B. 免疫力出现快

    C. 免疫力维持时间长   D. 多用于治疗

    E. 多用于紧急预防

5. 通过胎盘获得抗体属于

    A. 人工主动免疫   B. 人工被动免疫   C. 计划免疫

    D. 自然免疫   E. 非特异性免疫

6. 患传染病后获得免疫属于

    A. 人工主动免疫   B. 人工被动免疫   C. 计划免疫

    D. 自然免疫   E. 非特异性免疫

7. 接种疫苗后获得的免疫力属于

    A. 人工主动免疫   B. 人工被动免疫   C. 计划免疫

    D. 自然免疫   E. 非特异性免疫

8. 下列哪种生物制品不能促进免疫功能

    A. 胸腺肽   B. 卡介苗   C. IFN

    D. IL－2   E. 糖皮质激素

9. 下列哪种药物不是免疫抑制剂

    A. 环孢素   B. 环磷酰胺   C. 雷公藤多苷

    D. 左旋咪唑   E. 糖皮质激素

10. 人工被动免疫的特点是

    A. 输入物质是抗原   B. 免疫力出现慢

    C. 免疫力维持时间长   D. 多用于治疗

    E. 多用于预防

二、简答题

人工主动免疫和人工被动免疫有何区别？

（刘　琳）

参考答案

第一单元

1. B　2. A　3. D　4. D　5. B　6. D

第二单元

1. B　2. C　3. B　4. B　5. C　6. E　7. B　8. D　9. D　10. B

第三单元

1. B　2. A　3. E　4. B　5. E　6. C　7. E　8. D　9. B　10. C

第四单元

1. E　2. E　3. D　4. C　5. E　6. C　7. E　8. A　9. E　10. C

第五单元

1. C　2. D　3. E　4. D　5. E　6. D　7. B　8. C　9. C　10. D

第六单元

1. C　2. B　3. A　4. C　5. A　6. D　7. B　8. A　9. C　10. D

第七单元

1. D　2. E　3. B　4. D　5. B　6. B　7. A

第八单元

1. B　2. D　3. B　4. A　5. B　6. E　7. D

第九单元

1. E　2. B　3. C　4. D　5. E　6. C

第十单元

1. D　2. D　3. A　4. B　5. A　6. B　7. E　8. D

第十一单元

1. D　2. A　3. E　4. E　5. B　6. E　7. D

第十二单元

1. D　2. B　3. C　4. B　5. B

第十三单元

1. E　2. B　3. C　4. E　5. D　6. E

第十四单元

1. D　2. D　3. B　4. E

第十五单元

1. C　2. D　3. A　4. C　5. C　6. B　7. C　8. D　9. A　10. E

第十六单元

1. C　2. A　3. C　4. E　5. D　6. B　7. A　8. C

第十七单元

1. B　2. A　3. D　4. A　5. C　6. C　7. E

第十八单元

1. E　2. B　3. D　4. E　5. B　6. D　7. D　8. B

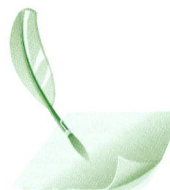

第十九单元

1. B　2. D　3. B

第二十单元

1. C　2. D　3. E　4. B　5. E

第二十一单元

一、1. E　2. E　3. D　4. E

第二十二单元

1. D　2. C　3. A

第二十三单元

1. D　2. C　3. B　4. E

第二十四单元

1. A　2. C　3. E　4. C　5. A　6. E

第二十五单元

1. D　2. A　3. D　4. A　5. E　6. A　7. B　8. E　9. A　10. C　11. C　12. C　13. C
14. B　15. B

第二十六单元

1. E　2. B　3. E　4. B　5. C　6. B

第二十七单元

1. C　2. C　3. A　4. B　5. D

第二十八单元

1. C　2. D　3. D　4. B　5. A

第二十九单元

1. A　2. D　3. E　4. E　5. B　6. C　7. D　8. C　9. A　10. B

第三十单元

1. E　2. B　3. C　4. D　5. B　6. D　7. E　8. D　9. B　10. A

第三十一单元

1. D　2. E　3. E　4. D　5. A　6. D　7. E

第三十二单元

1. A　2. C　3. B　4. A　5. E　6. B　7. C　8. C

第三十三单元

1. C　2. C　3. B　4. A　5. E

第三十四单元

1. D　2. B　3. C　4. E　5. C

第三十五单元

1. D　2. E　3. B　4. B　5. E　6. B　7. C　8. C

第三十六单元

1. E　2. D　3. B　4. C　5. C　6. C　7. A　8. B　9. B　10. D

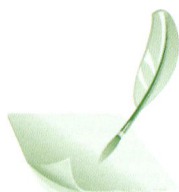

第三十七单元

1. D　2. D　3. A　4. E　5. D

第三十八单元

1. C　2. D　3. C　4. D

第三十九单元

1. C　2. D　3. A　4. C　5. B

第四十单元

1. D　2. E　3. D　4. C　5. D　6. D　7. A　8. E　9. D　10. D

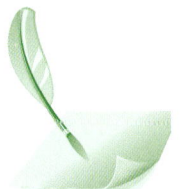

参考文献

［1］贾文祥．医学微生物学．北京：人民卫生出版社，2006．

［2］李凡，刘晶星．医学微生物学．7版．北京：人民卫生出版社，2008．

［3］金伯泉．医学免疫学．5版．北京：人民卫生出版社，2008．

［4］李雍龙．人体寄生虫学．7版．北京：人民卫生出版社，2010．

［5］吕瑞芳．病原生物学．3版．北京：科学出版社，2012．

［6］胡圣尧，孟凡云．医学免疫学．3版．北京：科学出版社，2012．

［7］金路．免疫学与病原生物学．2版．北京：人民卫生出版社，2010．

［8］肖纯凌，赵富玺．病原生物学和免疫学．6版．北京：人民卫生出版社，2010．

［9］陈兴保．病原生物学和免疫学．5版．北京：人民卫生出版社，2006．

［10］张宝恩，皮至明．病原生物与免疫学基础．3版．北京：科学出版社，2012．

［11］祖淑梅，潘丽红．医学免疫学与病原生物学．北京：科学出版社，2010．

［12］陈晓宁，孟明．病原生物学与免疫学基础．北京：人民军医出版社，2010．

［13］许正敏，杨朝晖．病原生物与免疫学．2版．北京：人民卫生出版社，2010．

［14］王华民．病原生物与免疫学．北京：中国医药科技出版社，2010．

［15］王承明，彭友明．病原生物学与免疫学．2版．北京：高等教育出版社，2010．

［16］王平，梅碧琪，高钰琳．护士执业资格考试护考急救包——历年考题精选及解析．3版．北京：人民军医出版社，2010．

［17］全国护士执业资格考试用书编写专家委员会．全国护士执业资格考试指导同步练习题集．北京：人民卫生出版社，2011．

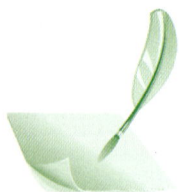